执业药师考试考点速记突破胜经系列丛书

药学专业知识（二）

主　编　祁小乐　顾　琳　主雪华
副主编　张伶俐　董心月
编　委　（按姓氏笔画排序）
　　　　马晓丽　主雪华　江晓春
　　　　祁小乐　吴正红　吴紫珩
　　　　陈海燕　顾　琳

中国中医药出版社
·北　京·

图书在版编目（CIP）数据

药学专业知识.二/祁小乐，顾琳，主雪华主编.—北京：中国中医药出版社，2018.1

（执业药师考试考点速记突破胜经系列丛书）

ISBN 978-7-5132-4539-5

Ⅰ.①药… Ⅱ.①祁…②顾…③主 Ⅲ.①药物学—资格考试—自学参考资料 Ⅳ.① R9

中国版本图书馆 CIP 数据核字（2017）第 252000 号

中国中医药出版社出版
北京市朝阳区北三环东路 28 号易亨大厦 16 层
邮政编码 100013
传真 010-64405750
廊坊市晶艺印务有限公司印刷
各地新华书店经销

开本 787×1092 1/32 印张 14.5 字数 244 千字
2018 年 1 月第 1 版 2018 年 1 月第 1 次印刷
书号 ISBN 978-7-5132-4539-5

定价 49.00 元
网址 www.cptcm.com

社 长 热 线 010-64405720
购 书 热 线 010-89535836
侵 权 打 假 010-64405753

微信服务号 zgzyycbs
微商城网址 https://kdt.im/LIdUGr
官方微博 http://e.weibo.com/cptcm
天猫旗舰店网址 https://zgzyycbs.tmall.com

如有印装质量问题请与本社出版部联系（010-64405510）
版权专有 侵权必究

《执业药师考试考点速记
突破胜经系列丛书》
编委会

总主编 吴正红

编　委（按姓氏笔画排序）

　　　马晓丽　主雪华　江晓春
　　　祁小乐　许海棠　吴正红
　　　吴紫珩　张伶俐　陈海燕
　　　钟　毅　顾　琳　董心月
　　　曾伟民　颜建周

前 言

国家执业药师资格考试具有专业性强、知识面广、系统性差、考点散、难点多的特点,让广大考生深感棘手。为满足广大考生的备考需求,编者在详细研读教材内容,深入领会考试大纲的基础上,依据《国家执业药师考试指南》编写了《执业药师考试考点速记突破胜经系列丛书》。

该丛书包括《中药学专业知识(一)》《中药学专业知识(二)》《中药学综合知识与技能》《药学专业知识(一)》《药学专业知识(二)》《药学综合知识与技能》《药事管理与法规》七个分册,每册内容详尽,针对性强,有利于考生全面系统地掌握教材内容,深入理解重点、难点,为广大考生备考起到事半功倍之效。

本丛书的主要特点如下:

1. 覆盖全面

本丛书覆盖大纲规定的全部知识点,对重点、难点进行了系统的归纳和总结,有利于考生全面系统地消化理解各专业知识,提高综合应试能力。

2. 重点突出

本丛书紧紧围绕考试大纲,对大纲要求了解、掌握、熟悉的知识点进行了全面而有层次的梳理，易记易学，有助于考生将考点了然于心。

3. 结构清晰

本丛书是编者对"考试大纲"和"考试教材"反复研读凝炼而成，凝聚了编者十余年的执业药师考前辅导经验，对考点进行了全面系统的归纳，配以表格等形式展示重点和难点，简明直观地突出各章节知识点，帮助考生快捷掌握重要的和易混淆的内容，以强化和巩固考生对知识点的掌握。

编 者

2017 年 12 月

目 录

第一章 精神与中枢神经系统疾病用药……… 1
  第一节 镇静与催眠药 ……………………… 1
  第二节 抗癫痫药 …………………………… 8
  第三节 抗抑郁药 …………………………… 18
  第四节 脑功能改善及抗记忆障碍药 …… 24
  第五节 镇痛药 ……………………………… 27

第二章 解热、镇痛、抗炎药及抗痛风药…… 33
  第一节 解热、镇痛、抗炎药 …………… 33
  第二节 抗痛风药 …………………………… 44

第三章 呼吸系统疾病用药……………………… 52
  第一节 镇咳药 ……………………………… 52
  第二节 祛痰药 ……………………………… 56
  第三节 平喘药 ……………………………… 59

第四章 消化系统疾病用药……………………… 74
  第一节 抗酸剂与抑酸剂 ………………… 74
  第二节 胃黏膜保护剂 …………………… 80
  第三节 助消化药 …………………………… 82
  第四节 解痉药与促胃肠动力药 ………… 84
  第五节 泻药与止泻药 …………………… 89

第六节　肝胆疾病辅助用药 ………… 96

第五章　循环系统疾病用药 …………… 99
第一节　抗心力衰竭药 ………… 99
第二节　抗心律失常药 ………… 107
第四节　抗心绞痛药 …………… 115
第四节　抗高血压药 …………… 124
第五节　调节血脂药 …………… 134

第六章　血液系统疾病用药 …………… 146
第一节　促凝血药——止血药 … 146
第二节　抗凝血药 ……………… 149
第三节　溶栓药 ………………… 156
第四节　抗血小板药 …………… 158
第五节　抗贫血药 ……………… 165
第六节　升白细胞药 …………… 172

第七章　利尿剂及泌尿系统疾病用药 … 176
第一节　利尿剂 ………………… 176
第二节　抗前列腺增生症药 …… 186
第三节　治疗男性勃起功能障碍药 … 190

第八章　内分泌系统疾病用药 ………… 197
第一节　肾上腺糖皮质激素 …… 199
第二节　雌激素 ………………… 209
第三节　孕激素 ………………… 213
第四节　避孕药 ………………… 216

第五节　蛋白同化激素 ………… 220
第六节　甲状腺激素及抗甲状腺药 …… 222
第七节　胰岛素及胰岛素类似物 …… 231
第八节　口服降糖药 ………… 237
第九节　调节骨代谢与形成药 ………… 248

第九章　调节水、电解质、酸碱平衡药与营养药
………… 256
第一节　调节水、电解质平衡药 ……… 256
第二节　调节酸碱平衡药 ………… 262
第三节　葡萄糖与果糖 ………… 267
第四节　维生素 ………… 271
第五节　氨基酸 ………… 278

第十章　抗菌药物 ………… 283
第一节　青霉素类抗菌药物 ………… 284
第二节　头孢菌素类抗菌药物 ………… 290
第三节　其他 β-内酰胺类抗菌药物 … 298
第四节　氨基糖苷类抗菌药物 ………… 302
第五节　大环内酯类抗菌药物 ………… 306
第六节　四环素类药物 ………… 310
第七节　林可霉素类抗菌药物 ………… 313
第八节　多肽类抗菌药物 ………… 315
第九节　酰胺醇类抗菌药物 ………… 320
第十节　氟喹诺酮类抗菌药物 ………… 323
第十一节　硝基呋喃类抗菌药物 ……… 327

第十二节　硝基咪唑类抗菌药物 …… 328
第十三节　磺胺类抗菌药物及甲氧苄啶 … 331
第十四节　其他抗菌药物 …… 333
第十五节　抗结核分枝杆菌药 …… 337
第十六节　抗真菌药 …… 341

第十一章　抗病毒药 …… 346

第十二章　抗寄生虫病药 …… 354
　第一节　抗疟药 …… 354
　第二节　抗肠蠕虫药 …… 359

第十三章　抗肿瘤药 …… 366
　第一节　直接影响DNA结构和功能的药物 …… 368
　第二节　干扰核酸生物合成的药物 …… 383
　第三节　干扰转录过程和阻止RNA合成的药物 …… 386
　第四节　抑制蛋白质合成与功能的药物 …… 389
　第五节　调节体内激素平衡的药物 …… 393
　第六节　靶向抗肿瘤药 …… 398
　第七节　放疗与化疗止吐药 …… 404

第十四章　眼科疾病用药 …… 409
　第一节　抗眼部细菌感染药 …… 409
　第二节　降低眼压药 …… 413
　第三节　抗眼部病毒感染药 …… 417

第四节　眼用局部麻醉药 …………… 418
第五节　散瞳药 ………………………… 420

第十五章　耳鼻喉科疾病用药……………… 423
第一节　消毒防腐药 …………………… 423
第二节　减鼻充血药 …………………… 425

第十六章　皮肤科疾病用药………………… 428
第一节　皮肤寄生虫感染治疗药 ……… 429
第二节　痤疮治疗药 …………………… 432
第三节　皮肤真菌感染治疗药 ………… 439
第四节　外用糖皮质激素 ……………… 445

第一章 精神与中枢神经系统疾病用药

第一节 镇静与催眠药

考点1 ★★ 分类

中枢镇静催眠药包括：巴比妥类、苯二氮䓬类和其他类。

考点2 ★★★ 作用特点

1. 巴比妥类 抑制中枢神经系统。

（1）剂量：①小剂量——镇静、催眠；②中剂量——麻醉；③大剂量——昏迷，甚至死亡。

（2）脂溶性：①脂溶性高，作用快——异戊巴比妥；②脂溶性低，作用慢——苯巴比妥。

2. 苯二氮䓬类 激动苯二氮䓬受体——抑制中枢神经系统。

（1）种类：地西泮（吸收最快）、氟西泮、氯硝西泮、劳拉西泮、阿普唑仑。

（2）适应证：①焦虑——镇静催眠；②抗癫痫——癫痫持续状态首选；③抗惊厥，并缓解炎症引起的反射性肌肉痉挛、肌紧张性头痛——家族性、老年性和特发性震颤；④手术麻醉前给药。

（3）注意事项：①原则上不应作连续静脉滴注，但在癫痫持续状态时例外；②不要骤然停药——防止反跳现象；③治疗癫痫时，可能增加癫痫大发作的频度和程度，需要增加其他抗癫痫药用量；④和巴比妥类相比，苯二氮䓬类没有麻醉作用。

3. 其他类 特异性更好，安全性更高。

（1）环吡咯酮类：①种类：佐匹克隆、艾司佐匹克隆。②功效：镇静催眠、抗焦虑、肌肉松弛和抗惊厥。

（2）含咪唑并吡啶结构：①种类：唑吡坦。②功效：仅具有镇静催眠作用。

考点3★★★ 典型不良反应

1. 巴比妥类

（1）后遗效应：醒后可出现眩晕、困倦、精神不振、精细运动不协调及"宿醉"现象——嗜睡、精神依赖性、步履蹒跚、肌无力。

（2）依赖性：强烈要求继续应用或增加剂量，或出现心因性依赖、戒断综合征。

（3）过敏反应：可见皮疹、剥脱性皮疹等过敏反应。剥脱性皮疹（可能致死）——立即停药。

2. 苯二氮䓬类

（1）后遗效应：可见头昏、嗜睡和乏力等，大剂量可致共济失调。

（2）耐受性和依赖性：老年人、体弱者、幼儿、肝病和低蛋白血症患者，久服突然停药可出现戒断症状——反跳现象、依赖性、残余（后遗）效应。

（3）精神运动损害：嗜睡、步履蹒跚、共济失调。

3. 其他类

（1）唑吡坦：共济失调、精神紊乱。

（2）佐匹克隆：嗜睡、精神错乱、酒醉感、戒断现象。

考点4★ 禁忌证

1. 严重肺功能不全、肝硬化、血卟啉病、贫血、未被控制的糖尿病、过敏者禁用巴比妥类药。

2. 对苯二氮䓬类药过敏者、妊娠期妇女、新生儿禁用苯二氮䓬类药。呼吸抑制、显著的神经肌肉呼吸无力、严重肝损害者禁用硝西泮、氟西泮。

3. 严重呼吸功能不全、睡眠呼吸暂停综合征、严重及急慢性肝功能不全、肌无力及对唑吡坦过敏者禁用唑吡坦；重症肌无力、失代偿呼吸功能不全、严重睡眠呼吸暂停综合征及对佐匹克隆过敏者禁用佐匹克隆。

考点 5 ★★ 药物相互作用

1. 巴比妥类

（1）本品为肝药酶诱导剂，可提高肝药酶活性，长期用药不但加速自身代谢，还可加速其他药物代谢。主要强调：巴比妥类——肝药酶诱导剂——加速自身代谢，还可加速其他药物代谢——降低疗效。

①合用乙酰氨基酚类药，会降低乙酰氨基酚类药疗效，增加肝中毒危险。

②与糖皮质激素、洋地黄类、环孢素、奎尼丁、三环类抗抑郁药合用，可降低药效。

③与抗凝血药合用，抗凝作用减弱。

（2）应用甲氧氟烷之前服用巴比妥类药，可增加肾代谢产物的产生，以致肾脏中毒危险性增加。巴比妥类与氯胺酮同时使用，特别是大剂量静脉给药，有血压降低、呼吸抑制的风险。

（3）抗惊厥药与苯妥英钠等内酰胺类药合用时，对其血药浓度的影响不定，因此需密切监测血浆药物浓度；与乙琥胺或卡马西平合用时，会降低后两药的血药浓度，需密切监视后两药的血浆药物浓度；与丙戊酸钠合用时，巴比妥类药代谢减慢，血浆药物浓度增加，中枢神经抑制增强；苯巴比妥还可增加丙戊酸钠的肝毒性；与氟哌啶醇合用治疗癫痫，可引起癫痫发作模式改变，需调整给药剂量。

（4）与中枢神经系统抑制剂或单胺氧化酶抑制剂合用，可引起神经系统抑制效应增强，因此两种药物的剂量均应降低。

（5）与吩噻嗪类和四环类抗抑郁药合用，可降低抽搐阈值，增加中枢神经抑制作用。与布洛芬合用，可减少或缩短半衰期而减少作用强度。

2. 苯二氮䓬类

（1）与易成瘾和其他可能成瘾药物合用，成瘾危险性增加。

（2）与抗高血压药或利尿降压药合用，可增强降压效果；与钙通道阻滞剂合用，可使体位性低血压加重。

（3）与西咪替丁合用，可抑制由肝脏转化本类药的中间代谢产物，如氯氮䓬和地西泮，使清除减慢，血浆药物浓度升高，但对劳拉西泮无影响。

（4）卡马西平与经肝脏酶系统代谢的苯二氮䓬类药，如氯硝西泮合用，由于肝微粒体酶的诱导使卡马西平和（或）本类药的血浆药物浓度下降，清除半衰期缩短。

（5）普萘洛尔与苯二氮䓬类抗惊厥药合用，可致癫痫发作类型或频率改变，应及时调整剂量。

3. 其他类

（1）唑吡坦：与氯丙嗪合用，可延长氯丙嗪的血浆药物清除时间；与丙米嗪合用可增加嗜睡反应和逆行遗忘的发生，并降低丙米嗪的峰浓度。

（2）佐匹克隆：与肌松药或其他中枢神经抑制剂合用可增强镇静作用；与苯二氮䓬类抗焦虑药或催眠药合用，可增加戒断症状的出现。

考点6 ★★★ 依据睡眠状态选择用药

1. 入睡困难——首选艾司唑仑、扎来普隆。为改善起始睡眠（难以入睡）和维持睡眠质量（夜间觉醒或早间觉醒过早）——唑吡坦、艾司佐匹克隆。

2. 焦虑型、夜间醒来次数较多或早醒者——氟西泮、三唑仑（"迷魂药"）。忧郁型的早醒失眠者，在常用催眠药无效时，可配合抗抑郁药。

3. 睡眠时间短，且夜间易醒早醒——夸西泮。

4. 精神紧张、情绪恐惧或肌肉疼痛所致失眠——氯美扎酮。

5. 自主神经功能紊乱、内分泌平衡障碍及精神神经失调所致失眠——谷维素。

6. 老年失眠——10%水合氯醛，起效快。

7. 偶发失眠——唑吡坦、雷美替胺。

考点7 ★★★ 首选用药

①偶尔失眠——唑吡坦；②紧张失眠——氯美扎酮；③老人失眠——10%水合氯醛；④入睡

困难——艾司唑仑、扎莱普隆；⑤早醒——氟西泮、夸西泮、三唑仑。

考点 8 ★★ 注意用药的安全性

（1）易产生耐药性及依赖性——应交替使用。

（2）服用后应注意避免驾车、操纵机器和高空作业。

（3）服用期间不宜饮酒——增强睡眠程度，加重头痛、头晕。

考点 9 ★ 巴比妥类的合理应用

1. 过敏反应 患者易出现皮疹，严重者可能发生剥脱性皮疹和史蒂文斯-约翰综合征（可能致死）。

2. 静脉注射 易出现呼吸抑制或暂停、支气管痉挛、瞳孔缩小、心律失常、体温降低甚至昏迷。

考点 10 ★ 老年人对苯二氮䓬类的敏感性和"宿醉"现象

1. 老年人对苯二氮䓬类药物较敏感服用本类药后，可产生过度镇静、肌肉松弛作用；觉醒后可发生震颤、颤抖、思维迟缓、运动障碍、步履蹒跚、肌无力等"宿醉"现象，极易跌倒和受伤。必须告知患者晨起时宜小心。

2. 静脉注射更易出现呼吸抑制、低血压、心动过缓甚至心跳停止。

考点 11 ★★ 主要药品

1. 地西泮

【适应证】用于焦虑、镇静催眠、抗癫痫和抗惊厥，并缓解炎症所引起的反射性肌肉痉挛等；也可用于治疗惊厥症，或手术麻醉前给药。

【注意事项】严重的精神抑郁者可使病情加重；长期使用本品，停药前应渐减量，不要骤然停止；有致畸的危险，妊娠期间尽量勿用。

2. 佐匹克隆

【适应证】用于失眠。

【注意事项】①哺乳期妇女不宜使用；②肌无力者需进行监护；③连续用药时间不宜过长。

3. 唑吡坦

【适应证】用于偶发失眠和暂时失眠患者。

【注意事项】有精神抑郁者，唑吡坦可使症状加重。

第二节 抗癫痫药

考点 1 ★★ 分类

1. 癫痫可分为：①局限性发作——部分性发作；②全身性发作——强直阵挛性发作（大发

作)、失神性发作(小发作)。

2. 抗癫痫药，按化学结构可分为巴比妥类、苯二氮䓬类、乙内酰脲类、二苯并氮䓬类、γ-氨基丁酸(GABA)类似物和脂肪酸类。

考点2 ★★★ 作用特点

1. 巴比妥类 苯巴比妥、异戊巴比妥钠、扑米酮。

(1) 增强 γ-氨基丁酸(GABA)A型受体活性，抑制谷氨酸兴奋性，抑制突触传递，增加运动皮质的电刺激阈值，从而提高癫痫发作的阈值，抑制病灶异常放电向周围正常脑组织扩散。

(2) 调节钠、钾、钙通道，阻滞 Na^+ 依赖性动作电位的快速发放，调节 Na^+，K^+-ATP转化酶活性——抗惊厥。

2. 苯二氮䓬类 地西泮、硝西泮、氯硝西泮。

(1) 激动GABA受体；作用于 Na^+ 通道。

(2) 可加强突触前抑制，抑制皮质、丘脑和边缘系统的病灶异常放电向周围脑组织的扩散——抗惊厥。但不能消除病灶的异常放电。

3. 乙内酰脲类 苯妥英钠。

(1) 机制：减少钠离子内流，限制 Na^+ 通道介导的发作性放电的扩散。癫痫大发作首选。

(2) 适应证：①癫痫——强直阵挛性发作(精神运动性发作、颞叶癫痫)、单纯及复杂部分性发作(局限性发作)、继发性全面发作和癫痫持续状态;②三叉神经痛;③洋地黄中毒所致的室性及室上性心律失常。

4.二苯并氮䓬类 卡马西平、奥卡西平。

(1)机制:阻滞电压依赖性钠通道,抑制突触后神经元高频动作电位发放,阻断突触前 Na^+ 通道与动作电位发放,阻断神经递质释放,抗惊厥。

(2)适应证:癫痫、躁狂症、三叉神经痛、神经源性尿崩症。

5.γ-氨基丁酸类似物 加巴喷丁、氨己烯酸——GABA 氨基转移酶抑制剂。

(1)加巴喷丁:增加脑组织 GABA 的释放,不激动 GABA 受体,也不抑制 GABA 再摄取。

(2)氨己烯酸:减少 GABA 降解,提高脑内 GABA 浓度。

6.脂肪酸类 丙戊酸钠。

(1)机制:可能是抑制 GABA 降解,或促进其合成——增加脑内 GABA 浓度。

(2)适应证:各种类型的癫痫,包括全身性强直阵挛性发作及部分性发作;双相情感障碍相关的躁狂发作。

考点3★★★ 抗癫痫药的机制

1.巴比妥类(××巴比妥、扑米酮) ①增

强 γ-氨基丁酸 A 型受体活性；②阻滞 Na^+ 依赖性动作电位的快速发放。

2. ××西泮 ①激动 GABA 受体；②作用于 Na^+ 通道。

3. 苯妥英钠 减少钠离子内流。

4. 卡马西平、奥卡西平 ①阻滞钠通道，抑制突触后神经元动作电位发放；②阻断突触前 Na^+ 通道与动作电位发放，阻断递质释放。

5. 加巴喷丁、氨己烯酸 GABA 氨基转移酶抑制剂 ①加巴喷丁——增加 GABA 释放；②氨己烯酸——减少 GABA 降解。

6. 丙戊酸钠 抑制 GABA 降解，或促进其合成——增加脑内 GABA 浓度。

考点 4 ★★★ 抗癫痫用药的选择

1. 部分性发作 首选卡马西平、拉莫三嗪、奥卡西平、丙戊酸钠或托吡酯。

2. 全面性发作 强直阵挛性发作（大发作）首选卡马西平、拉莫三嗪、苯巴比妥、丙戊酸钠或托吡酯。

3. 失神性发作（小发作） 典型失神发作，乙琥胺和丙戊酸钠是首选药，替代方案包括氯硝西泮和拉莫三嗪。

4. 强直肌阵挛发作 丙戊酸钠是首选药；非典型失神、失张力和强直发作，通常出现于儿童，丙戊酸钠、拉莫三嗪、氯硝西泮是首选药。

5.持续状态——地西泮静注；大发作——苯妥英钠；小发作——乙琥胺；大＋小（混合型）——丙戊酸钠；精神运动发作——卡马西平。

考点5：典型不良反应★★

1. 巴比妥类

（1）后遗效应：醒后可出现眩晕、困倦、精神不振、精细运动不协调及"宿醉"现象——嗜睡、精神依赖性、步履蹒跚、肌无力。

（2）依赖性：强烈要求继续应用或增加剂量，或出现心因性依赖、戒断综合征。

（3）过敏反应：可见皮疹、剥脱性皮疹等过敏反应。剥脱性皮疹（可能致死）——立即停药。

2. 苯二氮䓬类

（1）后遗效应：可见头昏、嗜睡和乏力等，大剂量可致共济失调。

（2）耐受性和依赖性：老年人、体弱者、幼儿、肝病和低蛋白血症患者，久服突然停药可出现戒断症状——反跳现象、依赖性、残余（后遗）效应。

（3）精神运动损害——嗜睡、步履蹒跚、共济失调。

3. 乙内酰脲类（苯妥英钠） 齿龈增生、共济失调、眼球震颤、行为改变、笨拙或步态不稳、思维混乱、小脑前庭症状、肌力减弱、嗜睡、发音不清、手抖、出血及昏迷。

4. 二苯并氮䓬类（卡马西平） 常见视物模糊、复视、眼球震颤、头痛。少见变态反应、史蒂文斯－约翰综合征或中毒性表皮坏死松解症、稀释性低钠血症或水中毒（表现为精神紊乱、持续性头痛）、红斑狼疮样综合征（表现为皮疹、荨麻疹、发热、骨关节痛及少见的疲乏或无力）。

5. 脂肪酸类（丙戊酸钠） 少见肝脏中毒（球结膜和皮肤黄染）、过敏性皮疹、异常出血或瘀斑、胰腺炎、月经不规律。

考点6 ★ 禁忌证

1. 巴比妥类 严重肺功能不全、肝硬化、血卟啉病、贫血、未被控制的糖尿病、过敏者禁用。

2. 苯二氮䓬类 过敏者、妊娠期妇女、新生儿禁用苯二氮䓬类药；呼吸抑制、显著的神经肌肉呼吸无力、严重肝损害者禁用硝西泮、氟西泮。

3. 乙内酰脲类 对乙内酰脲类药过敏者及阿－斯综合征、Ⅱ～Ⅲ度房室阻滞、窦房结阻滞、窦性心动过缓等心功能损害者禁用乙内酰脲类药。

4. 二苯并氮䓬类 对卡马西平或三环类抗抑郁药过敏者，有心脏房室传导阻滞，血小板、血常规及血清铁异常，以及骨髓功能抑制等病史时禁用卡马西平。

5. 脂肪酸类 对丙戊酸钠过敏者及有明显肝脏功能损害患者禁用丙戊酸钠。

考点 7 ★ 药物相互作用

1. 乙内酰脲类

（1）与糖皮质激素、含雌激素的口服避孕药、促皮质激素、环孢素、左旋多巴等合用时，因为苯妥英钠可诱导肝药酶，加速上述药物代谢，降低上述药物的疗效。

（2）与香豆素类抗凝血药合用时，开始可增加抗凝效应，但持续应用时则降低。

（3）苯巴比妥或扑米酮对苯妥英钠存在较大影响，应定期检测血浆药物浓度；与丙戊酸钠合用时，有血浆蛋白结合位点竞争关系，故也需经常检测血浆药物浓度，并根据临床情况调整苯妥英钠的剂量。

（4）苯妥英钠与卡马西平合用，可通过肝药酶诱导而降低卡马西平的血浆药物浓度。

2. 二苯并氮䓬类

（1）卡马西平与对乙酰氨基酚合用使肝毒性增加，并使乙酰氨基酚疗效降低；与香豆素类抗凝血药合用，抗凝作用减弱，应监测凝血酶原时间，调整剂量。

（2）卡马西平与锂盐合用可引起严重的神经

毒性。同时锂盐可降低卡马西平的抗利尿作用。

（3）卡马西平与单胺氧化酶抑制剂合用可引起高热或高血压危象、严重惊厥甚至死亡，两药应用至少间隔14日。

（4）奥卡西平与其他抗癫痫药合用，影响其他药物的代谢，通过肝药酶诱导，使卡马西平、苯妥英钠的半衰期缩短至14小时以下；相反，与丙戊酸钠合用，抑制丙戊酸钠代谢，使半衰期延长，因此与丙戊酸钠合用，剂量应减半。

3. 脂肪酸类（丙戊酸钠）

（1）麻醉药或中枢抑制剂与丙戊酸钠合用，中枢抑制作用增强；与氟哌啶醇、洛沙平、马普替林、单胺氧化酶抑制剂、吩噻嗪类、噻吨类和三环类抗抑郁药合用，中枢抑制作用增强，降低惊厥阈和丙戊酸钠的作用，须及时调整剂量。

（2）与华法林或肝素等抗凝血药及溶栓药合用，易引起出血；与阿司匹林或双嘧达莫合用，由于减弱血小板凝聚而使出血时间延长。

（3）与苯巴比妥合用，使后者代谢减慢，血浆药物浓度升高，因而增加镇静作用导致嗜睡；与扑米酮合用，可使后者的血浆药物浓度升高，必要时需减量；与苯妥英钠合用，因血浆蛋白结合位点竞争，可使两者血浆药物浓度发生改变，需定期监测血浆药物浓度并视临床情况调整剂量；与卡马西平合用，由于后者对肝药酶的诱导而使两者血浆浓度降低,需监测血浆药物浓度并合理调整剂量。

考点 8 ★★　用药监护

1. 规律用药

(1) 从低剂量开始,逐渐增加。

(2) 抗癫痫药在儿童体内代谢快——儿童需频繁调整剂量。

2. 关于换药

(1) 避免突然停药或换药。

(2) 避免在患者的青春期、月经期、妊娠期停药。

3. 特殊人群的安全性

(1) 司机。

(2) 妊娠及哺乳期妇女——致畸风险。为降低神经管缺陷的风险应补充叶酸。

(3) 妊娠后期 3 个月给予维生素 K——预防抗癫痫药相关的新生儿出血。

考点 9 ★★　主要药品

1. 卡马西平

【适应证】用于治疗癫痫、躁狂症、三叉神经痛、神经源性尿崩症等。

【注意事项】①心脏病、肝脏疾病、肾脏疾病、有血液系统不良反应史者;②使用时需监测血浆药物浓度。

2. 丙戊酸钠

【适应证】用于各种类型的癫痫。

【注意事项】①本品可由乳汁分泌,哺乳期妇女慎用;②3岁以下儿童使用本品发生肝功能损害的危险性较大;③用药前和用药期间应定期做全血细胞(包括血小板)计数、肝肾功能检查;④使用时需监测血浆药物浓度。

3. 苯妥英钠

【适应证】用于治疗强直阵挛性发作(精神运动性发作、颞叶癫痫);本品也适用于洋地黄中毒所致的室性及室上性心律失常。

【注意事项】①哺乳期妇女于用药期间应停止哺乳;②老年患者慢性低蛋白血症的发生率较高,治疗上合并用药又较多,药物彼此间相互作用复杂,所以老年患者应用苯妥英钠时须慎重,用量应偏低;老年人较易嗜睡,最好在睡前服用;③使用时需监测血浆药物浓度。

4. 苯巴比妥

【适应证】用于治疗焦虑、失眠、癫痫及运动障碍。

【注意事项】①新生儿服用本品可发生低凝血酶原血症及出血,维生素K对此有治疗或预防作用;②使用时需监测血浆药物浓度。

第三节 抗抑郁药

考点1★ 抑郁症病因

脑内兴奋性递质——5-羟色胺（5-HT）及去甲肾上腺素（NA）不足会致抑郁症。

考点2★★ 作用特点

抑制突触前膜对NA及5-HT的再摄取，提高突触间隙NA、5-HT浓度。

1. 选择性5-HT再摄取抑制剂（SSRI）——西酞普兰、艾司西酞普兰、舍曲林、帕罗西汀。

不良反应——戒断反应：头晕、过度睡眠、精神错乱、梦境鲜明、神经敏感性增强、抑郁、恶心等，特别是帕罗西汀最易出现；在服用SSRI的妊娠妇女中，较常出现新生儿戒断反应——出生后啼哭不止、痉挛、肌张力增高、哺乳困难、呼吸窘迫。因此长期服用SSRI需停药时，应逐步减量然后终止。

注意事项：①选择性5-HT（5-羟色胺）再摄取抑制剂禁止与单胺氧化酶抑制剂类药物合用；②与其他5-HT活性药物合用，可能会增加并导致5-HT能神经的活性亢进，而出现5-HT综合征（临床表现为高热、肌肉强直、肌阵挛、精神症状，甚至会出现生命体征的改变）。

2. 选择性去甲肾上腺素再摄取抑制剂——瑞波西汀。

3. 四环类抗抑郁药——马普替林——抑制突触前膜对去甲肾上腺素的再摄取。

4. 5-HT 及去甲肾上腺素再摄取抑制剂——文拉法辛、度洛西汀——对难治性抑郁症的疗效明显优于 5-羟色胺再摄取抑制剂，甚至对多种不同抗抑郁药治疗失败者有效。

5. 三环类抗抑郁药——阿米替林、丙米嗪、氯米帕明、多塞平——抑制突触前膜对 5-HT、去甲肾上腺素的再摄取。

6. 去甲肾上腺素能及特异性 5-HT 能抗抑郁药——米氮平——阻断中枢 NE 能和 5-HT 能神经末梢突触前 α_2 受体，增加 NE 和 5-HT 的间接释放，增强中枢 NE 能及 5-HT 能神经的功能，并阻断 5-HT_2、5-HT_3 受体以调节 5-HT 功能。

7. 5-HT 受体阻断剂 / 再摄取抑制剂——曲唑酮——抑制突触前膜对 5-HT 的再摄取；拮抗突触前膜 α_2 受体——增加去甲肾上腺素释放；拮抗 5-HT_1 受体；拮抗中枢 α_1 受体。但不影响中枢多巴胺的再摄取。

8. 单胺氧化酶抑制剂——吗氯贝胺——抑制 A 型单胺氧化酶，减少去甲肾上腺素、5-HT 及多巴胺的降解。

考点 3 ★★ 典型不良反应

1. 选择性 5-HT 再摄取抑制剂

（1）精神神经系统：焦虑、震颤、嗜睡、睡眠异常（梦境反常、失眠）、欣快感。

（2）生殖系统：性功能减退或障碍（射精延迟、性高潮缺乏）、阴茎勃起功能障碍。

2. 三环类抗抑郁药

（1）抗胆碱能效应（口干、出汗、便秘、尿潴留、排尿困难、视物模糊、眼内压升高、心动过速）。

（2）嗜睡、体重增加。

（3）溢乳、性功能障碍。

3. 四环类抗抑郁药 抗胆碱能效应。

4. 单胺氧化酶抑制剂——吗氯贝胺 多汗、口干、失眠、困倦、心悸。

5. 其他

（1）文拉法辛：嗜睡、失眠、焦虑、性功能障碍等；严重不良反应有粒细胞缺乏、紫癜。

（2）度洛西汀：嗜睡、眩晕、疲劳、性功能障碍。

（3）米氮平：体重增加、困倦；严重不良反应有急性骨髓功能抑制。

考点 4 ★ 用药监护

1. 个体化 从小剂量开始，逐增剂量。

2. 切忌频繁换药 抗抑郁药起效缓慢，大多数药物起效需要一定的时间，需要足够长的疗程，一般 4～6 周方显效（米氮平和文拉法辛 1 周左右），因此要有足够的耐心，切忌频繁换药。

3. 换药问题 应停留一定时间，以利于药物清除，防止药物相互作用。如迅速停药，可出现出汗等不良反应。停药前应逐渐减量。

考点 5 ★ 主要药品

1. 选择性 5-HT 再摄取抑制剂 氟西汀、帕罗西汀、舍曲林、西酞普兰、艾司西酞普兰。

（1）氟西汀

【适应证】用于抑郁症、强迫症以及神经性贪食症。

【注意事项】①心脏病、糖尿病、驾驶车辆、高空作业、操纵机器人员慎用；②明显肝肾功能不全者慎用。

（2）帕罗西汀

【适应证】本品口服后可完全吸收，食物或药物均不影响其吸收，有首关效应；用于抑郁症、强迫症、惊恐障碍及社交恐怖障碍等。

【注意事项】①服用本药前后两周内不能使

用单胺氧化酶抑制剂；②有癫痫或躁狂病史、闭角型青光眼、有出血倾向、有自杀倾向者或严重抑郁状态病史者慎用；肝、肾功能不全者仍可安全使用，但应降低剂量；③一次性给药后，可出现轻微的心率减慢、血压波动，一般无临床意义，但对有心血管疾病或新发现有心肌梗死者，应注意其反应；④服用1～3周后方可显效；抑郁症、强迫症、惊恐障碍的维持治疗期均较长；⑤迅速停药可引起综合征：睡眠障碍、激惹或焦虑、恶心、出汗、意识模糊；为避免停药反应，推荐撤药方案：根据患者耐受情况，如果能够耐受，以每周10mg的速度减量，至每日20mg的剂量时应维持口服1周再停药；如果不能耐受，可降低所减剂量，如患者反应强烈，则可考虑回复原剂量。

（3）舍曲林

【适应证】①用于治疗抑郁症的相关症状，包括伴随焦虑、有或无躁狂史的抑郁症；②疗效满意后，继续服用可有效防止抑郁症的发生；③治疗强迫症。治疗满意后，继续服用可有效防止强迫症初始症状的复发。

注：服药7日内可见疗效，完全起效则需要更长的时间，强迫症的治疗尤其如此。

（4）西酞普兰

【适应证】用于各种类型的抑郁症。

2. 三环类抗抑郁药 丙米嗪、氯米帕明、阿米替林、多塞平。

氯米帕明

【适应证】用于抑郁症、强迫症、社交恐惧症。

【注意事项】突然停药时可产生头痛、恶心等不适,宜在1~2个月期间逐渐减少用量(中枢神经抑制药,快速撤减会产生戒断反应)。

3. 5-HT及去甲肾上腺素再摄取抑制剂 文拉法辛、度洛西丁。

(1)文拉法辛

【适应证】用于各种类型抑郁障碍、广泛性焦虑障碍。

【注意事项】司机和机械操纵者、儿童、妊娠及哺乳期妇女慎用。

(2)度洛西汀

【适应证】用于各种抑郁症。

【注意事项】①肝、肾功能不全者慎用;②妊娠及哺乳期妇女不推荐使用;③已稳定的窄角型青光眼者慎用(抗M受体作用,阿托品样不良反应)。

4. 其他 米氮平、曲唑酮、瑞波西汀。

米氮平

【适应证】用于抑郁症。

【注意事项】①妊娠及哺乳期妇女避免使用;②司机和机械操作者慎用。

第四节 脑功能改善及抗记忆障碍药

考点1★★★ 作用特点

1. 酰胺类中枢兴奋药 吡拉西坦、茴拉西坦、奥拉西坦。

【机制】①作用于大脑皮质,激活、保护和修复神经细胞,促进大脑对磷脂和氨基酸的利用,增加大脑蛋白质合成,改善脑缺氧和脑损伤,提高学习和记忆能力;②促进突触前膜对胆碱的再吸收,促进乙酰胆碱合成。

【适应证】脑外伤、脑动脉硬化、脑血管病所致的记忆及思维功能减退。

2. 乙酰胆碱酯酶抑制剂 多奈哌齐、利斯的明、石杉碱甲。

【机制】抑制胆碱酯酶活性,阻止乙酰胆碱水解,提高脑内乙酰胆碱含量。

【适应证】轻、中度老年期痴呆症状。

3. 其他类 胞磷胆碱钠、艾地苯醌、银杏叶提取物。

(1)胞磷胆碱钠:改善脑组织代谢,促进大脑功能恢复,促进苏醒。

(2)艾地苯醌:激活脑线粒体呼吸活性,改善脑内葡萄糖利用率,进而改善脑功能。

(3)银杏叶提取物:清除氧自由基,促进脑血液循环，改善脑细胞代谢，改善脑功能。

【适应证】脑部、周边等血液循环障碍：①脑功能不全及其后遗症，如中风、注意力不集中、记忆力衰退、痴呆；②耳部血流及神经障碍：耳鸣、眩晕、听力减退、耳迷路综合征；③眼部血流及神经障碍：糖尿病引起的视网膜病变及神经障碍、老年黄斑变性、视物模糊、慢性青光眼；④末梢循环障碍：动脉闭塞、间歇性跛行、手脚麻痹冰冷、四肢酸痛。

考点2 ★ 典型不良反应

1. 酰胺类中枢兴奋药

（1）吡拉西坦：常见兴奋、易激动、头晕和失眠。

（2）茴拉西坦：常见口干、嗜睡、全身皮疹。

（3）奥拉西坦：偶见前胸和腹部发热感、肝肾功能异常。

2. 乙酰胆碱酯酶抑制剂

（1）多奈哌齐：常见幻觉、易激惹、攻击行为、昏厥、失眠、肌肉痉挛、尿失禁、疼痛。

（2）利斯的明：常见嗜睡、震颤、意识模糊、出汗、体重减轻。

考点3 ★ 禁忌证

1. 吡拉西坦 锥体外系疾病、亨廷顿病患者及对吡拉西坦过敏者禁用。

2. 利斯的明 严重肝损伤者禁用。

3. 石杉碱甲 癫痫、肾功能不全、机械性肠梗阻、心绞痛患者禁用。

4. 银杏叶提取物 与抗血小板药物或抗凝血药合用者禁用。

考点4 ★ 用药监护

1. 乙酰胆碱酯酶抑制剂 小剂量用起，渐增，避免突然停药。

2. 利斯的明 治疗过程中，停药数日后再次服用，应从起始剂量重新开始服用。

3. 石杉碱甲 心动过缓、支气管哮喘者慎用。

考点5 ★ 主要药品

1. 吡拉西坦
【适应证】用于脑外伤、脑动脉硬化、脑血管病等多种原因所致的记忆及思维功能减退。

2. 多奈哌齐
【适应证】用于轻、中度老年期痴呆症状。
【注意事项】消化道溃疡（ACh 会升高胃酸）、哮喘及慢性阻塞性肺病患者慎用。

3. 石杉碱甲
【适应证】用于良性记忆障碍，对痴呆患者和脑器质性病变引起的记忆障碍也有改善作用。

【注意事项】 心动过缓、支气管哮喘者慎用。

4. 银杏叶提取物

【适应证】 用于脑部、周边等血液循环障碍：①急慢性脑功能不全及其后遗症，如中风、注意力不集中、记忆力衰退、痴呆。②耳部血流及神经障碍，如耳鸣、眩晕、听力减退、耳迷路综合征。③眼部血流及神经障碍，如糖尿病引起的视网膜病变及神经障碍、老年黄斑变性、视物模糊、慢性青光眼。④末梢循环障碍，如各种动脉闭塞、间歇性跛行、手脚麻痹冰冷、四肢酸痛。

第五节 镇痛药

考点1★ 分类

1. 根据止痛强度分类

（1）弱阿片类药：可待因、双氢可待因。用于轻、中度疼痛和癌性疼痛。

（2）强阿片类药：吗啡、哌替啶、芬太尼。用于全身麻醉的诱导和维持、术后止痛以及中到重度癌性疼痛、慢性疼痛。

2. 镇痛药的分类

（1）非麻醉性镇痛药：①非甾体抗炎药；②中枢性镇痛药（曲马多为代表）。

（2）麻醉性镇痛药——阿片类：①阿片生物碱：吗啡、可待因和罂粟碱；②半合成吗啡样镇痛药：氢吗啡酮、羟吗啡酮、双氢可待因、丁丙诺啡；③合成阿片类镇痛药：a.苯哌啶类：芬太尼、舒芬太尼和阿芬太尼；b.二苯甲烷类：美沙酮、右丙氧芬；c.吗啡烷类：左啡诺、布托啡诺；d.苯并吗啡烷类：喷他佐辛、非那佐辛。

考点2 ★★　作用特点

1.镇痛机制　通过作用于中枢神经组织内的阿片受体，选择性地抑制某些兴奋性神经的冲动传递，解除疼痛感受。

吗啡——激动阿片受体——减少P物质释放——阻断痛觉冲动传导——中枢镇痛。

2.阿片类受体

（1）μ受体：①$μ_1$：中枢镇痛、欣快感、依赖性；②$μ_2$：呼吸抑制、胃肠道运动抑制、心动过缓和恶心呕吐。

（2）κ受体：镇痛、镇静、轻度呼吸抑制。

（3）δ受体：镇痛、血压下降、缩瞳、欣快感。

3.其他作用　①止泻：通过局部与中枢作用，改变肠道蠕动功能；②镇咳：直接抑制延髓和脑桥的咳嗽反射中枢。

考点3 ★　典型不良反应

1.常见呼吸抑制、支气管痉挛。

2. 身体和精神依赖性；对于晚期中、重度癌痛患者，如治疗适当，少见耐受性或依赖性。

3. 少见瞳孔缩小、黄视。

4. 抗利尿作用，吗啡最为明显。

考点4 ★★ 禁忌证

1. 支气管哮喘、肺源性心脏病、前列腺肥大、排尿困难、麻痹性肠梗阻禁用吗啡。

2. 多痰禁用可待因。

3. 支气管哮喘、呼吸抑制、呼吸道梗阻及重症肌无力患者禁用芬太尼。

4. 室上性心动过速、颅脑损伤、颅内占位性病变、慢性阻塞性肺疾病、严重肺功能不全者禁用哌替啶。

5. 哌替啶不可广泛用于晚期癌性疼痛，因在体内可转变为毒性代谢产物去甲哌替啶，产生神经系统毒性，如震颤、抽搐、癫痫大发作。

考点5 ★★★ 用药监护

1. 妊娠期妇女、儿童和老年人的用药安全

（1）成瘾产妇的新生儿可立即出现戒断症状——戒断治疗。

（2）儿童及老年人——清除缓慢，血浆半衰期长，尤易引起呼吸抑制——减少剂量。

2. 减少生理或心理依赖性 逐渐停药，减少用量或戒毒治疗。

3. 规避不利的应用方法

（1）皮下或肌内注射麻醉性镇痛药时，患者应卧床休息一段时间，以免出现头痛、恶心、呕吐、晕眩甚至体位性低血压。

（2）门诊患者的镇痛，选用与对乙酰氨基酚等非甾体抗炎药组成的复方制剂——减少本类药的用量。

4. 监测用药过量和危象

（1）心动过缓——阿托品。

（2）呼吸抑制——给氧、人工呼吸。

（3）血压下降——升压药、补液。

（4）肌肉僵直——肌松药、人工呼吸。

（5）成瘾性镇痛药过量处理：①距口服给药时间4～6小时内应洗胃；②注射给药后出现危象，可静注纳洛酮。

5. 镇痛药的使用原则 "阶梯""个体""按时""口服"。

（1）按阶梯给药：①轻度疼痛——首选非甾体抗炎药；②中度疼痛——弱阿片类药；③重度疼痛——强阿片类药。

（2）用药应个体化：剂量应由小到大，直至疼痛消失，不应对药量限制过严，应注意实际疗效。

（3）"按时"，而不是"按需"给药（只在疼痛时给药)。

(4)尽量口服,极少产生精神或身体依赖性。

考点6 ★★　主要药品

1. 吗啡

【适应证】适用于其他镇痛药无效的急性锐痛:①严重创伤、战伤、烧伤、晚期癌症等疼痛;②心肌梗死——使患者镇静,并减轻心脏负担;③心源性哮喘;④麻醉和手术前给药,保持宁静进入嗜睡。

【注意事项】

(1)慎用:①颅内压升高(NG扩血管);②低血容量性低血压(扩血管);③胆道疾病或胰腺炎(收缩括约肌);④严重慢性阻塞性肺部疾病、肺心病、支气管哮喘或呼吸抑制;⑤未明确诊断——尽量不用——掩盖病情,贻误诊断;⑥注意内脏绞痛——不能单独用,应与阿托品合用。

(2)重度癌痛患者——用量不受药典中极量的限制。

(3)中毒解救:①静脉注射纳洛酮;②亦可用烯丙吗啡作为拮抗剂。

2. 哌替啶

【适应证】①剧痛——创伤性疼痛、手术后疼痛、麻醉前用药或局麻与静吸复合麻醉辅助用药;②心源性哮喘;③人工冬眠——哌替啶+氯丙嗪＋异丙嗪——人工冬眠合剂。

【注意事项】①内脏绞痛——与阿托品配伍应用；②分娩镇痛时，须监测对新生儿的呼吸抑制作用；③中毒解救——同吗啡，但中毒出现的兴奋、惊厥等症状，拮抗药可使其症状加重——只能用地西泮或巴比妥类药解除。

3. 可待因

【适应证】"三镇"：①镇咳——频繁干咳；②镇痛——中度以上疼痛；③镇静——辅助麻醉。

4. 曲马多

【适应证】中、重度疼痛。

【注意事项】①禁止作为对阿片类有依赖性患者的代替品；②缓慢减药——避免戒断症状。

5. 芬太尼

【适应证】麻醉前、中、后的镇静与镇痛，是目前复合全麻中常用的药物。

6. 羟考酮

【适应证】持续的中、重度疼痛。

7. 布桂嗪

【适应证】偏头痛、三叉神经痛、牙痛、炎症性疼痛、神经痛、月经痛、关节痛、外伤性疼痛、手术后疼痛、癌性疼痛（属二阶梯镇痛药）。

第二章 解热、镇痛、抗炎药及抗痛风药

第一节 解热、镇痛、抗炎药

考点1 ★ 概述

解热、镇痛、抗炎药又名非甾体抗炎药（NSAID），是一类具有解热、镇痛、抗炎、抗风湿作用而非类固醇结构的药物，通过抑制合成前列腺素所需的环氧酶而具有相同的药理作用。

考点2 ★★★ 作用特点

1. 机制 ①通过抑制环氧酶（COX），减少炎症介质——抑制前列腺素（PG，致痛物质）和血栓素的合成——镇痛；②通过作用于下视丘体温调节中枢引起外周血管扩张，皮肤血流增加，出汗，使散热增加——解热。

2. COX 同工酶 COX-1 和 COX-2。COX-1——在人体组织中存在，具有生理作用；COX-2——引起炎症反应。

①胃壁 COX-1 促进胃壁血流、分泌黏液和

碳酸氢盐以中和胃酸，保护胃黏膜不受损伤。

②血小板 COX-1 使血小板聚集和血管收缩。

③肾组织内同时具有 COX-1 和 COX-2，共同维护肾小球和肾小管的生理功能。

考点 3 ★★　　药物类别

1. 水杨酸类　阿司匹林、贝诺酯。

2. 乙酰苯胺类　对乙酰氨基酚：①轻、中度骨性关节炎首选；②中、重度发热；轻、中度疼痛，如头痛、肌痛、痛经、关节痛、癌性疼痛；③抗炎效果较弱。

3. 芳基乙酸类　吲哚美辛、双氯芬酸、萘美丁酮。

（1）吲哚美辛：①风湿病的炎症疼痛及急性骨骼肌损伤、急性痛风性关节炎、痛经等疼痛；②高热。

（2）双氯芬酸：①急、慢性关节炎和软组织风湿所致的疼痛，以及创伤后、术后的疼痛、牙痛、头痛等；②解热；③痛经及拔牙后止痛。

4. 芳基丙酸类　布洛芬、萘普生。

（1）布洛芬：布洛芬是世界卫生组织、美国 FDA 唯一共同推荐的儿童退烧药，是公认的儿童首选抗炎药；布洛芬具有抗炎、镇痛、解热作用；治疗风湿和类风湿关节炎的疗效稍逊于乙酰水杨酸和保泰松。适用于：①慢性关节炎的关节肿痛；

②软组织风湿疼痛,如肩痛、腱鞘炎、肌痛及运动后损伤性疼痛;③急性疼痛,如手术后、创伤后、牙痛、头痛;④解热。

5. 1,2-苯并噻嗪类 又称昔康类,对COX-2的抑制作用比COX-1强,有一定的选择性。代表药吡罗昔康、美洛昔康。

6. 选择性COX-2抑制剂 塞来昔布、尼美舒利、依托考昔。

考点4★★ 典型不良反应

1. 最常见——胃肠道反应,包括胃十二指肠溃疡及出血、胃穿孔等——COX-1有关。

2. 凝血障碍——血小板减少、再生障碍性贫血。

3. 阿司匹林——水杨酸反应。

4. 过敏反应——阿司匹林——哮喘。

5. 肝坏死、肝衰竭——瑞氏综合征。

6. 肾功能受损——由于肾脏同时具有两种COX,因此某些NSAID类药导致下肢浮肿、血压升高、电解质紊乱,甚至引起一过性肾功能不全。

7. 塞来昔布——类磺胺过敏反应——易致药疹、瘀斑、中毒性表皮坏死松解症、猩红热样疹、荨麻疹、巨疱型皮炎或产生剥脱性皮炎而致死。

8. COX-2选择性抑制剂——可避免胃肠道损

害,但促进血栓形成——心血管不良反应。

9.尼美舒利——肝损伤——肝酶升高、黄疸。

考点 5 ★ 禁忌证

1.妊娠及哺乳期妇女禁用 NSAID。12 岁以下儿童禁用尼美舒利。

2.消化道出血、活动性消化性溃疡、严重血液系统异常(血友病或血小板减少症)及严重肝、肾、心功能异常者。

考点 6 ★ 药物相互作用

1.与双香豆素合用,因蛋白置换作用,可使游离型双香豆素的血浓度提高,增强其抗凝作用,易致出血。

2.与肾上腺皮质激素合用,可使激素抗炎作用增强,但可诱发或加重溃疡。

3.与口服降糖药(甲磺丁脲)合用,可增强其降血糖作用,易致低血糖反应。

4.与呋噻米(利尿剂)合用,使后者排泄减慢,易致蓄积中毒。

考点 7 ★★ 用药监护

1.首选用药:①发热首选对乙酰氨基酚。②镇痛首选对乙酰氨基酚或阿司匹林,不能奏效再用萘普生。

2. 权衡利弊——权衡非甾体抗炎药的获益与所致溃疡和出血的风险。

（1）有胃肠道病史者——选择性COX-2抑制剂；有心肌梗死、脑梗死病史患者则避免使用选择性COX-2抑制剂。

（2）一种NSAID类药足量使用1～2周后无效才更换为另一种。避免两种或两种以上同时服用，因其疗效不叠加，而不良反应增多。

（3）不宜空腹服用。服药期间应戒酒——乙醇可致出血和出血时间延长。

（4）阶梯式加量，阶梯式渐次减量。

3. 对创伤性剧痛和内脏平滑肌痉挛引起的疼痛（痛经除外）——中枢神经系统镇痛药；对急性疼痛——对乙酰氨基酚＋麻醉性镇痛药。

考点8 ★★★　主要药物

1. 水杨酸类

（1）阿司匹林

【作用】①口服吸收迅速、完全；②吸收率和溶解度与胃肠道pH有关；③食物可降低吸收速率，但不影响吸收量；④吸收后分布于各组织，也能渗入关节腔和脑脊液中；⑤蛋白结合率低，水解后水杨酸盐的蛋白结合率较高；⑥在胃肠道、肝及血液中水解成水杨酸盐，在肝脏代谢；⑦最后以结合的代谢物和游离的水杨酸从肾脏排泄；

⑧碱性尿液中排泄速度加快,且游离的水杨酸增多,在酸性尿液中则相反。

【适应证】①小剂量——抗血栓形成,预防血栓形成性疾病。②中剂量——解热、缓解疼痛,可缓解轻度或中度的疼痛,如头痛、牙痛、神经痛、肌肉痛及月经痛,也用于感冒、流感等退热;本品仅能缓解症状,不能治疗引起疼痛、发热的病因。③大剂量——风湿及类风湿关节炎。

【不良反应】①胃肠道反应:最常见。表现为上腹不适、胃出血(无痛性出血)及加重胃溃疡。胃溃疡患者禁用。措施——饭后服药,同服抗酸药或服用肠溶片可减轻。②凝血障碍:出血时间延长,用维生素K防治,与抑制血小板聚集和抑制凝血酶原形成有关。③过敏反应:偶见荨麻疹、血管神经性水肿、过敏性休克。某些可诱发哮喘——阿司匹林哮喘。AD(肾上腺素)治疗无效。④瑞氏综合征:所致溃疡或出血的机制有:a. 抑制环氧酶,抑制前列腺素合成,使胃肠黏膜失去保护作用,导致黏膜-碳酸氢盐屏障功能减退,使其更易受到传统危险因素(酸、酶、胆盐)的侵害。b. 破坏黏膜屏障,直接损伤胃黏膜,同时减少内皮细胞增生,减少溃疡床血管形成。c. 抑制血栓烷 A_2,抑制凝血X因子和抑制血小板聚集。d. 抑制肝脏凝血酶原的合成。由NSAID类药所致的消化道损伤(溃疡、出血)的风险伴随年龄和剂量的增加而明显增加；服药后1～12个月为消化道损伤的高发阶段；合并幽门螺杆菌（Hp）感染和联合用药（糖皮质激素、非甾体抗炎药、抗凝血药）者更为危险。

（2）贝诺酯

【作用】服后在胃肠道不被水解，以原形药物吸收，吸收后快速代谢成水杨酸和对乙酰氨基酚；主要以水杨酸及对乙酰氨基酚的代谢产物经肾脏排泄。

2. 乙酰苯胺类——对乙酰氨基酚

【作用】①解热镇痛作用与阿司匹林相似；②抗炎、抗风湿作用很弱，不用于抗炎或抗风湿；③主要以葡糖醛酸结合的形式从肾脏排泄，24小时内约有3%以原形药物随尿液排出。

【适应证】适用于不宜使用阿司匹林的头痛、发热；感冒发热、关节痛、头痛、神经痛和肌肉痛。

【不良反应】①无明显胃肠刺激；②不良反应少，不诱发溃疡或瑞氏综合征，WHO推荐儿童高热时首选的解热镇痛药；大部分在肝脏代谢，中间代谢产物对肝脏有毒副作用。

3. 芳基乙酸类——吲哚美辛、双氯芬酸、萘美丁酮

（1）吲哚美辛

【作用】①吲哚美辛是环氧酶（COX，促进花生四烯酸转化为前列腺素）1和2的非选择性抑制剂；②可抑制多形核白细胞（PMN）的运动，类似秋水仙素的作用；③可在软骨和肝脏细胞的线粒体中解偶联——氧化磷酸化作用，类似水杨酸衍生物的作用。

【适应证】①缓解轻、中或重度风湿病的炎症疼痛及急性骨骼肌损伤、急性痛风性关节炎、痛经等的疼痛；②用于高热的对症解热。

【注意事项】①再生障碍性贫血、粒细胞减少等患者慎用；②血友病及其他出血性疾病患者应慎用。

（2）双氯芬酸

【适应证】①各种急、慢性关节炎和软组织风湿所致的疼痛，以及创伤后、术后的疼痛、牙痛、头痛等；②对成年人及儿童的发热有解热作用；③双氯芬酸钾起效迅速，可用于痛经及拔牙后止痛。

【注意事项】①本品可增加胃肠道出血的风险并导致水钠潴留，血压升高，胃肠道溃疡史者避免使用；②有眩晕史者禁止驾车或操作器械。

（3）舒林酸

【作用】①本药结构与吲哚美辛相似，是活性极小的前体药，进入人体后代谢为硫化物。该硫化物具有抑制环氧酶、减少前列腺素合成的活性，具有消炎、镇痛、解热的作用，对环氧酶的抑制作用较舒林酸强500倍;②抗炎作用为阿司匹林的16倍、吲哚美辛的2倍,镇痛作用是布洛芬的10倍,但解热作用比布洛芬弱;③本药对肾脏的生理性前列腺素抑制不明显,因此对肾血流量和肾功能的影响较小,故更适用于老年人和肾血流量潜在不足者;④对胃肠道的刺激性也较同类药小。

【适应证】①用于骨关节炎、类风湿关节炎、慢性关节炎、肩周炎、颈肩腕综合征、腱鞘炎等;②用于各种原因引起的疼痛,如痛经、牙痛、外伤和手术后疼痛;③还可用于轻、中度癌性疼痛。

【不良反应】①胃肠道:胃肠道反应是最常见的不良反应,但较阿司匹林少且轻,而与布洛芬、萘普生相似;②中枢神经系统:可见头晕、头痛、嗜睡、失眠,但少见;③肾脏:本药虽可用于老年人,但服用后有可能出现肾病综合征;④其他:极少见耳鸣、水肿、骨髓抑制、急性肾衰竭、心力衰竭、肝损害、胰腺炎、瘙痒、皮疹和Steven-Johnson综合征等。

【注意事项】①交叉过敏:可能与阿司匹林有交叉过敏反应,故对阿司匹林或其他非甾体抗炎药过敏者也可能对本药过敏,宜慎用;②禁忌证:对本药过敏者、活动性消化性溃疡或曾有溃疡出血或穿孔史者、孕妇及哺乳期妇女、2岁以下儿童。

4. 芳基丙酸类——布洛芬、萘普生

（1）布洛芬

【适应证】①用于缓解各种慢性关节炎的关节肿痛症状；②治疗各种软组织风湿疼痛，如肩痛、腱鞘炎、滑囊炎、强直性脊柱炎、神经炎、肌痛及运动后损伤性疼痛等；③急性疼痛，如手术后、创伤后、劳损后、原发性疼痛、牙痛、头痛等；④有解热作用。

【不良反应】①消化道症状包括消化不良、胃烧灼感、胃痛、恶心、呕吐，出现于16%长期服用者，停药上述症状消失，不停药者大部分亦可耐受；少数（<1%）出现胃溃疡和消化道出血，亦有因溃疡穿孔者；②神经系统症状如头痛、嗜睡、晕眩、耳鸣少见，1%～3%患者出现；③肾功能不全很少见，多发生在有潜在性肾病变者；但少数服用者可出现下肢浮肿；④其他少见症状有皮疹、支气管哮喘发作、肝酶升高、白细胞减少等；⑤用药期间如出现胃肠出血、肝肾功能损害、视力障碍、血象异常以及过敏反应等情况，即应停药。

【注意事项】①本品可增加胃肠道出血的风险并导致水钠潴留；②避免本品与小剂量阿司匹林同用，以防后者减效；③口服易吸收，与食物同时服用时吸收减慢，但吸收量不减少，布洛芬与含铝和镁的抗酸药同服不影响吸收。

（2）萘普生

【注意事项】①与食物、含铝和镁的物质同服吸收速度降低；②与碳酸氢钠同服吸收速度加快。

5. 1，2-苯并噻嗪类（昔康类） 对COX-2的抑制作用比对COX-1的作用强，有一定的选择性——吡罗昔康、美洛昔康。

美洛昔康

【适应证】用于慢性关节病，包括缓解急慢性脊柱关节病、类风湿性关节炎、骨性关节炎等的疼痛、肿胀及软组织炎症、创伤性疼痛、手术后疼痛。

【注意事项】定期监测肝肾功能，尤其是65岁以上的老年患者。

6. 选择性COX-2抑制剂 塞来昔布、依托考昔、尼美舒利。

（1）塞来昔布

【适应证】①缓解骨关节炎、类风湿关节炎、强直性脊柱炎的肿痛症状；②缓解手术前后、软组织创伤等的急性疼痛。

【注意事项】①适用于有消化性溃疡、肠道溃疡、胃肠道出血病史者；②有类磺胺过敏反应，常见皮疹、瘙痒、荨麻疹，使用前需询问患者是否对磺胺类药过敏。

（2）尼美舒利

【适应证】①慢性关节炎（如骨性关节炎、类风湿关节等）；②手术和急性创伤后疼痛；③耳鼻咽部炎症引起的疼痛；④痛经；⑤上呼吸道感染引起的发热等症状。

【注意事项】①有胃肠道溃疡或出血史者慎用；②有心肌梗死或脑卒中史者慎用尼美舒利——可引起肝损伤，表现为肝酶升高、黄疸。

第二节 抗痛风药

考点1★ 概述

痛风是因血尿酸增高及尿酸盐结晶在关节和组织沉积而引起一组综合征。引起痛风的原因为体内嘌呤代谢紊乱而最终产物尿酸过剩，高于正常值。

考点2★★ 按作用特点分类

1. 抑制尿酸生成药。
2. 促进尿酸排泄药。
3. 促进尿酸分解药。
4. 抑制粒细胞浸润——选择性抗痛风性关节炎药。

第二章 解热、镇痛、抗炎药及抗痛风药

考点 3 ★★★　　药物类别

1. 抑制尿酸生成药——黄嘌呤氧化酶（XOR）抑制剂

（1）别嘌醇

【机制】①别嘌醇及其代谢物均能抑制黄嘌呤氧化酶，阻止尿酸生成；②防止尿酸形成结晶并沉积在关节及其他组织内；③抗氧化，减少再灌注期氧自由基的产生。

【适应证】①血尿酸和24小时尿尿酸过多；②有痛风结石、泌尿系统结石、不宜应用促进尿酸排出药者；③预防痛风关节炎的复发。

【不良反应】①典型的不良反应有剥脱性皮炎、血小板计数减少、少尿、尿频、间质性肾炎；②常见皮疹、过敏、剥脱性皮炎或紫癜性病变、多形性红斑等，偶见脱发；③长期服用可出现黄嘌呤肾病和结石。

（2）非索布坦

【机制】对氧化型和还原型的黄嘌呤氧化酶均有显著抑制作用，因而抑酸和降酸作用更为强大和持久，有更好的安全性。

2. 促进尿酸排泄药——丙磺舒、苯溴马隆

【机制】①抑制肾小管对尿酸盐的重吸收，使尿酸排出增加；②亦促进尿酸结晶的重新溶解。

【适应证】苯溴马隆需在痛风性关节炎急性发

作症状控制后方能使用。

【禁忌证】①妊娠及哺乳期妇女、过敏者禁用;②肾功能不全者、伴有肿瘤的高尿酸血症者、使用细胞毒类抗肿瘤药者、放射治疗患者及2岁以下儿童,禁用丙磺舒;③痛风性关节炎急性发作期,有中、重度肾功能不全或肾结石者,禁用苯溴马隆。

3. 选择性抗痛风性关节炎药——秋水仙碱

【机制】控制关节局部疼痛、肿胀及炎症反应:①抑制粒细胞浸润和白细胞趋化;②抑制磷脂酶 A_2,减少单核细胞和中性白细胞释放前列腺素和白三烯;③抑制局部细胞产生 IL-6。

【适应证】用于痛风急性期、痛风关节炎急性发作和预防。

【不良反应】①常见尿道刺激症状,如尿频、尿急、尿痛、血尿,严重者可致死;晚期中毒症状有血尿、少尿、肾衰竭;②长期应用可引起骨髓造血功能抑制。

4. 促进尿酸分解药——拉布立酶和聚乙二醇尿酸酶

考点4★★ 典型不良反应

1. 抑制尿酸生成药——别嘌醇 皮疹、过敏、剥脱性皮炎、血小板计数减少、少尿、尿频、间质性肾炎、黄嘌呤肾病和结石。

2. 促尿酸排泄药——丙磺舒、苯溴马隆 尿频、肾结石、肾绞痛、风团、皮疹、斑疹、皮肤潮红、瘙痒、脓疱、痛风急性发作。

3. 抗白细胞趋化药——秋水仙碱 ①泌尿系统损伤——尿道刺激症状，如尿频、尿急、尿痛；晚期中毒症状——血尿、少尿、肾衰竭，严重者可致死。②骨髓造血功能抑制，如粒细胞和血小板计数减少、再生障碍性贫血。

考点 5 ★★ 药物相互作用

1. 选择性抗痛风性关节炎药——秋水仙碱
（1）可致可逆性的维生素 B_{12} 吸收不良。
（2）可降低口服抗凝血药、抗高血压药的作用，合用时需调整剂量。

2. 抑制尿酸生成药——别嘌醇
（1）与氯噻酮、依他尼酸、呋塞米、美托拉宗、吡嗪酰胺或噻嗪类利尿剂同用可降低其控制痛风和高尿酸血症的效力，应用别嘌醇要注意用量的调整。
（2）与氨苄西林同用时，皮疹的发生率增多，尤其在高尿酸血症患者。
（3）与抗凝血药如双香豆素、茚满二酮衍生物等同用时，抗凝血药的效应可加强，应注意调整剂量。
（4）与硫唑嘌呤或巯嘌呤同用时，后者的用量一般要减少 1/4～1/3。

3. 促尿酸排泄药

（1）丙磺舒与水杨酸盐和阿司匹林合用时，可抑制丙磺舒的排酸作用。

（2）苯溴马隆促尿酸排泄作用可因水杨酸盐、吡嗪酰胺等的拮抗而减弱；可增强口服抗凝血药的作用，故合用时应调整后者剂量。

考点 6 ★　禁忌证

1. 妊娠及哺乳期妇女、过敏者禁用。

2. 肾功能不全者，伴有肿瘤的高尿酸血症者，使用细胞毒的抗肿瘤药、放射治疗患者及 2 岁以下儿童禁用丙磺舒。

3. 痛风性关节炎急性发作期，有中、重度肾功能不全或肾结石者禁用苯溴马隆。

4. 骨髓增生低下及肝肾功能不全禁用秋水仙碱。

考点 7 ★★　用药监护

1. 按痛风的分期给药

（1）缓解期——别嘌醇。

（2）慢性期——长期（乃至终身）抑制尿酸合成，并用促进尿酸排泄药（苯溴马隆和丙磺舒）。

（3）急性发作期、病情突然加重或侵犯新关节——非甾体抗炎药（阿司匹林及水杨酸钠禁用）

和秋水仙碱，效果差或不宜应用时考虑糖皮质激素。

2. 谨慎选用秋水仙碱

（1）肌炎和周围神经病变——不作长期预防药。

（2）具有肾毒性，经肝脏解毒——老年人及肝肾功损害者应减量。

（3）长期服用可致可逆性维生素 B_{12} 吸收不良；与维生素 B_6 合用可减轻毒性。

（4）尽量避免静脉注射或长期口服给药，即使在痛风发作期也不要静脉和口服并用。静脉注射只用于禁食患者，如手术后痛风发作。药物一定要适量稀释，在 10~20 分钟内注入，否则会引起局部静脉炎。

3. 痛风关节炎急性发作期禁用抑酸药——别嘌醇

（1）在急性期应用无直接疗效，且使组织中尿酸结晶减少和血尿酸水平下降速度过快，促使关节痛风石表面溶解而加重炎症，引起痛风性关节炎急性发作。

（2）可能诱发痛风——应与小剂量秋水仙碱联合应用。

4. 依据肾功能遴选抑酸药或排酸药

（1）肾功能正常或轻度受损——苯溴马隆；尿尿酸 ≤ 600mg/24h——丙磺舒。

（2）尿尿酸≥1000mg/24h，肾功能受损，有泌尿系结石史或排尿酸药无效——别嘌醇。

（3）服药期间应摄入足量水，并补充碳酸氢钠以维持尿呈碱性，防止形成肾结石，必要时同服枸橼酸钾。

考点7★★　痛风首选非药物治疗

①禁酒（啤酒、白酒）；②饮食控制（限制嘌呤摄入）；③碱化尿液；④生活调节（多食草莓、香蕉、橙、橘或果汁），如能坚持，可避免或减少抑酸药和排酸药的不良反应和剂量。

考点8★　主要药品

1. 秋水仙碱

【适应证】急性期痛风性关节炎、短期预防痛风性关节炎急性发作。

【注意事项】①老年人、胃肠道疾病、心功能不全及肝肾功能有潜在损害者应减少剂量或慎用；②用本品治疗急性痛风，每一个疗程应停药3日，以免发生蓄积中毒。

2. 别嘌醇

【适应证】具有痛风史的高尿酸血症，预防痛风关节炎的复发。

【注意事项】①摄入充足的水分，并维持尿液呈微碱性，以减少尿酸石及肾内尿酸沉积的危险；

②从小剂量→渐增至有效维持正常血尿酸和尿尿酸水平→逐渐减量→最小有效量维持；③定期监测血尿酸及 24 小时尿尿酸水平、血象及肝肾功能；④别嘌醇的治疗应在肿瘤化疗前开始；⑤无症状的高尿酸血症者不宜服用。

3. 苯溴马隆

【适应证】具痛风史的高尿酸血症、慢性痛风性关节炎或痛风石伴高尿酸血症者。

【注意事项】①需在痛风性关节炎急性发作症状控制后方能使用，并定期检测肾功能以及血尿酸和尿尿酸变化；②同时应用秋水仙碱或非甾体抗炎药（非阿司匹林或水杨酸类药）预防痛风性关节炎急性发作，直至高尿酸血症被纠正至少 1 个月后；③确保摄入充足的水分，维持尿液呈中性或微碱性；④在用药期间，如痛风发作，建议将所用药量减半；⑤用药期间出现持续性腹泻，应立即停药。

第三章 呼吸系统疾病用药

第一节 镇咳药

考点1★ 概述

镇咳药分中枢性镇咳药和外周性镇咳药两类。轻度咳嗽有利于排痰,无须应用镇咳药;痰液较多,单用镇咳药将使痰液滞留在气道。因此,只有在无痰或少痰而咳嗽频繁、剧烈时适宜应用镇咳药。

考点2★★ 作用特点

1. 中枢性镇咳药 右美沙芬、喷托维林、可待因、福尔可定等。

【机制】选择性地抑制延髓咳嗽中枢。

(1)右美沙芬:夜间咳嗽;非依赖性中枢性镇咳药。

(2)可待因:吗啡前药;频繁剧烈无痰干咳,可导致新生儿的戒断症状和呼吸抑制。

(3)喷托维林:以刺激性干咳或阵咳为主;有镇咳作用。

2. 外周性镇咳药 苯丙哌林、甘草合剂、咳嗽糖浆。

【机制】通过抑制咳嗽反射弧中感受器、传入神经、传出神经中任何一个环节而发挥镇咳作用。

苯丙哌林：避免高空作业；百日咳，以刺激性干咳或阵咳为主，剧咳。

考点3 ★★ 典型不良反应

1. 中枢性镇咳药（右美沙芬、可待因、喷托维林、福尔可定）常见幻想；可待因——长期应用产生依赖性；常见呼吸微弱、呼吸缓慢或不规则。

2. 外周性镇咳药（苯丙哌林）可出现一过性口腔和咽喉部麻木感。

3. 可出现嗜睡，不可驾驶。

考点4 ★ 禁忌证

1. 妊娠期妇女。
2. 昏迷、呼吸困难、有精神病史者。

考点5 ★ 药物相互作用

可待因及右美沙芬与阿片受体阻断剂合用，可出现戒断综合征，如新生儿过度啼哭、打喷嚏、打呵欠、腹泻等。

考点6 ★★★ 用药监护

1. 依据咳嗽的性质、表现和类型选择用药

（1）以刺激性干咳或阵咳为主——苯丙哌林或喷托维林。

（2）剧咳——首选苯丙哌林；次选右美沙芬；咳嗽较弱者选用喷托维林。

（3）白日咳嗽——苯丙哌林；夜间咳嗽——右美沙芬。

（4）频繁、剧烈无痰干咳及刺激性咳嗽——可待因，尤其适用于胸膜炎伴胸痛的咳嗽患者。

（5）支气管痉挛——外周性镇咳药，复方甘草合剂。具有局麻、支气管平滑肌解痉和呼吸道黏膜保护作用，可在呼吸道壁形成一层保护膜，保护咽部黏膜免受刺激，消除呼吸道炎症和痰液，缓解咳嗽。

2. 注意镇咳药的安全性

（1）可能出现嗜睡，不可高空作业、驾驶汽车等。

（2）可待因过量使用可产生兴奋和惊厥，也具有成瘾性，故应控制剂量与疗程。哺乳期应选用最低剂量——否则容易出现极度困倦、呼吸困难。

3. 伴有痰液者应与祛痰药联合用药

（1）对呼吸道伴有大量痰液并阻塞呼吸道的患者，应及时用司坦类黏液调节剂如羧甲司坦，或祛痰剂如氨溴索，以降低痰液黏度，使痰液易于排出。

（2）应用镇咳药后可能引起痰液增稠和在呼吸道滞留，应避免用于慢性肺部感染；同样由于镇咳药可能增加呼吸抑制的风险，也避免用于哮喘患者。

考点7 ★★　主要药品

1. 右美沙芬

【作用】抑制延髓咳嗽中枢——中枢镇咳；无镇痛作用，不抑制呼吸，未见耐受性和成瘾性。

【适应证】主要用于干咳，适用于感冒、急性或慢性支气管炎、支气管哮喘、咽喉炎、肺结核以及其他上呼吸道感染时的咳嗽。

2. 可待因

【作用】①类似吗啡，作用于吗啡受体，选择性直接抑制延髓咳嗽中枢，镇咳作用强而迅速；②抑制支气管腺体的分泌，使痰液黏稠，难以咳出；③中枢性镇痛、镇静作用。

【适应证】适用于剧烈干咳和刺激性咳嗽（尤其适合于伴有胸痛的剧烈干咳）、中度以上疼痛、局麻或全麻时镇静；具有成瘾性；不宜用于痰多、痰液黏稠者。

3. 喷托维林

【作用】①非成瘾性中枢性镇咳药，选择性抑制延髓咳嗽中枢；②兼有外周镇咳作用——微弱的阿托品样作用和局麻作用，吸收后可轻度抑制支气管内感受器，减弱咳嗽反射，并可使痉挛的支气管平滑肌松弛，降低气道阻力。

【适应证】用于急、慢性支气管炎等上呼吸道感染引起的无痰干咳。

4. 苯丙哌林

【作用】兼具外周性镇咳和中枢性镇咳双重机制：①阻断肺-胸膜的牵张感受器产生的肺迷走神经反射，并具有罂粟样平滑肌解痉作用；②抑制延髓咳嗽中枢；③无麻醉作用，不引起便秘，无成瘾性，未发现耐受性。

第二节　祛痰药

考点1★★　分类

祛痰药分五类：①多糖纤维素分解剂：溴己新、氨溴索；②黏痰溶解剂：乙酰半胱氨酸；③分解脱氧核糖核酸的酶类：糜蛋白酶、脱氧核糖核酸酶；④黏痰调节剂：羧甲司坦、厄多司坦；⑤表面活性剂。

考点2★★★　作用特点

1. 多糖纤维素分解剂　促使黏膜痰中酸性黏蛋白纤维裂解，导致糖蛋白肽链断裂，形成小分子物，减低痰液的黏稠度。

2. 黏痰溶解剂 吸入后与黏蛋白的双硫键结合，可使黏蛋白分子裂解，降低痰液的黏稠度，使黏性痰液化而易于咳出。不仅能溶解白色黏痰，也能溶解脓性痰。对于一般祛痰药无效者，仍然有效。

3. 含有分解脱氧核糖核酸的酶类 促使脓性痰中DNA分解，使脓痰黏度下降。

4. 黏痰调节剂 ①分裂黏蛋白、糖蛋白多肽链上等分子间的二硫键，使分子变小，降低痰液黏度；②增加黏膜纤毛的转运，从而增加痰液的排出；③在细胞水平上影响支气管腺体的分泌，使低黏度的唾液黏蛋白分泌增加，而高黏度的岩藻黏蛋白生成减少，从而降低痰液的黏滞度。

5. 表面活性剂 降低痰液的表面张力以降低痰液黏稠度，易于咳出。

考点3 ★ 典型不良反应

1. 溶解类（溴己新、氨溴索、乙酰半胱氨酸） 偶见支气管痉挛、遗尿、体位性低血压等。

2. 调节类（羧甲司坦、厄多司坦） 偶见上腹部隐痛、腹泻、胃肠出血、口干等。

考点4 ★ 禁忌证

1. 妊娠初期、哺乳期妇女。

2. 胃炎、胃溃疡、过敏体质者。
3. 严重肝、肾功能不全者。

考点5 ★★ 药物相互作用

1. 避免与中枢性强效镇咳药（可待因、右美沙芬、复方桔梗片）合用——防止稀化的痰液堵塞气管。

2. 乙酰半胱氨酸不宜与青霉素、头孢菌素、四环素类合用（减弱抗菌活性）。必需使用时，可间隔4小时或交替用药。

考点6 ★ 用药监护

1. 注意与镇咳药的联合应用

（1）对痰液较多的湿咳，应先用或同时应用祛痰剂。

（2）对痰液特别多的肺脓肿，应慎重给药，以免痰液排出受阻而滞留于呼吸道内或加重感染。

（3）使用司坦类黏液调节剂后，暂缓继用强效镇咳剂，以免被稀释的痰液堵塞气道。

2. 支气管哮喘引起的咳嗽 合用平喘药。

考点7 ★ 主要药品

1. 溶解类

（1）溴己新：本品具有较强的黏痰溶解作用，用于慢性支气管炎、哮喘、支气管扩张、矽肺等有白色黏痰又不易咯出的患者。

（2）氨溴索：祛痰作用显著超过溴已新；高剂量可治疗痛风。

（3）乙酰半胱氨酸：多用于特发性间质肺的治疗；不仅能溶解白痰也能溶解脓性痰，适用于大量黏痰引起的呼吸困难及咯痰困难的患者。

2. 调节类

（1）羧甲司坦：适用于慢性支气管炎、支气管哮喘、咽炎、喉头炎、肺结核、肺癌等；亦可用于小儿非化脓性中耳炎，以防耳聋。

（2）厄多司坦：口服后经代谢产生3个含有游离疏基的代谢产物而发挥药理作用，能清除自由基，有效保护 $α_1$- 抗胰蛋白酶免受烟、尘诱发的氧化灭活作用，防止对肺弹性蛋白及中性粒细胞的损伤。能明显增加 IgA/白蛋白、乳铁蛋白/白蛋白的比值，减弱局部炎症，增强和改善抗生素对支气管黏膜的渗透作用。

第三节 平喘药

考点1★★ 概述

1. 支气管哮喘（简称哮喘）是常见的呼吸系统疾病，由支气管平滑肌痉挛、气道阻塞引起，以支气管哮喘、哮喘性支气管炎多见。

2. 常用平喘药有肾上腺素能 β_2 受体激动剂、M 胆碱受体阻断剂、磷酸二酯酶抑制剂、白三烯受体阻断剂和吸入性糖皮质激素。

第一亚类：β_2 受体激动剂——控制哮喘急性发作首选药

考点 2 ★★★　作用特点

1. 机制

（1）激动呼吸道平滑肌 β_2 受体——激活腺苷酸环化酶，使细胞内的环磷腺苷含量增加，游离 Ca^{2+} 减少——松弛支气管平滑肌。

（2）激动肥大细胞 β_2 受体——减少肥大细胞和嗜碱粒细胞脱颗粒和介质释放，降低微血管通透性——增加气道上皮纤毛摆动。

2. 药物类别

（1）短效 β_2 受体激动剂：缓解轻、中度急性哮喘症状的首选药。

①沙丁胺醇：对心脏 β_1 受体激动（增强心率）的作用弱。

②特布他林：对 β_1 受体的作用（心脏兴奋）极小，可口服。

（2）长效 β_2 受体激动剂：福莫特罗、沙美特罗、丙卡特罗、班布特罗、沙丁胺醇控释片。

①不单独使用，须与吸入性糖皮质激素联合

应用,仅用于长期用药者;沙美特罗特别适用于防治夜间哮喘发作。

②不适合初始用于快速恶化的急性哮喘发作,但福莫特罗可作为气道痉挛的应急缓解药。

考点3 ★ 典型不良反应与禁忌证

1. 典型不良反应

(1)高剂量 $β_2$ 受体激动剂可引起严重的低钾血症,尤其是危重型哮喘患者。合用茶碱类、糖皮质激素和利尿剂,以及低氧状态均可使低钾血症更为明显。

(2)常见不良反应包括震颤(尤其手震颤)、神经紧张、头痛、肌肉痉挛和心悸。

(3)偶见心律失常、外周血管扩张、睡眠及行为紊乱、支气管异常痉挛、荨麻疹、血管性水肿。

2. 禁忌证 妊娠期妇女。

考点4 ★★ 药物相互作用

1. 危重型哮喘或急性哮喘发作时,可能出现低血钾。糖皮质激素、利尿剂可加重低血钾风险,故合并用药患者在用药前后及用药期间需要监测血钾浓度。

2. β受体阻断剂(普萘洛尔)能拮抗本类药的支气管扩张作用,故不宜合用。

3.与茶碱类药合用,可降低茶碱的血浆浓度,增强对支气管平滑肌的松弛作用,心悸等不良反应也加重。

4.非留钾利尿剂(噻嗪类利尿剂等)能引起心电图改变和低钾血症,β_2受体激动剂可使上述症状急性恶化,故合用需谨慎。

5.沙美特罗与三环类抗抑郁药合用,可增强心血管的兴奋性,两者不宜合用。在停用前者2周后,方可使用本品。

考点5★★★　用药监护

1.合理选择,正确使用

(1)短效药,用于急性发作:①不宜长期使用,按需间歇使用;②不宜单一使用;③不宜过量应用,有骨骼肌震颤、低血钾、心律紊乱等不良反应。

(2)缓释及控释制剂,适用于反复发作性哮喘和夜间哮喘。

2.规范给药途径

(1)首选吸入给药。

(2)静脉用药会增加血糖浓度,故糖尿病患者使用需监测血糖。

3.注意用药的安全性　本类药品存在交叉过敏,患者只要对其中一种药品过敏,即不宜使用本类其他药品。

考点6 ★★　主要药品

1. 沙丁胺醇

【适应证】用于缓解支气管哮喘或喘息型支气管炎伴有支气管痉挛的病症。

【注意事项】预防用药时,宜选取口服给药;控制发作时,适宜选取气雾或粉雾吸入剂。

2. 特布他林

【适应证】用于支气管哮喘、慢性支气管炎、肺气肿和其他伴有支气管痉挛的肺部疾病。

3. 沙美特罗

【适应证】用于防治支气管哮喘,包括夜间哮喘和运动引起的支气管痉挛;与支气管扩张剂和吸入性糖皮质激素合用,用于哮喘等可逆性阻塞性气道疾病。

第二亚类:M胆碱受体阻断剂

考点7 ★★　作用特点

【机制】阻断节后迷走神经通路,降低迷走神经兴奋性,松弛支气管平滑肌,并减少痰液分泌。

【作用】缓解轻、中度急性哮喘症状的首选药。××溴铵:①长效:噻托溴铵(青光眼慎用,排尿困难);②短效:异丙托溴铵(眼睛疼痛不适)。

【适应证】作用比 β_2 受体激动剂弱,起效也较慢,但不易产生耐药性,对老年患者的疗效不低于年轻患者。适宜用于有吸烟史的老年哮喘患者。

考点8 ★ 典型不良反应

1. 过敏(包括皮疹、荨麻疹和血管性水肿)。
2. 口腔干燥与苦味。
3. 视物模糊、青光眼。

考点9 ★★ 用药监护

1. 提倡联合用药

(1)与 β_2 受体激动剂、磷酸二酯酶抑制剂及吸入性糖皮质激素联合,用于夜间哮喘及多痰患者。

(2)哮喘急性发作——与 β_2 受体激动剂有协同作用。

2. 监护用药的安全性

(1)不慎污染眼睛——眼睛疼痛或不适、视物模糊、结膜充血和角膜水肿并视物有光晕或有色成像等闭角型青光眼的征象——使用缩瞳药(毛果芸香碱)。

(2)监护不良反应:口干、便秘、瞳孔散大、视物模糊、眼压升高、眼睑炎、排尿困难、心悸。

考点 10 ★★★　主要药品

1. 异丙托溴铵

【适应证】①用于缓解慢性阻塞性肺病（COPD）引起的支气管痉挛、喘息症状。②防治哮喘，尤适用于因用β-受体激动药产生的肌肉震颤、心动过速而不能耐受此类药物的患者。

2. 噻托溴铵

【适应证】适用于慢性阻塞性肺疾病（COPD）的维持治疗，包括慢性支气管炎和肺气肿、伴随性呼吸困难的维持治疗及急性发作的预防。

第三亚类：磷酸二酯酶抑制剂（PDEs）

考点 11 ★★　作用特点

【机制】①抑制磷酸二酯酶活性，降低第二信使环磷腺苷（cAMP）和环磷鸟苷（cGMP）的水解，提升细胞内 cAMP 或 cGMP 的浓度——松弛支气管平滑肌，并可抑制免疫和炎症细胞；②阻断腺苷受体——对抗腺嘌呤对呼吸道的收缩作用，改善患者膈肌收缩力，减少呼吸肌疲劳，改善肺功能；③直接松弛呼吸道平滑肌；④增加心排血量，利尿，抑制组胺释放——抗炎。

【适应证】用于支气管哮喘和稳定期 COPD 的治疗，不适用于哮喘持续状态或急性支气管痉挛发作的患者。

磷酸二酯酶抑制剂——茶碱类——不良反应多，已降为二线用药。

考点12 ★ 典型不良反应（多、严重）

1. 常见过度兴奋、烦躁、呼吸急促、震颤和眩晕。
2. 剂量大、血浆药物浓度较高时可见发热、惊厥、心动过速、严重心律失常、阵发性痉挛，严重者甚至呼吸、心跳骤停而致死。

考点13 ★ 药物相互作用

1. 与糖皮质激素合用——协同——尤其适用于预防夜间哮喘发作和夜间咳嗽。
2. 与普萘洛尔合用——拮抗。

考点14 ★ 用药监护

1. 监测血浆药物浓度 有效血浆浓度（5～20μg/mL）与中毒药物浓度（大于20μg/mL）比较接近，难以掌握，应监测茶碱血浆浓度。

2. 注意不同给药途径的差异
（1）空腹口服，吸收较快。
（2）保留灌肠给药吸收迅速，但可引起局部刺激；多次给药可致药物在体内蓄积，引起毒性反应。

（3）肌内注射可刺激注射部位，引起疼痛、红肿，目前已少用。静脉注射需稀释；缓慢静脉注射，注射速度每分钟不宜超过 0.2mg/（kg·h）。

3. 服用时间 茶碱类药白日吸收快，而晚间吸收较慢——采取日低夜高的给药剂量。多数以临睡前服用为佳。但氨茶碱早晨 7 点服用效果最好，毒性最低——宜于晨服。

考点 15 ★★ 主要药品

1. 茶碱

【适应证】用于缓解成人和 3 岁以上儿童的支气管哮喘发作，哮喘急性发作后的维持治疗。

【注意】可致心律失常。

2. 氨茶碱

【作用】氨茶碱为茶碱和乙二胺的复合物。乙二胺可增强茶碱的水溶性、生物利用度和作用强度；有舒张支气管平滑肌、增强呼吸肌收缩力、舒张冠脉、增加肾血流量及中枢神经兴奋等作用。

【适应证】用于支气管哮喘、喘息性支气管炎、慢性阻塞性肺疾病、急性心功能不全和心源性哮喘。很少用于哮喘重度发作。

【注意】可使青霉素灭活或失效，不宜合用。

3. 多索茶碱

【作用】对磷酸二酯酶有显著抑制作用，其支气管平滑肌松弛作用较氨茶碱强 10～15 倍,并有镇咳作用,且作用时间长,无依赖性,不影响心功能,不阻断腺苷受体,较少引起中枢、胃肠道和心血管不良反应。

4. 二羟丙茶碱(喘定)

【作用】平喘作用与氨茶碱相似,对胃肠刺激较小,心脏兴奋作用仅为氨茶碱的 1/10～1/20。

【适应证】对心脏和神经系统的影响较小,尤其适用于伴心动过速的哮喘患者。

【注意事项】①监测血药浓度;②了解其不良反应及防治。

第四亚类:白三烯受体阻断剂

考点 16 ★★ 作用特点

【机制】①白三烯——白细胞趋化剂和激动剂,可引起气道平滑肌收缩,增加血管通透性,增加黏液分泌,促进嗜酸性粒细胞在气道聚集,并能促进气道结构细胞的增殖,从而参与气道重塑——哮喘发病机制中最重要的炎症介质之一;②白三烯受体阻断剂——抑制白三烯与受体结合——缓解哮喘症状。

【适应证】可单独应用于轻度、持续哮喘,尤其适用于——阿司匹林哮喘、运动性哮喘、无法应用或不愿使用吸入性糖皮质激素的患者,以及伴有过敏性鼻炎的哮喘患者。

考点 17 ★　典型不良反应

1. 常见嗜酸性粒细胞增多、血管炎性皮疹、心肺系统异常或末梢神经异常。
2. 还可出现腹痛、头痛、过敏反应（荨麻疹和血管性水肿）、肢体水肿、肝脏转氨酶 AST 及 ALT 升高、高胆红素血症。

考点 18 ★　禁忌证

1. 本类药可由乳汁中分泌，哺乳期妇女不宜使用。
2. 肝功能不全者禁用扎鲁司特。

考点 19 ★★　药物相互作用

1. 可常规地与其他平喘药联合使用。
2. 白三烯受体阻断剂可抑制肝药酶 CYP1A2 活性，竞争性抑制氨茶碱的分解，而使茶碱血浆浓度升高。
3. 孟鲁司特不宜与阿司咪唑、咪达唑仑或三唑仑合用；与克拉霉素联合用药时，应考虑调整克拉霉素剂量；利福平、苯巴比妥可减少本品的生物利用度。

考点 20 ★★★ 用药监护

1. 急性哮喘发作不宜应用白三烯受体阻断剂

白三烯受体阻断剂不宜用于急性发作的治疗或解除哮喘急性发作的支气管痉挛——起效慢。仅适用于轻、中度哮喘稳定期的控制，起效缓慢，作用较弱，相当于色甘酸钠，一般连续使用4周后才见疗效，且有蓄积性，仅适用于轻、中度哮喘和稳定期的控制。

2. 提倡联合应用糖皮质激素

（1）在与吸入性糖皮质激素的联合治疗方案中，应减少合用药物剂量。

（2）患者使用吸入性糖皮质激素，合用白三烯受体阻断剂后，糖皮质激素需渐减剂量。

考点 21 ★★ 主要药品

1. 孟鲁司特

【适应证】用于15岁及15岁以上哮喘患者的预防和长期治疗，包括预防白天和夜间的哮喘症状，治疗对阿司匹林敏感的哮喘以及预防运动诱发的支气管哮喘，也用于减轻季节性过敏性鼻炎引起的症状。

2. 扎鲁司特

【适应证】适用于哮喘的预防和长期治疗，能减轻气管收缩，减少哮喘发作、夜间憋醒次数，

减少 β₂ 受体激动剂的使用，并能改善肺功能；还能抑制多种刺激（如冷空气、运动和二氧化硫）引起的支气管痉挛，降低多种抗原（如花粉、猫毛屑等）引起的速发型及迟发型反应，预防运动和过敏原引起的哮喘发作。

第五亚类：吸入性糖皮质激素

考点 22 ★ 作用特点

1. 哮喘的病理基础——慢性非特异性炎症。
2. 糖皮质激素——强大抗炎功能，是控制气道炎症、控制哮喘症状、预防哮喘发作的最有效药物，是哮喘长期控制的首选药，但不能根治。
3. 吸入性糖皮质激素——哮喘持续状态；丙酸氟替卡松（中剂量：250～500μg/d）；布地奈德（导致口腔念珠菌感染）。

考点 23 ★★★ 典型不良反应

1. 口腔及咽喉部的念珠菌定植与感染（鹅口疮）、声音嘶哑、咽喉部不适。
2. 皮肤瘀斑、骨密度降低、肾上腺功能抑制。
3. 儿童长疗程用药影响生长发育与性格，出现生长发育迟缓与活动过度、易激怒的倾向。
4. 轻度增加青光眼、白内障的危险。
5. 反常性的支气管异常痉挛伴哮喘加重。

考点 24 ★　禁忌证

1. 哮喘急性发作期——给药后需要一定的潜伏期，不能立即奏效。
2. 活动性肺结核者慎用。
3. 妊娠前 3 个月，一般不用。

考点 25 ★★★　用药监护

1. 给药的注意事项

（1）预防性用药，起效缓慢且须连续和规律地应用 2 日以上方能充分发挥作用——即使无症状仍应常规使用。

（2）吸入性糖皮质激素（如气雾剂和干粉吸入剂）——需要连续、规律地吸入 1 周后方能生效，一般连续应用 2 年。

（3）哮喘急性发作时，应首先使用快速、短效的支气管扩张剂（如沙丁胺醇）、全身性糖皮质激素和抗组胺药，急性症状控制后，再改用吸入性糖皮质激素维持治疗。

（4）喷后应即采用氯化钠溶液漱口，以减少口腔真菌继发感染的机会。

2. 推荐平喘药的有益联合治疗

（1）吸入性糖皮质激素 + 长效 β_2 受体激动剂（××特罗）。

（2）吸入性糖皮质激素 + 长效 M 胆碱受体阻

断剂（噻托溴铵），协同抗炎和平喘，尤其适合中、重度持续哮喘者的长期治疗。

（3）三联＝吸入性糖皮质激素＋长效 $β_2$ 受体激动剂＋长效 M 胆碱受体阻断剂：①作用靶位广泛；②吸入性糖皮质激素局部抗炎作用强大，可提高 $β_2$ 受体的对药物的敏感性（允许作用）；③长效 $β_2$ 受体激动剂松弛平滑肌的作用强大。

考点 26 ★★　主要药品

1. 丙酸倍氯米松

【适应证】适用于依赖肾上腺皮质激素或用其他药物难以控制的反复发作的哮喘患者，亦可用于预防发作及过敏性鼻炎等。

2. 丙酸氟替卡松　全身不良反应较小，目前成为国外防治慢性哮喘的最常用药。适用于 12 岁及以上患者的预防用药和维持治疗。

【适应证】用于哮喘的预防性治疗，亦可用于预防和治疗季节性过敏性鼻炎（包括花粉症）及常年性过敏性鼻炎。

【注意事项】气雾剂不可用于哮喘急性发作，而是用于正规的长期控制。

3. 布地奈德　只需每日 1 次，依从性较好。

【适应证】用于糖皮质激素依赖性或非依赖性的支气管哮喘和哮喘性慢性支气管炎患者。

第四章 消化系统疾病用药

第一节 抗酸剂与抑酸剂

考点1★★ 概述

抗酸药主要是中和胃酸,而抑酸药则主要是抑制胃酸的分泌。胃壁细胞上存在三种受体,即组胺 H_2 受体、胃泌素受体和乙酰胆碱受体。当这些受体激动时能通过多种复杂的生化过程,最终激活 H^+、K^+-ATP 酶(H^+ 泵,也称质子泵),使胃壁细胞分泌 H^+,再由 H^+ 泵泵入胃腔内而形成胃酸。抑酸药的主要作用机理就是能阻断这些生理、生化过程,抑制胃酸的分泌。

根据它们的作用机制可将抑酸药分成以下4大类:① H_2 受体拮抗剂,如西咪替丁、雷尼替丁、法莫替丁、尼扎替丁等;②质子泵抑制剂,如奥美拉唑、兰索拉唑、泮托拉唑、雷贝拉唑、埃索美拉唑等,质子泵抑制剂是目前抑制胃酸分泌最强的药物;③乙酰胆碱受体阻断剂,能竞争性阻断乙酰胆碱受体,在一般治疗剂量时仅抑制胃酸的分泌,也不会透过血脑屏障,对中枢神经系统无作用,是一种外周选择性抗胆碱药,如盐酸呱仑西平；④胃泌素受体阻断药，如丙谷胺。

第一亚类：抗酸剂

考点 2 ★　分类与作用特点

1. 分类

（1）吸收性抗酸剂：碳酸氢钠。

（2）非吸收性抗酸剂：含难吸收的阳离子，口服后只能直接中和胃酸而不被胃肠道吸收，包括铝、镁制剂，如铝碳酸镁、氢氧化铝、三硅酸镁等。

2. 作用特点

（1）直接中和胃酸，减少胃酸和胃蛋白酶对胃黏膜的侵蚀，并能形成保护膜，覆盖于胃黏膜表面。

（2）用于对症治疗，缓解反酸、胃痛等症状。

考点 3 ★★　典型不良反应

1. 碳酸氢钠、碳酸钙——释放二氧化碳——呃逆、腹胀和嗳气，引起反跳性胃酸分泌增加。

2. 氢氧化镁——产生氯化镁——引起腹泻，肾功能不良者可引起血镁过高。

3. 铝、钙剂——便秘。

4. 铝离子可松弛胃平滑肌，引起胃排空延迟和便秘——可被镁离子对抗——铝碳酸镁。

考点 4 ★　用药监护

1. 最佳服用时间是胃不适症状出现或将要出现时，如两餐之间和睡眠前。
2. 片剂抗酸剂适宜嚼碎服用。
3. 增加日服药次数，每日 4 次或更多。

第二亚类：抑酸剂——质子泵抑制剂

考点 5 ★★　作用特点

【作用】抑酸剂——质子泵抑制剂（Proton Pump Inhibitors，PPI），抑制胃酸分泌和防治消化性溃疡的最有效药物，如奥美拉唑、泮托拉唑、兰索拉唑、雷贝拉唑、埃索美拉唑等。

【机制】PPI 特异性地抑制 H^+, K^+–ATP 酶（质子泵）的活性，抑制胃酸生成的终末环节，抑酸作用强大。

（1）幽门螺杆菌（Hp）三联疗法：抗菌剂＋铋剂＋质子泵抑制剂。

（2）抑酸速度：雷贝拉唑＞兰索拉唑＞奥美拉唑＞泮托拉唑。

（3）雷贝拉唑和泮托拉唑对肝药酶无影响。

考点 6 ★　典型不良反应

1. 长期或高剂量使用 PPI 可引起髋骨、腕骨、脊椎骨骨折。

2. PPI极少发生耐药现象，但停药后引起的胃酸分泌反弹持续时间较长，可达2个月。

考点7 ★　禁忌证

严重肾功能不全者、妊娠及哺乳期、婴幼儿。

考点8 ★★　药物相互作用

1. 抗血小板药氯吡格雷可能引发胃灼热和胃溃疡，同时使用质子泵抑制剂以防止或减轻相关症状。

2. 奥美拉唑、兰索拉唑会明显降低氯吡格雷的疗效，增加血栓不良事件的发生。使用氯吡格雷者，如需使用质子泵抑制剂，应考虑泮托拉唑或雷贝拉唑。

考点9 ★★　用药监护

1. 常须制成肠溶制剂，至小肠内溶解再吸收，以规避酸性的破坏作用。

2. 服用时应以整片（粒）吞服，不得咀嚼和压碎（铝碳酸镁是嚼碎），并至少在餐前1小时服用。

3. 关注骨折和低镁血症的风险。

4. 不宜再服用其他抗酸剂或抑酸剂。不建议大剂量长期应用（卓-艾综合征例外）。

5. 不需要多次给药，一日1次或2次。

考点 10 ★★　主要药品

1. 埃索美拉唑——奥美拉唑的异构体，优于奥美拉唑。

2. 兰索拉唑属于第二代 PPI。

3. 泮托拉唑属于第三代 PPI。不受食物或其他抗菌药影响，对胃壁细胞的选择性更专一。

4. 雷贝拉唑——抑制胃酸分泌作用更快速、更强大。高效、速效、安全。抗幽门螺杆菌活性高。

第三亚类：组胺 H_2 受体阻断剂

考点 11 ★★　作用特点

组胺 H_2 受体阻断剂有西咪替丁、雷尼替丁、法莫替丁、尼扎替丁、罗沙替丁乙酸酯等。

【机制】可逆性竞争壁细胞基底膜上的 H_2 受体，显著抑制胃酸分泌。抑制胃酸分泌（强度不如 PPI），尤其能抑制夜间基础胃酸分泌。

（1）抑酸作用：法莫替丁＞雷尼替丁＞西咪替丁。

（2）西咪替丁、雷尼替丁存在首关效应。

（3）西咪替丁与雌激素受体有亲和作用——男性女性化。

（4）急性胰腺炎禁用西咪替丁。

【适应证】用于胃及十二指肠溃疡、功能性消化不良、胃食管反流、消化性溃疡并发出血，防治应激性溃疡。

考点 12 ★ 典型不良反应

1. 常见头晕、嗜睡。
2. 长期用药——胃内细菌繁殖，诱发感染。
3. 耐药发生很快（不如 PPI）。
4. 突然停用可能引起胃酸分泌反跳性增加——慢性消化性溃疡、穿孔。

考点 13 ★ 相互作用

西咪替丁——肝药酶抑制剂，可显著降低环孢素、茶碱、麻醉性镇痛药等药物的消除，可升高苯妥英钠、三环类抑郁药的血药浓度。

考点 14 ★ 禁忌证

1. 急性胰腺炎者禁用西咪替丁（西咪替丁可导致急性胰腺炎）。
2. 8 岁以下儿童、苯丙酮尿症者、急性间歇性血卟啉病患者禁用雷尼替丁。

考点 15 ★ 用药监护

1. 餐后服用比餐前服用效果为佳（对比 PPI 餐前），因为餐后胃排空延迟，有更多的缓冲作用；不宜与促胃肠动力药联合应用。

2. H_2 受体阻断剂能引起幻觉、定向力障碍，故司机和高空作业者避免服用。

第二节 胃黏膜保护剂

考点1★★★ 作用特点

1. 增加胃黏膜血流量。
2. 促进胃黏膜细胞黏液、碳酸氢盐的分泌。
3. 增加胃黏膜前列腺素的合成。
4. 增加胃黏膜的疏水性——使之不再受到各种有害物质（消化液、药物等）的侵袭，起隔离作用。

考点2★★ 典型不良反应

1. 铋剂 便秘；口中氨味，舌、大便变黑，牙齿短暂变色。

2. 铝剂 腹胀，腹泻。

3. 萜烯类化合物 偶见便秘，腹胀感，腹痛，腹泻，口干，恶心，皮疹，瘙痒，血清总胆固醇水平升高，可见 GOT 及 GPT 轻度升高。

考点3★ 禁忌证

严重肾功能不全者、妊娠期妇女禁用铋剂。

考点4 ★★ 药物相互作用

1. 硫糖铝及铋剂在酸性环境中产生作用,不宜与碱性药物、抑酸剂合用。

2. 不宜两种铋剂联用——剂量过大,有发生铋中毒——神经毒性的危险;可能导致铋性脑病现象。舌苔和大便可能呈灰黑色(正常)。

3. H_2 受体阻断剂、质子泵抑制剂使胃酸分泌减少,可干扰硫糖铝及铋剂的吸收,故不宜合用。

考点5 ★★ 用药监护

1. 选择适宜的服用时间 硫糖铝及铋剂空腹或餐前服用,与抑酸剂联合应用宜间隔1小时。

2. 注意铋剂的应用安全性 不宜剂量过大,连续服用不得超过2个月,易产生神经毒性,两种铋剂不宜联用。

考点6 ★★ 主要药品

1. 铋剂(枸橼酸铋钾) 在酸性环境中能形成高黏度溶胶,在胃黏膜表面形成一层牢固的保护膜;枸橼酸铋钾、胶体果胶铋还具有杀灭幽门螺杆菌的作用;碱式碳酸铋还兼有抗酸作用。

2. 铝剂(硫糖铝) 在胃酸环境下能与溃疡或炎症处带正电荷的蛋白质渗出物相结合,形成一层保护膜,促进溃疡的愈合。

3. 萜烯类化合物（替普瑞酮） 促进胃黏膜、胃黏液中主要的再生防御因子、高分子糖蛋白、磷脂的合成与分泌，提高胃黏液中的重碳酸盐。主要适用于急性胃炎及慢性胃炎急性加重期、胃溃疡。

第三节　助消化药

考点1★★　分类

1. 乳酸菌制剂——乳酶生、乳酸菌素。
2. 消化酶制剂——胰酶、胃蛋白酶、干酵母。

考点2★★　作用特点

1. 乳酶生

【机制】乳酸杆菌的活性制剂，在肠内分解糖类，生成乳酸，使肠内酸度增高，从而抑制肠内腐败菌繁殖，并能防止蛋白质发酵，减少肠内产气，促进消化和止泻。

【适应证】用于消化不良、肠内过度发酵、肠炎、腹泻等。应于餐前服用。

2. 乳酸菌素

【机制】在肠道形成保护层，阻止病原菌、病毒的侵袭；刺激肠道分泌抗体，提高肠道免疫力；选择性杀死肠道致病菌，促进有益菌的生长；调节肠黏膜电解质、水分平衡；促进胃液分泌，增强消化功能。

【适应证】用于肠内异常发酵、消化不良、肠炎和儿童腹泻。宜餐前或餐时服用，避免餐后使用。

3. 胰酶

【机制】多种酶的混合物，含胰蛋白酶、胰淀粉酶和胰脂肪酶，在肠液中消化淀粉、蛋白质和脂肪。

【适应证】用于胰腺外分泌功能不足（慢性胰腺炎、胰腺切除术后）的替代治疗。应于餐前或进餐时服用。

【禁忌证】急性胰腺炎早期患者、对蛋白制剂过敏者禁用。

4. 胃蛋白酶

【适应证】用于消化不良、食欲减退及慢性萎缩性胃炎等。餐前或进食时服用——在弱酸性环境中，消化力最强。

5. 干酵母

【适应证】用于消化不良、食欲减退、腹泻及胃肠胀气。服用剂量过大可发生腹泻。

考点 3 ★★　相互作用

胰酶在中性或弱碱性条件下活性较强，忌与稀盐酸同服；与阿卡波糖合用，可降低其降糖药效；干扰叶酸吸收，注意补充。

考点 4 ★★★　用药监护

1. 注意保护消化酶的活性

（1）抗菌药可抑制或杀灭活菌制剂的活性，使效价降低。

（2）吸附剂（双八面蒙脱石、活性炭）可吸附药物，降低疗效，如需合用时应间隔 2～3 小时。

2. 注意胰酶的合理应用

（1）胰酶在中性或弱碱性条件下活性较强，故肠溶制剂疗效更好；为增强疗效，可加服碳酸氢钠片剂；用药期间不宜食用酸性食物（如鸡汤等）。

（2）胃蛋白酶弱酸性更强。

（3）服用时不可嚼碎，以免药粉残留于口腔内，导致严重的口腔溃疡。

第四节　解痉药与促胃肠动力药

第一亚类：解痉药——胆碱 M 受体阻断剂

考点 1 ★★　作用特点

胆碱 M 受体阻断剂——莨菪生物碱类及其衍

生物和人工合成代用品，如阿托品、山莨菪碱、东莨菪碱、颠茄。

阻断M受体作用：①腺体分泌减少；②扩瞳、眼内压升高；③内脏平滑肌松弛；④心率加快。

考点2 ★★ 禁忌证

青光眼、前列腺增生、高热、幽门梗阻与肠梗阻、重症肌无力患者禁用。

考点3 ★★ 用药监护

1. 妊娠期——可使胎儿心动过速。
2. 哺乳期——抑制腺体分泌，导致乳汁分泌减少。
3. 老年人——排尿困难、便秘、口干；夏天——汗液分泌减少，体温升高。
4. 莨菪生物碱类药品易诱发未经确诊的青光眼。

考点4 ★★★ 主要药品

1. 阿托品

【作用】心脏抑制、血管扩张、腺体分泌、瞳孔缩小、平滑肌收缩。

【适应证】①各种内脏绞痛，如胃肠绞痛及膀胱刺激症状。对胆绞痛、肾绞痛的疗效较差。②全身麻醉前给药，减少麻醉过程中支气管黏液分泌，预防手术引起的吸入性肺炎；严重盗汗和流涎症。③缓慢性的心律失常，窦房阻滞、房室阻滞。④抗休克。⑤解救有机磷酸酯类农药中毒（导致的 M 样症状）。⑥睫状肌炎症以及散瞳。

2. 山莨菪碱

【作用】解除平滑肌痉挛、血管痉挛（尤其是微血管），改善微循环，同时有镇痛作用。

【适应证】用于胃肠绞痛，胆道痉挛，感染中毒性休克，有机磷中毒。

3. 东莨菪碱

【作用】散瞳及抑制腺体分泌作用比阿托品强。

【适应证】用于内脏平滑肌痉挛，睫状肌麻痹，感染性休克和有机磷酸酯类中毒，全身麻醉前给药。还用于预防和控制晕动症、震颤麻痹、狂躁性精神病。

4. 颠茄

【适应证】用于胃及十二指肠溃疡，轻度胃肠平滑肌痉挛，胆绞痛，输尿管结石腹痛，胃炎及胃痉挛引起的呕吐和腹泻，迷走神经兴奋导致的多汗、流涎、心率慢、头晕等症状。

第二亚类：促胃肠动力药

考点 5 ★★ 作用特点

促胃肠动力药系通过增加胃肠推进性运动，

促进胃肠排空,改善功能性消化不良症状。

(1)甲氧氯普胺——中枢性和外周性多巴胺 D_2 受体阻断剂,可作用于延髓催吐化学感受区(chemoreceptor trigger zone,CTZ)中的多巴胺受体而提高 CTZ 的阈值,具有强大的中枢性镇吐作用。

(2)多潘立酮——外周性多巴胺 D_2 受体阻断剂(不能通过血脑屏障)。

(3)西沙必利、莫沙必利——$5-HT_4$ 受体激动剂。

考点6 ★★ 不良反应

1. 抑制中枢 D_2 受体——锥体外系反应。
2. 尖端扭转型心律失常、心电图 Q-T 间期延长。
3. 泌乳、乳房肿痛、月经失调。

考点7 ★ 禁忌证

妊娠期妇女及胃肠道出血、机械性梗阻或穿孔、分泌泌乳素的垂体肿瘤、乳腺癌、嗜铬细胞瘤者禁用促胃肠动力药。

考点8 ★ 用药监护

1. 监护用药所致的锥体外系反应。
2. 监护高泌乳素血症。除莫沙必利外,促胃肠动力药可刺激泌乳素过度分泌,引起女性泌乳——维生素 B_6 可减轻。

3. 甲氧氯普胺对晕动病所致呕吐无效。

4. 西沙必利可导致 Q-T 间期延长、室性心律失常等心脏毒性；莫沙必利无心脏副作用。

考点9 ★★　主要药品

1. 甲氧氯普胺

【作用】阻断中枢性和外周性多巴胺 D_2 受体，具有中枢性镇吐、促进胃肠蠕动的作用。

【适应证】①用于治疗慢性功能性消化不良引起的胃肠运动障碍，改善恶心、呕吐的症状；②肿瘤化疗、放疗引起的呕吐；③改善糖尿病性胃轻瘫和特发性胃轻瘫的胃排空速率；④刺激泌乳素释放，可短期用于催乳。

2. 多潘立酮

【适应证】①因胃排空延缓、胃食道反流、食道炎引起的消化不良，如上腹部胀闷感、腹胀、上腹疼痛；嗳气、肠胃胀气；恶心、呕吐；口中带有或不带有反流胃内容物的胃烧灼感。②功能性、器质性、感染性、饮食性、放射性治疗或化疗所引起的恶心、呕吐。

【注意事项】①本品可少量分泌入乳汁，哺乳期妇女慎用；②本品不宜用作预防术后呕吐的常规用药；③慢性消化不良者，以口服本品为佳；用于对抗急性或亚急性症状时，可用本品栓剂；④用药期间可出现血清泌乳素水平升高，尤其值得注意的是，非哺乳期泌乳、更年期后妇女月经失调及男性乳房胀痛，但停药后即可恢复正常；⑤心脏病患者（心率失常）、低钾血症以及接受化疗的肿瘤患者使用本品时，可能加重心率失常；⑥1岁以下儿童应慎用；⑦儿童口服给药时，建议使用本品的混悬剂；儿童使用未经稀释的本品注射液时，可致注射部位疼痛，宜用氯化钠注射液稀释后注射。

第五节　泻药与止泻药

第一亚类：泻药

考点1★★　作用特点

1. 容积性泻药

【代表药】硫酸镁、硫酸钠。

【作用】口服吸收少（20%），在肠内形成一定的渗透压，使肠内保有大量水分，刺激肠蠕动产生导泻作用。

【适应证】需快速清洁肠道者。对粪便干结为主要症状者效果较好。

2. 渗透性泻药

【代表药】乳果糖。

【作用】人工合成的不吸收性双糖，可使水、电解质保留在肠腔而产生高渗效果——治疗慢性功能性便秘。

【适应证】高血氨症（肝性脑病）。

3. 刺激性泻药

【代表药】酚酞、比沙可啶、番泻叶、蓖麻油。

【作用】药物在肠道内对肠壁有较强的刺激作用，引起广泛性结肠蠕动，产生反射性排便。

【适应证】急慢性便秘、习惯性便秘。

4. 润滑性泻药

【代表药】甘油栓剂（开塞露）。

【作用】软化粪便。

5. 膨胀性泻药

【代表药】聚乙二醇4000、羧甲基纤维素。

【作用】在肠内吸收水分后膨胀形成胶体，使肠内容物变软，体积增大，反射性增加肠蠕动而刺激排便。

考点2 ★ 典型不良反应

1. 长期、连续用药影响电解质平衡，如低钾血症。

2. 部分泻药连续使用可导致肠梗阻。

考点3 ★ 用药监护

1. 依据便秘类型选药

（1）肠梗阻、慢性便秘者不宜长期大量使用刺激性泻药。

（2）结肠低张力所致的便秘，睡前服用刺激性泻药。

（3）结肠痉挛所致的便秘，可用膨胀性或润滑性泻药。

2. 泻药不可长期使用　不宜超过 7 天。

第二亚类：止泻剂

考点 4 ★★　作用特点

1. 吸附药和收敛药

【代表药】双八面体蒙脱石。

【作用】①覆盖消化道黏膜，增强黏液屏障，防止 H^+、胃蛋白酶、非甾体抗炎药、酒精、病毒、细菌等对消化道黏膜的侵害；②促进消化道黏膜上皮再生；③吸附消化道内气体和各种攻击因子，将其固定在肠腔表面，失去致病作用，随肠蠕动排出体外；④平衡消化道正常菌群，提高消化道免疫功能；⑤消化道局部止血作用（激活凝血因子Ⅶ和Ⅷ）；⑥促进肠黏膜吸收，减少分泌，缓解幼儿由于消化不良而导致的渗透性腹泻。

2. 抗动力药

【代表药】洛哌丁胺、地芬诺酯。

【作用】直接作用于肠壁的阿片受体，阻止乙酰胆碱和前列腺素的释放，抑制肠道平滑肌收缩，从而抑制肠蠕动，延长食物在小肠中的停留时间，促进水、电解质及葡萄糖的吸收。

【适应证】适用于治疗成年人急性腹泻，而不适用于幼儿。

考点 5 ★ 典型不良反应

1. 吸附药和收敛药（双八面体蒙脱石），不进入血液循环，几无不良影响。

2. 抗动力药（洛哌丁胺、地芬诺酯）常见厌食、体温升高、红斑、瘙痒、头痛、心悸。

考点 6 ★★ 禁忌证

洛哌丁胺、地芬诺酯禁用于 2 岁以下儿童、肠梗阻患者、应用广谱抗菌药物引起的假膜性肠炎者、细菌性小肠结肠炎患者。

考点 7 ★ 用药监护

1. 监护由腹泻所致的电解质失衡 口服补液盐（ORS）粉剂。低血钾——补充钾盐。

2. 对感染性腹泻宜联合抗菌药物。

考点 8 ★★ 主要药品

1. 洛哌丁胺

【作用】显著抑制霍乱毒素和其他肠毒素引起

的肠过度分泌；增加肛门括约肌的张力，抑制大便失禁和便急；对肠壁高亲和力及首关效应，几乎不进入全身血液循环。

2. 地芬诺酯

【类别】为人工合成的阿片生物碱，无镇痛作用，已代替阿片制剂成为非特异性止泻药。

【作用】①对肠道的作用类似吗啡，可直接作用于肠平滑肌，通过抑制肠黏膜感受器，减弱肠蠕动，促进肠内水分的吸收；②具有阿片样的作用，长期大量服用可产生欣快感，并可能出现药物依赖性；③常用量短期治疗，并与阿托品合用，可减少依赖性。

第三亚类：微生态制剂

考点9 ★★ 分类

微生态制剂亦称微生态调节剂，所含细菌为健康人肠道正常菌群，口服后成为肠道内正常的生理性细菌——调整、重建肠道菌群间的微生态平衡，治疗由微生物引起的感染。

主要有：①乳酸菌类：乳酸杆菌、双歧杆菌等；②芽孢杆菌类：地衣芽孢杆菌等；③非常驻菌类；④双歧杆菌-嗜酸杆菌-肠球菌三联活菌；⑤枯草杆菌-肠球菌二联活菌。

1. 地衣芽孢杆菌制剂——急、慢性腹泻，各种肠炎及肠道菌群失调症。

2. 双歧三联活菌制剂——肠道菌群失调引起的腹泻和腹胀;轻、中型腹泻。

考点9 ★★　作用特点

1. 抑制肠内有害菌,维持人体微生态平衡　调节由于抗菌药物、化疗、放疗、手术、过敏性疾病等引起的正常菌群失调,防治二重感染。

2. 维持正常肠蠕动,缓解便秘　注意调节胃肠功能,因此既可以治疗腹泻,也可以治疗便秘。

3. 屏障作用　形成生物膜屏障,阻止致病菌的入侵与定植。双歧杆菌在代谢过程中可产生大量乳酸、醋酸,抑制致病菌生长,维持肠道菌群平衡。

4. 营养作用　双歧杆菌可合成维生素 B_1、维生素 B_2 等多种维生素,促进人体对蛋白质、钙、铁、维生素 D 的吸收,帮助消化。

5. 免疫作用　增强机体抗感染能力。

6. 解毒作用　控制内毒素血症,促进有毒药物降解、排泄。

7. 抑制肠内自由基及过氧化脂质　延缓体内主要器官及皮肤组织衰老。

8. 保护肝脏　治疗肝性脑病。

考点 10 ★　适应证

1. 肠道菌群失调引起的腹泻，或由寒冷和各种刺激所致的激惹性腹泻。

2. 对由细菌或病毒引起的感染性腹泻早期无效；在应用抗感染药后期，可辅助给予，以恢复菌群平衡。

考点 11 ★　典型不良反应

①过敏反应；②继发感染。

考点 12 ★　用药监护

1. 按临床特征遴选用药

（1）如需尽快建立一个肠道正常菌群——双歧三联活菌胶囊。对痉挛性和功能性便秘者，可选用双歧杆菌、嗜酸乳杆菌、乳酸菌、乳酸菌素。

（2）伪膜性肠炎或食物中毒——首选酪酸菌，其耐酸且抗腐败性强。

2. 注意保护活菌制剂的活性

（1）部分要求冷链和冷处（2～10℃）保存，如双歧三联活菌胶囊。

（2）双歧杆菌活菌不耐酸，宜在餐前 30 分钟服用。

（3）服用时不宜以热水送服，宜选用温水。

第六节　肝胆疾病辅助用药

考点1★★　作用特点

1. 必需磷脂类

【代表药】多烯磷脂酰胆碱。

【作用】作为细胞膜的重要组分，特异性地与肝细胞膜结合，促进肝细胞膜再生。

【适应证】用于以肝细胞膜损害为主的肝炎。

【注意事项】①严禁使用电解质溶液稀释（0.9%氯化钠、5%葡萄糖氯化钠注射液）；②缓慢静脉注射；③制剂中含有苯甲醇，新生儿和早产儿禁用。

2. 促进代谢类药物及维生素

【代表药】门冬氨酸钾镁、各种氨基酸制剂、各种水溶性维生素。

【作用】可促进物质代谢和能量代谢，保持代谢所需各种酶的活性。

【适应证】用于肝病所致的物质代谢低下、能量代谢低下、维生素缺乏等。

3. 解毒类药

【代表药】还原型谷胱甘肽（GSH，人类细胞质中自然合成的一种肽，由谷氨酸、半胱氨酸和甘氨酸组成）、硫普罗宁、葡醛内酯。

【作用】可提供巯基或葡萄糖醛酸，增强解毒功能。

【适应证】用于肝炎、脂肪肝和重金属中毒性肝损伤,以及食物或药物中毒。

4. 抗炎类药

【代表药】甘草甜素制剂,如复方甘草甜素、甘草酸二胺、异甘草酸镁。

【适应证】用于各型肝炎。引起肝脏损伤的原因复杂多样,但最终都是肝脏炎症反应导致的肝脏损害。

5. 降酶药

【代表药】联苯双酯、双环醇片。

【作用】降低血清丙氨酸氨基转移酶(ALT)作用肯定,但对天冬氨酸氨基转移酶(AST)作用不明显。

6. 利胆药

【代表药】腺苷蛋氨酸、熊去氧胆酸。

【作用】促进胆汁分泌,减轻胆汁淤滞。

考点2 ★ 禁忌证

1. 复方甘草酸苷 可加重低钾血症和高血压,故醛固酮增多症、肌病、低钾血症、血氨升高倾向的末期肝硬化、高血压、心力衰竭和肾衰竭患者禁用。

2. 熊去氧胆酸 妊娠及哺乳期妇女、严重肝功能不全者、胆道完全梗阻、急性胆囊炎、胆管炎患者，以及胆结石钙化者出现胆管痉挛或胆绞痛时禁用。

考点3 ★★ 用药监护

1. **监测血钾水平** 甘草制剂——低血钾；门冬氨酸钾镁——高血钾。

2. **多烯磷脂酰胆碱必须用不含电解质的溶液稀释。**

第五章 循环系统疾病用药

第一节 抗心力衰竭药

考点1★★ 分类

抗心力衰竭药的主要类别：①强心苷类——减轻症状和改善心功能；②利尿剂；③醛固酮受体阻断剂——螺内酯；④β受体阻断剂；⑤血管紧张素转换酶抑制剂（ACEI）——显著降低死亡率；⑥血管紧张素Ⅱ受体阻断剂（ARB），与ACEI相近——用于因严重咳嗽而不能耐受ACEI者。

第一亚类：强心苷类正性肌力药

考点2★★★ 作用特点

【种类】强心苷类正性肌力药（洋地黄类）——地高辛、甲地高辛、毛花苷丙（西地兰C）、去乙酰毛花苷（西地兰D）等。临床使用最多的是地高辛和去乙酰毛花苷。急性心衰时可以选用西地兰静脉注射；慢性心衰时可以选用地高辛口服维持量；快速房颤时可以静脉注射西地兰复律。

【机制】抑制衰竭心肌细胞膜上 Na^+，K^+-ATP 酶，使细胞内 Na^+ 水平升高，促进 Na^+-Ca^{2+} 交换，提高细胞内 Ca^{2+} 水平——正性肌力。

【作用】①抑制心肌细胞膜上的强心苷受体 Na^+-K^+-ATP 酶活性，导致钠泵失灵；② Na^+-Ca^{2+} 双向交换机制；③最终导致心肌细胞内 Ca^{2+} 增加，心肌的收缩加强。

强心苷类作用特点：①一正：强心；②四负：减慢心率、自律性、耗氧量、抑制房室传导。

【优点】①不产生耐受性，是唯一能保持左室射血分数持续增加的药物；②可缓解症状、改善临床状态；③强心苷类主要通过肾代谢，洋地黄毒苷经肝代谢，肾功能影响小，可用于肾功能不全患者；④强心苷具有直接加强心肌收缩力的作用，这一作用在衰竭的心脏表现特别明显，具有选择性；⑤强心苷对衰竭且已扩大的心脏，在加强心肌收缩力时，不增加甚至可减少心肌的耗氧量，而对正常心脏，却可使心肌耗氧量增加。

【不足】不能减少远期死亡率和改善预后。

考点 3 ★★★ 典型不良反应

洋地黄类药物的药理作用主要是正性肌力和负性频率。治疗指数窄，易发生中毒。治疗量约为中毒量的 1/2，最小中毒量为最小致死量的

1/2——即使轻微的血药浓度变化,也会产生很严重的结果。

【中毒症状】①胃肠道症状——洋地黄中毒的信号,表现为厌食、恶心、呕吐或腹痛;②心血管系统——心律失常,最多见的是室性早搏、室上性心动过速,加重心力衰竭;③神经系统——意识丧失、眩晕、嗜睡、烦躁不安、神经异常、亢奋;④感官系统——色觉异常(红-绿、蓝-黄辨认异常)。

考点4 ★★ 禁忌证

1. 预激综合征伴心房颤动或扑动者。
2. 伴窦房传导阻滞、Ⅱ度或高度房室阻滞又无起搏器保护者。
3. 梗阻性肥厚性心肌病、单纯的重度二尖瓣狭窄伴窦性心律者。
4. 室性心动过速、心室颤动者。
5. 急性心肌梗死后,特别是有进行性心肌缺血者。

考点5 ★★ 药物相互作用

同各种药物合用,几乎都可增加洋地黄类药物的毒性。

1. 与胺碘酮合用血清地高辛浓度增加70%～100%。处理——剂量应减半。

2. 与噻嗪类和袢利尿剂合用可引起低钾血症和低镁血症，增加洋地黄中毒的危险。

3. 同时口服红霉素、克拉霉素和四环素等，地高辛的生物利用度和血药浓度增加。

考点 6 ★★　　用药监护

1. 药物的选择和患者用药的依从性

（1）严格审核剂量。

（2）2周内未用过洋地黄苷者，才能按照常规给予，以免重复用药，出现过量和中毒。

（3）毒毛花苷 K 毒性剧烈，过量时可引起严重心律失常；近1周内用过洋地黄制剂者，不宜应用。

2. 关注患者中毒的易感因素

（1）肾功能损害；肝功能不全者应选用不经肝脏代谢的地高辛；老年患者。

（2）电解质紊乱——尤其是低钾血症、低镁血症、高钙血症可加大地高辛中毒的危险——心律失常。

（3）甲状腺功能减退者。

3. 监护临床中毒的症状

4. 辨证对待治疗药物浓度监测

（1）不能仅凭药物监测来调整剂量。血清地高辛的浓度为 0.5～1.0ng/mL，相对安全。

（2）不能单凭药物浓度来判定是否中毒。唯一可靠的方法是停用洋地黄后观察。

考点7 ★★★ 主要药品

1. 地高辛

【作用】①口服，$t_{1/2}$ 36～48小时（肾功能正常）；②唯一被FDA确认能有效治疗慢性心力衰竭的正性肌力药；③更适用于心力衰竭伴有快速心室率的心房颤动患者；④急性心力衰竭，并非地高辛的应用指征，应使用其他治疗措施，而地高辛仅作为长期治疗措施的开始阶段而发挥部分作用。

【适应证】①急、慢性心力衰竭；②控制心房颤动、心房扑动引起的快速心室率、室上性心动过速。

【剂量】＞2ng/mL时会中毒；地高辛服用剂量0.125～0.25mg/d；血清0.5～1.0ng/mL是相对安全的。

【中毒症状】①胃肠道反应；②中枢神经系统：头痛、乏力，色觉异常；③心脏毒性：各种心律失常。

【药物相互作用】①地高辛与胺碘酮、普罗帕酮、维拉帕米、环孢素合用需调整剂量；②地高辛与噻嗪类和袢利尿剂合用可引起低钾血症和低镁血症，应监测电解质。

【中毒防治】①窦性心动过缓及传导阻滞——阿托品治疗；②快速型心律失常——苯妥英钠和利多卡因。

【注意事项】①定期监测血浆浓度、血压、心率及心律、心电图、心功能、电解质尤其是血钾、镁及肾功能；②不能与含钙注射液合用；③如漏服，尽快服药弥补；如漏服时间超过12小时，就不要补服，以免与下次服用时间靠得太近增加中毒危险；④室性心动过速禁用，因为地高辛会导致室颤。

2. 甲地高辛 效应较强，排泄速度较快，安全性高。

3. 去乙酰毛花苷 即西地兰D，速效，溶解性和稳定性好，为常用的注射液。

【适应证】急性心力衰竭，慢性心力衰竭急性加重，控制心房颤动、心房扑动引起的快心室率。

4. 毛花苷丙 即西地兰C，注射液，速效。

【作用】增加急性心力衰竭者心排血量和降低左心室充盈压。

【适应证】适用于并发快速室率诱发的慢性心力衰竭急性失代偿，尽快控制心室率。

5. 洋地黄毒苷 $t_{1/2}$长达5～7天，故作用时间也较长，属于长效强心苷药物；经肝脏代谢，受肾功能影响小，可用于肾功能不全者；体内消除缓慢,有蓄积性。

6. 毒毛花苷 K $t_{1/2}$ 约 21 小时,速效,以原形经肾脏排出,蓄积性低。

第二亚类 非强心苷类正性肌力药

考点 8 ★★ 作用特点

β受体激动剂和磷酸二酯酶Ⅲ抑制剂通过提高心肌细胞内环磷腺苷(cAMP)水平而增强心肌收缩力。

1. β受体激动剂 多巴胺、多巴酚丁胺。

【适应证】多巴胺——急性心衰,以及各种原因引起的休克。多巴酚丁胺——多巴胺无效者。

【注意事项】二者半衰期都较短,需要持续静脉滴注,长期使用易发生耐药性。

2. 磷酸二酯酶(PDE)Ⅲ抑制剂 米力农、氨力农、维司力农。

【机制】提高心肌细胞内环磷腺苷(cAMP)水平而增强心肌收缩力,并扩张外周血管。

【注意事项】仅限于短期使用,长期使用可增加死亡率。

考点 9 ★ 典型不良反应

1. β 受体激动剂

(1)常见胸痛、呼吸困难、心悸、心律失常、心搏快而有力。

（2）长期用于周围血管病患者，可出现手足疼痛或发冷、局部组织坏死或坏疽。

2. 磷酸二酯酶Ⅲ抑制剂　米力农的不良反应较氨力农少见，主要可致心律失常、血小板减少。

考点 10 ★★　禁忌证

1. β受体激动剂

（1）多巴胺禁用于：①快速型心律失常者；②环丙烷麻醉者，使室性心律失常发生的可能性增加；③嗜铬细胞瘤患者。

（2）多巴酚丁胺禁用于：梗阻性肥厚型心肌病患者。

2. 磷酸二酯酶Ⅲ抑制剂　米力农禁用于：①严重低血压；②严重失代偿性循环血容量减少；③室上性心动过速和室壁瘤；④严重肾功能不全；⑤急性心肌梗死急性期；⑥严重的阻塞性心瓣膜病；⑦梗阻性肥厚型心肌病。

考点 11 ★　药物相互作用

磷酸二酯酶Ⅲ抑制剂可加强洋地黄的正性肌力作用，故应用期间不必停用洋地黄。

考点 12 ★★　用药监护

1. 多巴胺

（1）应用前须先纠正低血容量。

（2）休克纠正后应减慢滴速；突然停药可发生严重低血压，故应逐渐递减。

（3）有强烈的血管收缩作用，输液过程中不慎渗出血管可致组织坏死，宜选用粗大的静脉（如中心静脉）给药。如已发生液体外溢，用酚妥拉明。

2. 磷酸二酯酶抑制剂

（1）在应用氨力农前宜先应用洋地黄制剂控制心室率。

（2）米力农在葡萄糖注射液中不稳定，宜使用 0.9% 氯化钠注射液。

第二节　抗心律失常药

考点 1 ★★★　概述

1. 缓慢型——阿托品、异丙肾上腺素。

2. 快速型（最常见）——抗心律失常药——通过影响心肌细胞 Na^+、K^+、Ca^{2+} 的转运，纠正心肌电生理的紊乱而发挥作用。

药物分类及代表药★★★

分类		代表药
Ⅰ类 Na⁺ 通道适度阻滞剂	Ⅰa类	奎尼丁、普鲁卡因胺
	Ⅰb类	利多卡因、美西律、苯妥英钠
	Ⅰc类	普罗帕酮、氟卡尼
Ⅱ类β受体阻滞剂	非选择性	普萘洛尔
	选择性	比索洛尔、美托洛尔、阿替洛尔
	兼有 α₁ 受体阻断作用	卡维地洛、拉贝洛尔
Ⅲ类延长动作电位时程药		胺碘酮、索他洛尔
Ⅳ类 Ca²⁺ 通道阻滞剂		维拉帕米、地尔硫䓬
Ⅴ类		腺苷、天冬酸钾镁、地高辛

考点2★★★ 作用特点

1. 钠通道阻滞剂

（1）Ⅰa类：奎尼丁、普鲁卡因胺——广谱。

【适应证】主要用于心房颤动与心房扑动的复律、复律后窦律的维持和危及生命的室性心律失常。

【不良反应】奎尼丁晕厥或诱发扭转型室速多发生在服药的最初3日内，因此治疗宜在医院内进行。

（2）Ⅰb类：利多卡因、美西律。

【适应证】①利多卡因——仅用于室性心律失

常,是急性心肌梗死的室性早搏、室性心动过速及室性震颤的首选药;②美西律——仅用于慢性室性心律失常(急性——利多卡因),宜与食物同服,可减少消化道反应。

(3) Ic类:普罗帕酮。

【适应证】口服适用于室性早搏及阵发性室性心动过速;其次为室上性心律失常,包括房性早搏、阵发性室上性心动过速及预激综合征伴室上性心动过速、心房扑动或心房颤动,但纠正心房颤动或心房扑动效果差;静脉注射适用于中止阵发性室上性心动过速、室性心动过速发作和预激综合征伴室上性心动过速,并使房颤或房扑的室率减慢。

2. β受体阻断剂——唯一能降低心脏性猝死而降低总死亡率的抗心律失常药

【分类】①非选择性β受体阻断剂——普萘洛尔:阻断$β_1$和$β_2$受体;②选择性$β_1$受体阻断剂——比索洛尔、美托洛尔和阿替洛尔——适用于肺部疾病或外周循环受损的患者;③有周围血管舒张功能的β受体阻断剂,兼有阻断$α_1$受体,产生周围血管舒张作用——卡维地洛(慢性心衰一线药)、拉贝洛尔;④强效、选择性的第三代$β_1$受体阻断药——奈必洛尔,具有额外的扩血管作用,是其区别于其他β受体阻滞剂的一个显著优点。

【适应证】

(1) ①窦性心动过速,尤其伴焦虑者、心肌梗死后、心功能不全、甲亢和β受体功能亢进状态者;②交感神经兴奋相关的室性心律失常,包括运动诱发、心肌梗死、围术期和心力衰竭相关的心律失常;③室上性快速性心律失常;④心房扑动和心房颤动:不能转复心房扑动,但能有效减慢心室率;可使心房颤动转复为窦性心律;⑤起搏器或植入型心律转复除颤器置入后。

(2) 改善心脏功能和增加左心室射血分数(LVEF);适用于所有慢性收缩性心力衰竭。

(3) 抗高血压、心绞痛等。

3. 延长动作电位时程药(Ⅲ类)

【机制】通过阻断钾通道而延长心脏动作电位时程,从而增加心肌组织的不应期,用于治疗室上性和室性心律失常。

胺碘酮——具有所有四类抗心律失常的活性——广谱。

索他洛尔——Ⅱ+Ⅲ类。

4. 钙通道阻滞剂——维拉帕米和地尔硫䓬

【机制】抑制钙离子内流,延长窦房结和房室结有效不应期,减慢窦房结自律性和房室结传导。

静注——终止阵发性室上性心动过速和左心室特发性室性心动过速。

口服——减慢房颤、房扑和持续性房性心动

过速的心室率。

维拉帕米——阵发性室上性心动过速、原发性高血压、心绞痛——可能影响驾车和操作机械的能力；不能与葡萄柚汁同服。

考点 3 ★★★ 抗心律失常药共有特点

1. 一个药物可以治疗不同的心律失常 ①普鲁卡因胺属Ⅰa类，但它的活性代谢产物具有Ⅲ类作用；奎尼丁兼具Ⅰ、Ⅲ类作用；②索他洛尔既有β受体阻断（Ⅱ类）作用，又有延长Q-T间期（Ⅲ类）作用；③胺碘酮同时表现有Ⅰ、Ⅱ、Ⅲ、Ⅳ类的作用，还能阻断α、β受体。

2. Ⅰa、Ⅰb、Ⅰc类对不同的心肌细胞有不同的作用 ①Ⅰa类——作用于心房、心室肌、浦氏纤维、窦房结、房室结、房室旁路——广谱；②Ⅰb类——作用于心室肌和浦氏纤维——室性心律失常。

3. 有负性肌力作用（Ⅳ类） 维拉帕米和地尔硫䓬——有器质性心脏病，合并心功能不全或心肌缺血的患者不宜选用。

4. 均可引起心律失常 不良反应。

考点 4 ★★★ 抗心律失常药功效汇总

药物首选：①窦性——首选普萘洛尔（Ⅱ类）；②室上性心动过速——首选维拉帕米（Ⅳ

类);③急性室性心动过速——首选利多卡因(Ⅰb类);④慢性室性心动过速——首选美西律(Ⅰb类);⑤广谱——胺碘酮(Ⅲ类)。

药物	心房颤动、心房扑动	阵发性室上性心动过速	阵发性室性心动过速
奎尼丁	+	+	+
利多卡因			+
美西律			+
普罗帕酮		+	+
β受体阻断剂	+	+	+(较少应用)
胺碘酮	+	+	+
维拉帕米	+	+	
地尔硫䓬	+		

考点4 ★★★ 典型不良反应

1. 共性不良反应

心律失常:①缓慢性心律失常,洋地黄类药最为常见;②折返性心律失常加重,Ⅰc类风险最高;③尖端扭转型室性心动过速,Ⅰa类、Ⅲ类索他洛尔最为常见;④血流动力学障碍。

2. 常用药品的不良反应+禁忌证

(1)美西律(Ⅰb类)

【不良反应】眩晕、震颤、运动失调、语音不清、视物模糊等,与食物同服可以减轻。

【禁忌证】Ⅱ或Ⅲ度房室传导阻滞者、严重心动过缓及病态窦房结综合征者。

（2）普罗帕酮（Ⅰc类）

【不良反应】眩晕、头痛、运动失调、口腔金属异味；可致狼疮样面部皮疹和发疹性脓疱病。

【禁忌证】①窦房结功能障碍、严重房室传导阻滞、双束支传导阻滞；②严重心力衰竭、心源性休克、严重低血压；③冠心病心肌缺血、心肌梗死。

（3）β受体阻断剂（Ⅱ类）

【不良反应】①支气管痉挛，可致气道阻力增加（β_2被阻断），危及生命；②严重心动过缓和房室传导阻滞；③下肢间歇性跛行、雷诺综合征；④掩盖低血糖反应。

【禁忌证】①支气管痉挛性哮喘；②症状性低血压；③心动过缓（<60次/分）或Ⅱ度以上房室传导阻滞；④下肢间歇性跛行是绝对禁忌证；⑤心力衰竭合并显著水钠潴留，需要大剂量利尿剂；血流动力学不稳定，需要静脉使用心脏正性肌力药物。

注意：①支气管痉挛、跛行和雷诺综合征、低血糖恶化者——选择性β_1受体阻断剂（比索洛尔、美托洛尔、阿替洛尔）；②妊娠期间心房颤动、心室率时——首先考虑地高辛和维拉帕米，无效则考虑β受体阻断剂。

（4）胺碘酮（Ⅲ类）

【不良反应】①心律失常：加重房颤或出现快

速室性心律失常；②肺毒性；③甲状腺功能，减退或亢进；④光过敏显著。

【禁忌证】①甲状腺功能异常者——胺碘酮含碘40%，怀孕期间使用可以导致新生儿甲状腺肿大，妊娠期需权衡利弊；②Ⅱ度或Ⅲ度房室传导阻滞，双束支传导阻滞和Q-T间期延长者；③病态窦房结综合征。

（5）维拉帕米和地尔硫䓬（Ⅳ类）

【不良反应】①心律失常：缓慢性心律失常、暂时窦性停搏；②血压下降；③负性肌力，促发充血性心力衰竭；④肝脏转氨酶升高。

【禁忌证】①病窦综合征患者和Ⅱ或Ⅲ度房室传导阻滞患者；②心房扑动、心房颤动伴显性预激综合征者；③严重左心室功能不全和低血压患者。

考点5 ★★★　用药监护

1. 依据药品的排除途径选药　避免药物在肝、肾疾病患者中的蓄积。

2. 停用 β 受体阻断剂必须缓慢　注意反跳现象，即原有症状加重或出现新的表现，亦称撤药综合征。处理——逐步缓慢停药。

3. 关注胺碘酮不良反应所造成的伤害

（1）剂量的个体差异（多偏向小剂量）：①年龄（老年用量小）；②性别（女性用量小）；③体

重(体重轻用量小);④疾病(重症心衰耐量小);⑤心律失常类型(室上速、心房颤动用量小)。

(2)高度重视胺碘酮的不良反应问题:①肺毒性——停药、糖皮质激素治疗;②严重消化系统不良反应——肝炎和肝硬化;③静脉推注可以诱发静脉炎,因此静脉注射最好不要超过3~4日,特别注意选用大静脉,最好是中心静脉,继以口服治疗;④低血压和心动过缓;⑤甲状腺功能异常——减退或亢进。

4. 重视"奎尼丁"毒性

(1)消化道反应:恶心、呕吐及腹泻。

(2)心血管反应:①低血压;②血管栓塞:房颤或血栓脱落引起;③心律失常:抑制心脏,导致心动过缓甚至停搏。

(3)金鸡纳反应:耳鸣、听力减退、视力模糊、神志不清。

(4)奎尼丁晕厥:意识丧失、呼吸停止、室颤而死亡。

(5)变态反应(过敏):皮疹、药热、血小板减少。

第四节 抗心绞痛药

考点1★★★ 概述

1. 心绞痛 冠状动脉粥样硬化——斑块——

血管管腔狭窄、痉挛或一过性阻塞——心肌急剧、短暂缺血。

2. 心绞痛分类 ①稳定型：与冠状动脉内斑块形成有关；②不稳定型：由冠状动脉内斑块破溃、血小板聚集、血栓形成引起；③变异型：由冠状动脉痉挛引起。

药物分类及代表药★★★

分类		代表药
硝酸酯类		硝酸甘油、硝酸异山梨酯、5-单硝酸异山梨酯
选择性钙通道阻滞剂	二氢吡啶类	硝苯地平、尼莫地平、非洛地平、拉西地平、尼卡地平、左氨氯地平、氨氯地平
	非二氢吡啶类	维拉帕米、地尔硫䓬
非选择性钙通道阻滞剂		氟桂利嗪、桂利嗪

第一亚类：硝酸酯类

考点 2 ★★　作用特点

【机制】硝酸酯类进入平滑肌细胞分解为一氧化氮（NO），活化血管平滑肌细胞内的鸟苷酸环化酶，产生环鸟核苷单磷酸，它使钙离子从细胞释放而松弛平滑肌。

【作用】①降低心肌氧耗量；②扩张冠状动脉和侧支循环血管，增加缺血区域尤其是心内膜下的血液供应；③降低肺血管床压力和肺毛细血管楔压,增加左心衰竭患者的每搏输出量和心输出量,改善心功能;④轻微的抗血小板聚集作用。

考点3 ★★ 药物选择

1. 硝酸甘油

(1)舌下含服——心绞痛急性发作的首选,疼痛在1~2分钟消失;硝酸异山梨酯舌下含服亦可,而舌下喷雾起效更快,几乎与静脉注射相近,但不能给予较大剂量(不良反应)。

(2)发作频繁者——静脉给药,持续时间不应超过48小时,以免出现耐药。

2. 硝酸异山梨酯、5-单硝酸异山梨酯 预防缺血发生。

(1)缓解期:缓释或长效制剂,如单硝酸异山梨酯、硝酸甘油皮肤贴片。

(2)长期抗缺血治疗:联合应用β受体阻断剂或钙通道阻滞剂。

考点4 ★★ 典型不良反应

1. 舒张血管可引起搏动性头痛、面部潮红或有烧灼感、血压下降、晕厥、反射性心率加快、血硝酸盐水平升高。

2. 长期大剂量可致高铁血红蛋白血症。

考点5 ★ 禁忌证

1. 急性下壁伴右室心肌梗死。
2. 严重低血压（收缩压 < 90mmHg）。
3. 肥厚性梗阻型心肌病；限制性心肌病；重度主动脉瓣和二尖瓣狭窄；心脏压塞或缩窄性心包炎。
4. 已使用5型磷酸二酯酶抑制剂（西地那非等）。
5. 颅内压增高。

考点6 ★ 药物相互作用

1. 与抗高血压药或扩张血管药合用——体位性降压作用增强。
2. 禁止联合应用西地那非等5型磷酸二酯酶抑制剂——严重低血压。
3. 与拟交感神经药（去氧肾上腺素、去甲肾上腺素、肾上腺素或麻黄碱）合用——降低本类药的抗心绞痛效应。
4. 增强三环类抗抑郁药的低血压和抗胆碱效应。

考点7 ★★ 用药监护

1. 合理使用各种剂型 硝酸甘油常用片剂，供舌下含服；气雾剂舌下喷雾；静脉滴注起效快；

长时间预防,用硝酸甘油软膏剂定量涂擦皮肤;透皮贴剂贴敷于皮肤。

(1)含服时尽量采取坐位,用药后由卧位或坐位突然站立时必须谨慎——防止发生体位性低血压。

(2)使用喷雾剂前不宜摇动,使用时屏住呼吸,最好喷雾于舌下,每次间隔30秒。

(3)不应突然停止用药——避免反跳现象。

2. 防止耐药现象的发生 任何剂型连续使用24小时都可能发生耐药现象。

克服——偏离心脏给药方法:①舌下含服或喷雾、贴敷持续应用须有12小时以上的间歇期;②口服,保证8~12小时的无或低硝酸酯浓度期;③小剂量、间断使用静滴注硝酸甘油及硝酸异山梨酯,每日提供8~12小时的无药期;④长期连续注射应采用低剂量维持疗效,静脉滴注给药连续超过24小时者应间隔一定时间给予。

注意:无硝酸酯覆盖的时段,可加用β受体阻断剂、钙通道阻滞剂等预防心绞痛和血管反跳效应。心绞痛一旦发作,临时舌下含服硝酸甘油。

考点8 ★★ 主要药品

硝酸甘油	【作用】①起效最快，2～3分钟起效，5分钟达最大效应；②作用持续时间最短，20～30分钟，半衰期仅为数分钟；③舌下含服吸收迅速完全 【适应证】防治心绞痛、心肌梗死和充血性心力衰竭	
硝酸异山梨酯	【作用】中效，口服起效时间15～40分钟，持续时间2～6小时	【适应证】冠心病的长期治疗，心绞痛的预防，心肌梗死后持续心绞痛的治疗，与洋地黄、利尿剂联合治疗慢性心功能衰竭
5-单硝酸异山梨酯	【作用】①30～60分钟起效，作用持续3～6小时；②缓释片，60～90分钟起效，作用持续约12小时；③在胃肠道吸收完全，无肝脏首关效应，生物利用度近100%	
亚硝酸异戊酯	【作用】起效快，1～2分钟，持续时间短 【适应证】用于急性发作	

第二亚类：钙通道阻滞剂

考点9 ★★★ 分类

变异型心绞痛——首选——解除冠状动脉痉挛。

1. 选择性钙通道阻滞剂 ①二氢吡啶类——硝苯地平、拉西地平、尼卡地平；②非二氢吡啶类——地尔硫䓬、维拉帕米。

2. 非选择性钙通道阻滞剂 氟桂利嗪和桂利

嗪——主要作用于脑细胞和脑血管，解除脑血管痉挛。

考点 10 ★★★ 作用特点

【机制】①阻滞细胞膜 L-型钙通道，抑制平滑肌 Ca^{2+} 进入血管平滑肌细胞内——松弛血管平滑肌——改善心肌供血；②降低心肌收缩力——降低心肌氧耗。

【适应证】①变异型心绞痛——最有效，伴有哮喘和阻塞性肺疾病患者更为适用——扩张支气管平滑肌；②稳定型和不稳定型心绞痛——也有效；③高血压；④外周血管痉挛性疾病——雷诺综合征等。

【药物选择】

1. 钙通道阻滞剂（CCB）具有很强的血管选择性。

（1）硝苯地平、氨氯地平、非洛地平和拉西地平——冠心病和高血压。

（2）尼莫地平、氟桂利嗪和桂利嗪——缺血性脑血管病、脑血管痉挛、偏头痛。

2. 抗高血压药对预防脑卒中的强度依次为——钙通道阻滞剂（CCB）＞利尿剂＞血管紧张素转换酶抑制剂（ACEI）＞血管紧张素Ⅱ受体阻断剂（ARB）＞β受体阻断剂。

考点 11 ★★★ 典型不良反应

1. 心脏抑制严重——心脏停搏、心动过缓、房室传导阻滞和心力衰竭。

2. 过度的扩血管——低血压、面部潮红、头痛、下肢及踝部水肿。

3. 反射性交感神经兴奋——心功能不全。

4. 牙龈增生。

5. 硝苯地平——影响驾车和操作机械。硝苯地平能降低血压但伴有反射性心率加快,血压过度降低易导致心肌或脑缺血。

6. CCB 导致的水肿

(1) 水肿特点:晨轻午重,多见于踝关节、下肢、足部或小腿。

(2) 处理:应用利尿剂(氢氯噻嗪、呋塞米)或联合应用 ACEI。

考点 12 ★★ 禁忌证

1. 不稳定心绞痛患者。
2. 急性心肌梗死发作 4 周内。
3. 严重主动脉狭窄、严重低血压、心源性休克患者。
4. 窦房结功能减退和房室传导阻滞者。

考点 13 ★★★ 药物相互作用

1. 与 β 受体阻断剂合用——诱发心动过缓和

心力衰竭,加重房室传导阻滞。

2.与地高辛合用,地高辛需减量——硝苯地平降低地高辛清除率,中毒发生率增加。

3.硝苯地平不得与利福平合用——利福平为肝药酶诱导剂,可降低硝苯地平的作用。

4.与西咪替丁、大环内酯类、环孢素合用,CCB需减量。

考点14 ★★ 用药监护

1.选择长效或缓释制剂平稳地控制血压 抗高血压治疗的一个重要目标,尤其对老年人收缩压和舒张压均较高者,或脉压差较大者,应选用CCB。

2.提倡有益的联合用药 ①首选β受体阻滞剂和长效硝酸酯类;②常用β受体阻滞剂和钙通道阻滞剂。

3.注意停药反应 硝苯地平可以反射性引起儿茶酚胺水平增加,停药应逐渐减剂量。

4.克服由钙通道阻滞剂所致的水肿 多见踝关节、下肢、足部或小腿——原因是CCB主要扩张小动脉,对小静脉和毛细血管作用较小,导致体液在静脉淤积。

第四节 抗高血压药

考点1 ★★★ 分类

血压水平的定义和分类

类别	收缩压（mmHg）	舒张压（mmHg）
正常血压	< 120	< 80
正常高值	120～139	80～89
高血压	≥ 140	≥ 90
1级高血压（轻度）	140～159	90～99
2级高血压（中度）	160～179	100～109
3级高血压（重度）	≥ 180	≥ 110
单纯收缩期高血压	≥ 140	< 90

药物分类及代表药

分类	代表药
血管紧张素转换酶抑制剂（ACEI）	卡托普利、依那普利、贝那普利、雷米普利、福辛普利
血管紧张素Ⅱ受体阻断剂（ARB）	缬沙坦、厄贝沙坦、替米沙坦、坎地沙坦
肾素抑制剂	阿利克仑
交感神经抑制药：交感神经末梢抑制剂	利血平
交感神经抑制药：中枢神经系统	可乐定、甲基多巴
血管平滑肌扩张剂	硝普钠、肼屈嗪
α₁受体阻断剂	哌唑嗪

考点 2 ★★★　药物选择

1. 一线降压药（5大类）　①利尿剂——氢氯噻嗪等；②β受体阻断剂——××洛尔；③钙通道阻滞剂——××地平；④血管紧张素转换酶抑制剂（ACEI）——××普利；⑤血管紧张素Ⅱ受体阻断剂（ARB）——××沙坦。

2. 抗高血压药对预防脑卒中的强度　CCB＞利尿剂＞ACEI＞ARB＞β受体阻断剂。

高血压合并	不宜选	原因（不良反应）
冠心病或心力衰竭	肼屈嗪	心率加快
支气管哮喘	β受体阻断药	收缩支气管平滑肌
糖尿病或痛风患者	噻嗪类	高血糖、高尿酸血症
消化性溃疡	利血平	胃酸分泌增加
脑血管功能不全	胍乙啶、神经节阻滞药	降压过快及引起直立性低血压
肾功能不全	胍乙定、可乐定	肾血流量减少

第一亚类：血管紧张素转换酶抑制剂（ACEI）

考点 3 ★★　作用特点

【常用药物】卡托普利、依那普利、贝那普利、赖诺普利、雷米普利、培哚普利、福辛普利、咪达普利、西拉普利等。

【机制】①抑制血管紧张素转换酶的活性，抑制血管紧张素Ⅰ转换成血管紧张素Ⅱ（AngⅡ）；

②作用于缓激肽系统，抑制缓激肽降解。

【作用】①扩张血管，降低血压，不伴有反射性心率加快，减轻心脏后负荷，保护靶器官功能。是唯一具有干预肾素－血管紧张素－醛固酮系统（RAAS）和激肽释放酶激肽系统的双系统保护药。②改善左心室功能，可延缓血管壁和心室壁肥厚。③扩张动静脉，增加冠脉血流量，增加静脉床容量，使回心血量进一步减少，心脏前负荷降低。可缓解慢性心力衰竭的症状，降低死亡率——全部心力衰竭患者，均需应用。④缓解肾动脉闭塞引起的高血压，同时增加肾血流量。⑤保护肾功能，但又可能引起急性肾衰竭和高钾血症——"双刃剑"。可同时改善糖尿病患者多蛋白尿或微量蛋白尿，延缓肾脏损害。⑥调节血脂和清除氧自由基。

【临床应用】ACEI可减少醛固酮生成，减轻钠水潴留，降低心脏前负荷；抑制心肌及血管重构；降低全身血管阻力，增加心搏出量，改善心脏的舒张功能，降低肾血管阻力，增加肾血流量；降低交感神经活性等。

ACEI可用于高血压和心力衰竭的治疗，提高心肌梗死后存活率以及预防有确定危险因素患者的心血管事件的发生；也可用于糖尿病肾病的治疗。一般口服给药。

ACEI对各阶段心力衰竭患者均有有益作用，既能消除或缓解慢性心功能不全（CHF）症状、提高运动耐力、改进生活质量、防止和逆转心肌肥厚、降低病死率,还可延缓尚未出现症状的早期心功能不全者的进展,延缓心力衰竭的发生。已与利尿剂一起作为治疗心力衰竭的一线药物广泛用于临床,特别是对舒张性心力衰竭者疗效明显优于传统药物地高辛。

考点 4 ★★　典型不良反应

1. 常见长期干咳(约 20%)。
2. 胸痛、上呼吸道症状(鼻炎)。
3. 血肌酐和尿素氮及蛋白尿高。
4. 血管神经性水肿。
5. 味觉障碍(有金属味)。
6. 首剂治疗时可能出现低血压反应。
7. 高血钾。

考点 5 ★　禁忌证

1. 妊娠期、高钾血症、双侧肾动脉狭窄者、有血管神经性水肿史者。
2. 血钾升高到 > 6.0mmol/L 或者血肌酐增加 > 50% 或高于 265μmol/L(3mg/dL)时应停用。

考点 6 ★★　用药监护

1. 注意首剂低血压反应
2. 注意监护肾毒性　血肌酐升高,高血钾症。

（1）用药初始2个月血肌酐可轻度上升（升幅＜30%）不需停药。如升幅＞30%～50%，提示肾缺血，应停用。

（2）避免同时使用含钾盐的食盐替代品。一般也不与留钾利尿剂合用。

3. 监护血管紧张素转换酶抑制剂所引起的干咳

（1）缓激肽增多——咳嗽、血管性水肿等。

（2）处理——血栓素拮抗剂、阿司匹林或铁剂能减少咳嗽。

4. 卡托普利 定时检查全血细胞计数，防止中性粒细胞减少。

第二亚类：血管紧张素Ⅱ受体阻断剂

考点7★★ 作用特点

【常用药物】缬沙坦、厄贝沙坦、坎地沙坦、替米沙坦、氯沙坦等；以及复方制剂，如氯沙坦氢氯噻嗪、厄贝沙坦氢氯噻嗪等。

【机制】血管紧张素Ⅱ受体阻断剂（ARB）通过拮抗血管紧张素Ⅱ与AT_1受体结合——松弛血管平滑肌、对抗醛固酮分泌、减少水钠潴留、阻止成纤维细胞的增殖和内皮细胞凋亡——平稳有效降压。

【作用】①降压；②减轻左室心肌肥厚，抑制心肌细胞增生，延迟或逆转心肌肥厚；③肾保护；④脑血管保护；⑤预防心房颤动；⑥减轻心力衰竭（用于不耐受 ACEI 患者）；⑦改善高血压患者胰岛素抵抗；⑧促进尿酸排泄。

【适应证】ARB 尤其适用于伴随糖尿病肾病、蛋白尿或微量白蛋白尿、冠心病、心力衰竭、左心室肥厚、心房颤动预防、ACEI 所引起的咳嗽患者——不影响缓激肽。

考点 8 ★　典型不良反应

心悸、心动过速、妊娠毒性、水肿、类流感样综合征，及血肌酐、尿素氮、蛋白尿高。

考点 9 ★　禁忌证

双侧肾动脉狭窄、孕期高血压患者。

考点 10 ★　药物相互作用

与钾剂或留钾利尿剂（螺内酯、氨苯蝶啶、阿米洛利等）合用，可能引起血钾增高。

考点 11 ★★　用药监护

1. 肾功能不全、肾功能依赖于肾素-血管紧张素-醛固酮系统活性的患者禁用。
2. 用药期间应监测血钾水平和血肌酐水平。大剂量应用可引起高钾血症。

第三亚类：肾素抑制剂——阿利克仑

考点 12 ★★　作用特点

【机制】直接抑制肾素——降低肾素活性、血管紧张素Ⅰ和Ⅱ水平。

【作用】①直接降低血浆中肾素活性；②降低醛固酮水平；③促进尿钠排泄，而尿钾排泄不变。

考点 13 ★　典型不良反应

严重低血压、皮疹、高钾血症。

考点 14 ★　禁忌证

严重肝或肾功能不全者、肾动脉狭窄者、肾病综合征者、肾性高血压患者。

考点 15 ★★　用药监护

1. 宜餐前服用或进食低脂肪食物；与高脂肪食品同服，可使血浆浓度下降。

2. 对糖尿病患者，若与ACEI联合应用可致高钾血症的发生率增加。

第四亚类：其他抗高血压药

考点 16 ★★★　作用特点

1. 利血平——交感神经末梢抑制剂

【机制】使交感神经末梢囊泡内的去甲肾上腺

素释放增加,又阻止其再入囊泡——逐渐减少或耗竭——冲动传导受阻——降压。

【作用】轻度降压,作用缓慢而持久。

【缺点】单用疗效不佳,停药后有反跳现象,不良反应显著。

【联合用药】与双肼屈嗪、氢氯噻嗪等组成复方制剂——轻、中度早期高血压、高血压危象。

2. 可乐定和甲基多巴——作用于中枢神经系统

【机制】激活血管运动神经中枢 α_2 受体,减少交感神经冲动传出——降压。

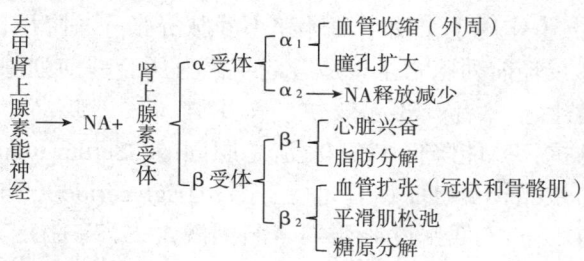

甲基多巴

【适应证】①妊娠高血压——首选药;②不降低肾小球滤过率——特别适用于肾功能不良的高血压患者;③长期使用可逆转左心室心肌肥厚;④甲基多巴可单用或与利尿剂合用。

3. 硝普钠、肼屈嗪——直接舒张血管平滑肌

(1)肼屈嗪——仅扩张小动脉。

（2）硝普钠

【作用】①对小静脉、小动脉和微静脉均有扩张作用，但静脉强于动脉；②作用时间很短，必须静滴。

【适应证】①高血压危象、高血压脑病、恶性高血压等急症；②高血压合并急性心肌梗死或冠状动脉功能不全者；③嗜铬细胞瘤手术前后阵发性高血压；④麻醉时产生控制性低血压；⑤急性心力衰竭、急性肺水肿。

4. 哌唑嗪、特拉唑嗪——阻滞血管平滑肌突触后膜 α_1 受体

【作用】①使小动脉和小静脉舒张——降压；②减轻前列腺增生，适合老年高血压合并前列腺增生的患者；③起效快，作用强，改善胰岛素抵抗，并能降低 TC（血清总胆固醇，Serum total cholestero）、TG（甘油三酯，Triglyceride）与 LDL-ch（低密度脂蛋白-胆固醇），升高 HDL-ch（高密度脂蛋白-胆固醇），对高脂血症患者有利；④与 β 受体阻断剂或利尿剂联合，用于重度顽固性高血压。

考点 17 ★★★　典型不良反应

1. 利血平　作用于中枢——镇静、嗜睡、大剂量可出现抑郁症。

2. 甲基多巴　口干、便秘、发热。

3. 可乐定　最常见口干、嗜睡、头晕、便秘和镇静。

4. 硝普钠

（1）急性过量反应：血压过低——恶心、呕吐、出汗和头痛、心悸、胸骨后压迫感觉。

（2）毒性反应：硝普钠代谢产物引起，发生高铁血红蛋白血症；硫氰酸盐浓度过高——乏力、厌食等，重者可致死亡。

5. 哌唑嗪　体位性低血压、首剂低血压反应、眩晕、心悸和头痛等。

考点18 ★★★　禁忌证

1. 利血平　①活动性胃溃疡者、溃疡性结肠炎者；②抑郁症（尤其是有自杀倾向者）患者；③妊娠期妇女。

2. 可乐定　贴片禁用于对黏合剂过敏者。

3. 甲基多巴　①亚硫酸盐过敏；②活动性肝病（急性肝炎、活动性肝硬化）。

4. 硝普钠　①代偿性高血压（如伴动静脉分流或主动脉缩窄的高血压）；②先天性视神经萎缩。

考点19 ★★★　用药监护

1. 监护部分抗高血压药引起的体位性低血压　① α受体阻断剂：××唑嗪、酚妥拉明；

② β 受体阻断剂：××洛尔、卡维地洛；③血管扩张剂：甲基多巴、硝普钠；④交感神经递质耗竭剂：利血平；⑤单胺氧化酶抑制剂：帕吉林；⑥ACEI 类：××普利。

2. 滴注硝普钠宜监测血压和血硫氰酸盐水平

（1）硝普钠溶液须临用前配制并于 12 小时内用毕；溶液遇光易变质，滴注瓶应用黑纸遮住。

（2）大量输注硝普钠期间，血中氰化物水平可能增高。

（3）硝普钠不可静脉注射，应缓慢静滴或使用微量输液泵。

3. 监护药品对性功能的影响

（1）氢氯噻嗪、普萘洛尔、哌唑嗪、肼曲嗪、可乐定、甲基多巴、依那普利、硝苯地平可使患者性欲减退并发生阳痿。

（2）甲基多巴长期服用可致男性乳房增大。

（3）利血平在停药后仍可出现阳痿、性欲减退。

第五节　调节血脂药

考点 1 ★★　概述

血脂异常俗称高脂血症，是指各种原因导致的血浆中胆固醇和（或）甘油三酯水平升高。

调节血脂药分类与代表药物

分类	代表药物	作用
羟甲基戊二酰辅酶A还原酶（HMG-CoA）抑制剂	辛伐他汀、氟伐他汀、阿托伐他汀、瑞舒伐他汀	主降总胆固醇（TC）、低密度脂蛋白（LDL-ch）
贝丁酸类药	非诺贝特、苯扎贝特	主降三酰甘油（TG）
烟酸类	烟酸、阿昔莫司	主降VLDL-ch，升高HDL-ch强，降低载脂蛋白Lp（a）——唯一
胆固醇吸收抑制剂	依折麦布	广泛，减少肠道内胆固醇吸收
其他类：一种高分子量季胺类阴离子交换树脂	考来烯胺，又称消胆胺、消胆胺酯、降脂1号树脂	用于Ⅱa型高脂血症、高胆固醇血症，也用于胆管不完全阻塞所致的瘙痒，以及治疗回肠疾病患者肠道胆酸过多引起的腹泻

注：他汀类——降低LDL-ch作用最强；贝丁酸类药——降低TG首选。

第一亚类：羟甲基戊二酰辅酶A还原酶抑制剂

考点2 ★★　作用特点

【机制】竞争性抑制羟甲基戊二酰辅酶A还原酶（HMG-CoA还原酶），降低血总胆固醇（TC）、低密度脂蛋白（LDL-ch）和载脂蛋白（Apo）B，也降低三酰甘油（TG），轻度升高高密度脂蛋白（HDL-ch）。

【作用】①他汀类降低 LDL-ch 作用最强；②对抗应激；③减少心血管内皮过氧化；④稳定或缩小动脉粥样硬化的脂质斑块；⑤减少脑卒中和心血管事件；⑥抑制血小板聚集；⑦降低血清胰岛素，改善胰岛素抵抗；⑧具有广泛的首关效应，生物利用度不高，在标准剂量的基础上，剂量增加 1 倍，LDL-ch 降幅平均仅增加 6%，但不良反应增加。

【适应证】①高脂蛋白血症（包括 2 型糖尿病引起的高胆固醇血症、肾病综合征引起的高胆固醇血症、杂合子家族性高脂蛋白血症）；②预防心脑血管急性事件；③肾病综合征；④缓解器官移植后的排斥反应；⑤治疗骨质疏松症，对高 TG 血症疗效不显著。

考点 3 ★★★　典型不良反应

1. 肌毒性——肌痛、肌病、横纹肌溶解症。
2. 肝毒性——肝脏转氨酶 AST 及 ALT 升高。
3. 胰腺炎、史蒂文斯-约翰综合征、多形性红斑、大疱型表皮坏死松解症。

考点 4 ★　禁忌证

1. 胆汁淤积和活动性肝病。
2. 肝脏转氨酶 AST 及 ALT 持续升高者。

3. 妊娠期妇女。

考点 5 ★★　药物相互作用

1. 与红霉素类、酮康唑、环孢素联用可增加他汀类药的代谢，使血药浓度升高，肌毒性风险增加。

2. 与烟酸、吉非贝齐或贝特类合用，可使横纹肌溶解和急性肾衰竭的发生率增加。

考点 6 ★★★　用药监护

1. 严格遴选适应证　四类人群：①确诊动脉粥样硬化性心血管病患者；②原发性LDL-ch ≥ 4.9mmol/L；③ 40 ～ 75 岁、LDL-ch 1.8 ～ 4.9mmol/L 的糖尿病患者；④ 10 年动脉粥样硬化性心血管病风险 ≥ 7.5% 者。

2. 定期监测血脂和安全指标　肌磷酸激酶（CK）大于正常值 10 倍以上；肝谷丙转氨酶（ALT）及谷草转氨酶（AST）大于正常值 3 倍以上——停药。

3. 联合用药时宜慎重　他汀类和贝丁酸类、烟酸类药联合应用可能增加肌病的危险，应监测 ALT、AST 和 CK。

4. 掌握适宜的服药时间　提倡晚间服用——肝脏合成脂肪峰期多在夜间。

5. 注意肝酶代谢的差异　普伐他汀——适用

于肝、肾功能不全者。

考点7 ★ 主要药品

1. 辛伐他汀

【适应证】用于控制血液中胆固醇的含量以及预防心血管疾病。

2. 阿托伐他汀

【适应证】①高胆固醇血症；②冠心病或冠心病危症（如糖尿病、症状性动脉粥样硬化性疾病等）合并高胆固醇血症或混合型血脂异常的患者。

3. 氟伐他汀　18岁以下不推荐使用。

【适应证】用于饮食未能完全控制的原发性高胆固醇血症和混合型血脂异常（Fredrickson Ⅱa及Ⅱb型）的患者。

4. 瑞舒伐他汀

【适应证】用于经饮食控制和其他非药物治疗（如运动治疗、减轻体重）仍不能适当控制血脂异常的原发性高胆固醇血症（Ⅱa型，包括杂合子家族性高胆固醇血症）或混合型血脂异常症（Ⅱb型）。

第二亚类：贝丁酸类药

考点8 ★ 作用特点

【常用药物】吉非贝齐、非诺贝特、苯扎贝

特、环丙贝特。

【作用】侧重于TG，平均可使TG降低25%～50%，而对TC仅降低6%～15%，并升高HDL-ch。

【适应证】高TG血症或以高TG为主的混合型高脂血症。

考点9 ★★　典型不良反应

1. 主要——胃肠道反应。
2. 肌痛、肌病。
3. 肝脏转氨酶AST及ALT升高，大于正常值3倍以上——停药。
4. 胆石症、胆囊炎。
5. 史蒂文斯-约翰综合征、多形性红斑、大疱型表皮坏死松解症。

考点10 ★　禁忌证

1. 严重肝、肾功能不全者。
2. 胆石症及有胆囊疾病史者（可引起胆结石）。
3. 妊娠及哺乳期妇女。

考点11 ★★　药物相互作用

1. 与他汀类、烟酸以及其他同类药合用，可增加横纹肌溶解症发生的危险；尤其禁止吉非贝齐联合他汀治疗。

2. 能增强香豆素类抗凝血药的疗效，合用时应减少抗凝血药剂量。

3. 经肾排泄，与免疫抑制剂（环孢素）等具肾毒性的药物合用时，可致肾功能不全。

考点 12 ★★★　用药监护

1. 监测用药的安全性　监测肝酶 AST 及 ALT。
2. 掌握对高三酰甘油血症的药物治疗原则

（1）TG＞1.70mmol/L——改善生活方式——治疗基石。

（2）2～3个月后，若 TG≥2.26mmol/L——启动药物治疗。

（3）根据 LDL-ch 是否达标决定：①LDL-ch 未达标者——首选他汀类；②已达标者——低 HDL-ch 成为次级治疗目标——首选贝丁酸类药、烟酸或 ω-3 不饱和脂肪酸。

（4）伴糖尿病者——非诺贝特单药或联合他汀治疗。

（5）需要联合应用他汀类与贝丁酸类药时——首选非诺贝特。

考点 13 ★　主要药品

非诺贝特
【适应证】高胆固醇血症（Ⅱa型），内源性高三酰甘油血症,单纯型(Ⅳ)和混合型(Ⅱb和Ⅲ型)。

【注意事项】当 AST 及 ALT 升高至正常值 3 倍以上,应停用。

第三亚类:烟酸类

考点 13 ★★ 作用特点

烟酸属于 B 族维生素,当用量超过作为维生素作用的剂量时——降脂作用。

1. 烟酸

【机制】①烟酸为脂肪组织细胞内酯酶系统的强抑制剂,减少游离脂肪酸向肝内转移,而使极低密度脂蛋白(VLDL-ch)生成减少;②抑制肝内合成含载脂蛋白 B 的脂蛋白;③增加 VLDL-ch 的清除率——降三酰甘油(TG)。

【作用】①升高 HDL-ch——最强;②降低 Lp(a)——唯一;③降低 TC、TG 及 LDL-ch。

【适应证】①高脂血症辅助治疗(除Ⅰ型外);②烟酸缺乏症——糙皮病等,也可用于血管扩张;③接受肠道外营养,或因营养不良引起的体重骤减,妊娠期、哺乳期的妇女以及长期服用异烟肼者——烟酸缺乏,需补充烟酸。

2. 阿昔莫司——烟酸衍生物

【作用】可改善 2 型糖尿病患者的血脂紊乱,

作用时间较长。

考点 14 ★★ 典型不良反应

1. 强烈的扩张血管作用——发热、瘙痒、皮肤干燥、面部潮红、外周水肿。
2. 少见——肌毒性——肌痛、肌病。
3. 心血管毒性——心动过速、心房颤动、心悸、体位性低血压。
4. 大剂量——肝毒性——AST 及 ALT 升高。

考点 15 ★ 禁忌证

严重肝功能损害、活动性消化性溃疡、动脉出血、儿童、妊娠及哺乳期妇女。

考点 16 ★ 药物相互作用

1. 与抗高血压药合用——体位性低血压。
2. 与他汀类药合用——横纹肌溶解危险。
3. 与异烟肼合用——烟酸缺乏。

考点 17 ★★★ 用药监护

1. 控制烟酸所致的皮肤反应

（1）强烈的扩张血管作用——瘙痒、皮肤干燥、面部潮红。

（2）缓解方法——应用小剂量的缓释制剂，

或服药前 30 分钟合用阿司匹林，或每日服用 1 次布洛芬。

2. 与他汀类药合用 监测肝功能和肌磷酸激酶。

3. 监控肝功能和血糖 患有黄疸性肝炎、肝胆疾病、糖尿病或消化道溃疡者，服用期间应严格监控肝功能和血糖，以免出现严重不良反应。

4. 监测血尿酸水平 严重痛风者禁用。

第四亚类：胆固醇吸收抑制剂

考点 18 ★★ 作用特点

依折麦布——唯一被批准用于临床的选择性胆固醇吸收抑制剂。

【机制】选择性抑制小肠胆固醇转运蛋白（NPC1L1）的活性，通过肠肝循环持续作用于小肠上皮靶点，减少肠道内胆固醇吸收。

【适应证】主要用于原发性高胆固醇血症、纯合子家族性高胆固醇血症。

【优点】①不抑制胆固醇在肝脏中的合成（如他汀类）；②不影响胆汁酸分泌（如胆汁酸螯合药）、脂溶性维生素及其他固醇类物质吸收；③很少与其他药相互影响，具有良好的安全性和耐受性。

考点 19 ★ 典型不良反应

1. 常见呕吐、吞咽困难、腹痛、腹泻、腹胀、便秘、肝脏转氨酶 AST 及 ALT 升高。

2. 少见肝炎、肌痛、肌病、关节痛、肌磷酸激酶升高。

3. 罕见横纹肌溶解症。

考点 20 ★ 禁忌证

1. 对本品过敏者。

2. 活动性肝病,或不明原因的血清转氨酶持续升高的患者。

3. 所有 HMG-CoA 还原酶抑制剂被限制使用于怀孕及哺乳期妇女。

考点 21 ★ 药物相互作用

1. 与他汀类药作用机制互补,联合应用降胆固醇作用显著增强。

2. 与非诺贝特联合可使 LDL-ch 降低 20%。

3. 不能与葡萄柚汁合用——血药浓度升高而发生不良反应。

考点 22 ★ 用药监护

1. 使用环孢霉素期间应谨慎使用本品。对接受本品与环孢霉素联合治疗的患者,应监测环孢霉素浓度。

2.本品与他汀类联合应用时,治疗前应进行肝功能测定。

第六章 血液系统疾病用药

第一节 促凝血药——止血药

考点 1 ★★★ 药物分类及代表药

分类	代表药
促凝血因子合成药	维生素 K_1
促凝血因子活性药	酚磺乙胺
抗纤维蛋白溶解药	氨甲环酸、氨基己酸
影响血管通透性药	卡巴克络
类凝血酶	蛇毒血凝酶

考点 2 ★★★ 作用特点

1. 促凝血因子合成药——维生素 K_1

【机制】促进凝血因子Ⅱ、Ⅶ、Ⅸ、Ⅹ合成。

【适应证】用于维生素 K_1 缺乏引起的出血,如:①梗阻性黄疸、胆瘘、慢性腹泻等所致出血;②香豆素类、水杨酸类等所致的低凝血酶原血症;③新生儿出血;④长期应用广谱抗生素所致的体内维生素 K_1 缺乏。

2. 促凝血因子活性药——酚磺乙胺

【机制】增强血小板聚集性和黏附性,促进血小板释放凝血活性物质，使血管收缩，出血和凝血时间缩短——止血。

3. 抗纤维蛋白溶解药——氨甲环酸、氨基己酸

【机制】抑制纤维蛋白与纤溶酶结合，从而抑制纤维蛋白凝块的裂解——止血。

【适应证】用于纤维蛋白溶解亢进引起的各种出血，对慢性渗血效果显著。

4. 影响血管通透性药——卡巴克络

【机制】增强毛细血管对损伤的抵抗力，降低毛细血管的通透性，促进受损的毛细血管端回缩——促进凝血。

5. 蛇毒血凝酶

【机制】具有类凝血酶样作用，能促进血管破损部位的血小板聚集，并释放凝血因子及血小板因子Ⅲ，使凝血因子Ⅰ降解生成纤维蛋白Ⅰ单体，进而交联聚合成难溶性纤维蛋白，促使出血部位的血栓形成和止血。

注：在完整无损的血管内无促进血小板聚集作用。

6. 鱼精蛋白——特异性拮抗肝素的抗凝作用

【适应证】用于肝素过量引起的出血和心脏手术后出血。

考点 3 ★★　典型不良反应

1. 促凝血因子合成药——甲萘氢醌、维生素 K_1、甲萘醌亚硫酸氢钠　①早产儿、新生儿——高胆红素血症、胆红素脑病、黄疸和溶血性贫血；②红细胞葡萄糖-6-磷酸脱氢酶缺乏者——急性溶血性贫血、肝损害；③静滴过快——面部潮红、出汗、支气管痉挛、心动过速、低血压或致死。

2. 促凝血因子活性药——酚磺乙胺　血栓形成。

3. 抗纤维蛋白溶解药——氨基己酸、氨甲苯酸、氨甲环酸　快速静滴——低血压、心律失常、肌痛、软弱、疲劳、肌红蛋白尿，甚至肾衰竭。

4. 影响血管通透性药——卡巴克络　①头晕、耳鸣、视力减退、出汗、面色苍白、精神紊乱；②对癫痫患者可引起异常脑电活动。

5. 蛇毒血凝酶　偶见过敏反应。

6. 鱼精蛋白　心动过缓、面部潮红、血压降低、肺动脉高压或高血压。

考点 4 ★　禁忌证

1. 血栓病史者、有血栓形成倾向者。
2. 弥散性血管内凝血高凝期、血液病所致的出血者。

考点 5 ★★ 药物相互作用

1. 两种促凝血药合用，应警惕血栓形成。
2. 口服避孕药、雌激素、凝血酶原复合物与氨基己酸、氨甲环酸合用，有增加血栓形成的危险。
3. 维生素 K_1 拮抗华法林；鱼精蛋白拮抗肝素。

考点 6 ★ 用药监护

1. 注意监测血栓形成
2. 监测血凝酶的合理应用
（1）妊娠期妇女出血时，避免使用维生素 K_1 和蛇毒血凝酶（新生儿用维生素 K_1 前后对比）。
（2）血凝酶应用过量，止血作用会降低。

第二节 抗凝血药

考点 1 ★★★ 药物分类及代表药

分类	代表药
维生素 K 拮抗剂	双香豆素、双香豆素乙酯、华法林
肝素和低分子肝素	依诺肝素、那屈肝素、替他肝素、达肝素
直接凝血酶抑制剂	水蛭素、重组水蛭素、达比加群酯
凝血因子 X 抑制剂	磺达肝癸钠、依达肝素、阿哌沙班、利伐沙班

第一亚类　维生素 K 拮抗剂

考点 2 ★★　作用特点

华法林——应用最广泛的口服抗凝血药。

【机制】结构与维生素 K 相似，可竞争性拮抗维生素 K 的作用，导致产生无凝血活性的Ⅱ、Ⅶ、Ⅸ、Ⅹ因子前体——抑制血液凝固。

【作用】①作用强、持久、口服有效。②体内有效，体外无效，先用肝素，再用华法林维持。③缺点：起效缓慢、难以应急；作用过于持久、不易控制；在体外无抗凝血作用——注意与肝素作对比。

【适应证】适用于深静脉血栓及肺栓塞，预防心肌梗死后、心房颤动、心瓣膜疾病或人工瓣膜置换术后引起的血栓栓塞并发症。

考点 3 ★　典型不良反应

十分常见：出血——瘀斑、紫癜、牙龈出血、鼻出血、鼻衄、伤口出血经久不愈、月经量过多、硬膜下颅内血肿和穿刺部位血肿。

考点 4 ★★　禁忌证

1. 维生素 K 严重缺乏者。
2. 于近日手术和术后 3 日及行脑、脊柱和眼科手术者。

3. 严重肝肾功能不全、未控制的高血压、凝血功能障碍、近期颅内出血、活动性溃疡、感染性心内膜炎、心包炎或心包积液、外伤者禁用。

4. 华法林易透过胎盘屏障而致畸,导致流产和死胎,妊娠早期妇女服用可致"胎儿华法林综合征";妊娠晚期服用可引起母体和胎儿出血、死胎。

考点 5 ★★ 用药监护

1. 初始剂量宜小,推荐 3mg。
2. 所致的出血——维生素 K_1 纠正。
3. 增加男性骨质疏松性骨折的风险。
4. 服药期间——进食富含维生素 K 的果蔬。
5. 华法林起效时间滞后(至少 3 天),初始治疗宜联合肝素——在全量肝素出现抗凝作用后,再以华法林长期治疗。
6. 活血化瘀功能的中药饮片,有增加大出血的风险。
7. 华法林治疗窗窄,使用时应监测国际标准化比值(INR)。INR 正常范围 2~3。

第二亚类 肝素和低分子肝素

考点 6 ★★ 作用特点

【机制】激活抗凝血酶Ⅲ。

【作用】①起效迅速;②体内外均有抗凝作用;③对凝血的各个环节均有作用,包括抑制凝血酶原转变为凝血酶、抑制凝血酶活性、阻碍纤维蛋白原转变为纤维蛋白、防止血小板凝集和破坏。

【适应证】①体内、体外均有抗凝作用——作用强大,迅速而短暂,急性血栓首选;②防止急性血栓形成——对抗血栓首选;③口服无效,常静脉给药;④肝素的主要用途——防止血栓栓塞、弥散性血管内凝血症早期使用。

低分子肝素

(1)依诺肝素:小剂量皮下注射有较好生物利用度,出血倾向小。

(2)那屈肝素钙:抗血栓,且可溶栓。

(3)达肝素钠:血浆半衰期长2倍。

(4)替他肝素:较肝素生物利用度高,作用时间长。

考点7 ★ 典型不良反应与禁忌证

1.十分常见自发性出血,表现为黏膜出血、齿龈出血、肾出血、卵巢出血、月经量增多和伤口出血等。

2.禁忌证——不能控制的活动性出血者。

考点 8 ★　用药监护

1. 关注肝素所致的血小板减少症　应对：①停肝素，包括用于冲洗静脉通路的肝素；②替代治疗——应用直接凝血酶抑制剂阿加曲班。

2. 监护肝素所致的出血　救治——静注鱼精蛋白。

3. 患者需要长期抗凝治疗时，肝素可与华法林采取序贯疗法　在肝素应用的同时，加入华法林，36～48小时后停用肝素，单独口服华法林维持治疗。

4. 肝素注意事项　①口服无效，不宜肌注，可采用静脉滴注和深部皮下注射；②用药期间避免注射其他药品，以防止注射部位出血；③对蛇咬伤所致的 DIC 无效，不宜作为预防用药；④早期过量表现为黏膜、齿龈出血、皮肤瘀斑或紫癜、鼻出血、月经量过多等；⑤因肝素代谢迅速，轻微出血，停药即可，严重超量，用鱼精蛋白对抗。

第三亚类　直接凝血酶抑制剂

考点 9 ★　作用特点

【机制】抑制凝血Ⅱa和Ⅹa因子，对抗凝血酶的所有作用。

【作用】相对华法林而言，更特异抑制血栓的形成，不对凝血瀑布反应的其他环节起作用，故能减少出血风险。

达比加群酯

【机制】与凝血酶的纤维蛋白特异位点结合，阻止纤维蛋白原裂解为纤维蛋白，从而阻止凝血瀑布反应的最后步骤及血栓形成。

【优势】①选择性高；②治疗剂量不引起血小板减少；③抗凝作用与维生素 K 无关。

【适应证】全膝关节置换术、预防静脉血栓和抗凝治疗、预防心房颤动者的脑卒中发作。

考点 10 ★　典型不良反应

出血——与其他各种抗凝药物类似，达比加群酯用于抗凝治疗过程中也不可避免会出现出血现象，尤其在高剂量应用时，出血发生率更高。

考点 11 ★　用药监护

与作用于不同凝血因子的维生素 K 拮抗剂不同，达比加群酯可提供有效的、可预测的、稳定的抗凝效果，同时较少发生药物相互作用，无药物食物相互作用，无须常规进行凝血功能监测或剂量调整。

第四亚类　凝血因子 X 抑制剂

考点 12 ★★　作用特点

凝血因子 Xa 位于内、外源性凝血途径的交汇点。因此，凝血因子Ⅹa直接抑制剂相比直接凝血酶抑制剂更有效。

1. 间接抑制剂——磺达肝癸钠、依达肝素

（1）磺达肝癸钠——与肝素相比，其导致血小板计数减少症的风险最低，极少引起出血。用于静脉血栓抗凝治疗。

（2）依达肝素——选择性间接抑制凝血因子Ⅹa，与抗凝血酶Ⅲ有极高的亲和力，阻碍凝血酶（凝血因子Ⅱa）的产生，减少血栓形成。由于半衰期太长，且无相应的阻滞剂，一旦发生出血极难处理——没有解药。

（3）生物素化依达肝素——第一个长效、易中和的抗凝血药。可被亲和素（一种糖蛋白，可由蛋清中提取）中和而减弱抗凝血作用——紧急需要时，加速依达肝素的清除，逆转抗凝血作用。

2. 直接抑制剂——阿哌沙班、利伐沙班

（1）利伐沙班——预防膝关节置换术后静脉血栓。

（2）阿哌沙班——预防静脉栓塞（骨科手术）、心房颤动、心律失常患者的急性冠脉综合征和脑卒中。

考点 13 ★　**典型不良反应**

大出血、贫血、血小板计数减少。

考点 14 ★ 用药监护

1. 监测出血。
2. 监测肝肾功能。

第三节 溶栓药

考点 1 ★★ 药物分类及代表药

分类	代表药
非特异性纤溶酶原激活剂	链激酶、尿激酶
特异性纤溶酶原激活剂	阿替普酶、瑞替普酶

考点 2 ★★ 作用特点

【机制】促进纤维蛋白溶解而溶解血栓。

1. 尿激酶/链激酶——对抗新产生的血栓应首选尿激酶。尿激酶静脉注射后,纤溶酶活性迅速上升。

2. 静脉溶栓治疗首选——阿替普酶、瑞替普酶。

（1）阿替普酶——选择性激活血栓部位的纤溶酶原,故不产生链激酶常见的出血并发症。须连续静脉给药。

（2）瑞替普酶——溶栓迅速、完全和持久。

考点 3 ★ 典型不良反应与禁忌证

1. 典型不良反应 常见出血,严重可致死亡。

2. 禁忌证

（1）出血性疾病：内脏出血、出血性脑卒中、大血管穿刺、消化性溃疡、主动脉夹层、外伤或择期手术、正在使用抗凝血药。

（2）颅内肿瘤。

（3）较长时间（>10min）心肺复苏、左心房内血栓。

（4）严重高血压（>170/110mmHg）、糖尿病合并视网膜病变、严重肝功能或肾功能不全。

考点4 ★ 药物相互作用

1. 与其他影响凝血的药物合用，可增加出血危险。

2. 链激酶、尿激酶与阿司匹林联用，可增加疗效，且不显著增加严重出血的发生率。

考点5 ★ 用药监护

1. 监测出血。

2. 监护溶栓药的治疗时间窗 尽早用药——急性脑卒中发作后，3～4小时后仍不改善，可能出现代谢衰竭；超过6小时的缺血性脑卒中者可给予尿激酶。

第四节 抗血小板药

考点1 ★★ 药物分类及代表药

分类	代表药
环氧酶抑制剂	阿司匹林
二磷酸腺苷 P2Y12 受体阻断剂	噻氯匹定、氯吡格雷、阿那格雷、普拉格雷、替格雷洛
磷酸二酯酶抑制剂	双嘧达莫、西洛他唑
整合素受体阻断剂（血小板膜糖蛋白Ⅱb/Ⅲa受体阻断剂）	阿昔单抗、替罗非班、拉米非班、依替非巴肽
血小板腺苷环化酶刺激剂	肌苷、前列环素、依洛前列素、西卡前列素
血栓烷合成酶抑制剂	奥扎格雷钠

第一亚类 环氧酶抑制剂

考点2 ★★ 作用特点

阿司匹林

【机制】使血小板的环氧酶（COX）乙酰化，减少血栓素 TXA_2 的生成，抑制血小板聚集。

【适应证】

（1）对所有发生急性缺血性心血管事件的患者，如心肌梗死、不稳定型心绞痛、缺血性脑卒中等，应尽快给予阿司匹林，长期服用。阿司匹林已成为心肌梗死患者的一级预防用药。

（2）阿司匹林——心血管事件一、二级预防的"基石"：①不进行溶栓患者——脑卒中后尽早（最好48小时内）开始使用；②溶栓患者——溶栓24小时后使用阿司匹林，或阿司匹林与双嘧达莫复合制剂。

考点 3 ★★　典型不良反应

1. 消化道黏膜损伤、溃疡。
2. 增加出血倾向，延长出血时间；维生素 K_1 可用于防治长期服用阿司匹林引起的出血。
3. 过敏反应——过敏性哮喘、荨麻疹。
4. 瑞氏综合征——12岁以下儿童，尤其在水痘或流感病毒感染时更易诱发。

考点 4 ★　药物相互作用

①溶栓患者在溶栓24小时后使用阿司匹林，推荐剂量阿司匹林 150～300mg/d，4周后改为预防剂量 75～150mg/d，氯吡格雷 75mg/d；②12岁以下的儿童服用本品有发生瑞氏综合征的危险；③与抗痛风药丙磺舒联用，可降低尿酸排泄的作用。

考点 5 ★★　用药监护

1. 应对由阿司匹林所致的出血和消化性溃疡。

2.应对阿司匹林抵抗或称"治疗反应变异"（治疗低反应或无反应）。应对：①最佳剂量75～100mg/d；②尽量服用肠溶制剂；③避免服用其他非甾体抗炎药；④控制血压、血糖、血脂。

第二亚类 二磷酸腺苷P2Y12受体阻断剂

考点6★★ 作用特点

二磷酸腺苷P2Y12受体阻断剂——噻氯匹定、氯吡格雷、阿那格雷、普拉格雷、依诺格雷、替格雷洛和坎格雷洛。

【机制】二磷酸腺苷（ADP）存在于血小板细胞内，通过血小板膜上的ADP受体加速血小板的凝聚。

ADP受体有3种亚型，即P2Y1、P2Y12和P2X1。其中P2Y12仅存在于血小板膜上，而P2Y1存在于血小板和血管内皮细胞，因此P2Y12阻断剂可抑制血小板聚集而不影响血管反应。

（1）氯吡格雷——口服后起效快，3小时即可达血浆峰值。可用于新近心肌梗死、脑卒中、周围动脉病变患者（快）。

（2）替格雷洛——作用直接、迅速且可逆，不需要通过代谢激活，是第一个在所有急性冠脉综合征人群中均能降低心血管事件发生和死亡的抗血小板药（快）。

（3）噻氯匹定——服后24～48小时才能显

现（慢）。

考点 7 ★ 典型不良反应

出血——鼻出血、胃肠道出血、咯血、皮下出血等。

考点 8 ★★ 药物相互作用

1. 与茶碱合用，应调整茶碱用量。
2. 与苯妥英钠、甲苯磺丁脲、非甾体抗炎药等通过 CYP2C9 合用，血浆药物浓度增加。

考点 9 ★★★ 用药监护

1. 潜在的相互作用可抵消氯吡格雷对心血管的保护作用 PPI（质子泵抑制剂）可抑制氯吡格雷转化为活性产物，抵消氯吡格雷的心血管保护作用。氯吡格雷与 PPI 长期合用会增加心脏突发事件及病死率。

措施：①应用氯吡格雷时慎用 PPI，必要时改用雷贝拉唑、泮托拉唑，或组胺 H_2 受体阻断剂及胃黏膜保护剂米索前列醇、硫糖铝；②选用不受 PPI 影响的抗血小板药——替格雷洛和普拉格雷替代；③两种药间隔服用，宜间隔 2 个半衰期（晨服氯吡格雷，睡前服用 PPI）。

2. 正视抗血小板药的"抵抗"问题

措施：①增加剂量；②应用黏蛋白整合素受

体阻断剂替罗非班、拉米非班；③选用极少经CYP2C19代谢的替格雷洛和普拉格雷替代。

3. 择期手术者需权衡抗血小板药的应用

（1）术前1周停用抗血小板药，否则易致术中出血或术后有穿刺部位出血和血栓形成。

（2）由创伤、手术和其他病理情况而致的出血危险增加时禁用抗血小板药。

第三亚类　磷酸二酯酶抑制剂

考点10 ★★　作用特点

1. 双嘧达莫

【机制】激活血小板环磷腺苷，或抑制磷酸二酯酶对cAMP的降解作用，使血小板内cAMP浓度增高——抗血小板作用。

【作用】①双嘧达莫增强前列环素活性，抑制血小板聚集，故人体存在前列环素时才有效；②前列环素缺乏或应用大剂量阿司匹林——无效；③常与阿司匹林（小剂量）联合应用。

【适应证】①植入人工瓣膜患者；②口服抗凝血药仍有血栓栓塞患者；③阿司匹林不能耐受或有出血倾向者；④与小剂量阿司匹林联合用于脑卒中二级预防。

【注意事项】静脉滴注时应遮光。

2. 西洛他唑

【机制】抑制血小板及平滑肌上磷酸二酯酶

活性，使血管平滑肌内 cAMP 浓度上升，扩张血管，对抗血小板凝集。

【适应证】用于外周动脉血管闭塞症引起的缺血性症状，如溃疡、肢痛、间歇性跛行。

考点 11 ★　典型不良反应

1. 出血倾向。

2. "冠状动脉窃血"——用于治疗缺血性心脏病时，可能发生"冠状动脉窃血"，导致病情恶化。

考点 12 ★　药物相互作用

1. 双嘧达莫与抗凝血药（肝素、华法林）、链激酶、尿激酶、丙戊酸钠、非甾体抗炎药同时使用——出血危险加大。

2. 双嘧达莫与阿司匹林合用可增强疗效，宜减量。

3. 西洛他唑与前列腺素 E_1 起协同作用。

4. 服药期间，不宜饮茶或咖啡，以免茶碱对抗腺苷作用，促进冠脉收缩。

考点 13 ★★★　用药监护

1. 双嘧达莫　由于双嘧达莫有可能导致发生冠状动脉缺血现象，反而使得冠脉缺血更加严重，故而已经不被推荐用于心绞痛。

2. 西洛他唑 ①对脑梗死患者应在脑梗死症状稳定后开始给药；②在合并冠状动脉狭窄的患者中，若在给药过程中出现过度心率增加时，有诱发心绞痛的可能性，此时需采取减量或终止给药等适当的处理；③对脑梗死患者给药，在注意与其他抑制血小板聚集药物相互作用的同时，对持续高血压患者给药应慎重，给药期间需充分控制血压。

第四亚类 整合素受体阻断剂
（血小板膜糖蛋白Ⅱb/Ⅲa受体阻断剂）

考点14 ★★ 作用特点

【机制】抑制纤维蛋白原与血小板膜表面糖蛋白Ⅱb/Ⅲa受体的结合，阻碍血小板相互结合并聚集成团，阻断血小板聚集最后共同通路。

替罗非班 高选择性非肽类血小板膜糖蛋白Ⅱb/Ⅲa受体阻断剂。

【作用】①减少血栓负荷和继发的远端微循环栓塞，改善心肌组织水平的灌注；②快速、有效、可逆，静注5分钟起效，作用持续3～8小时。

【适应证】用于冠状动脉综合征、不稳定型心绞痛或非Q波心肌梗死。

考点15 ★ 典型不良反应

出血、血小板计数减少、血红蛋白减少、血

细胞比容下降。

考点 16 ★ 用药监护

1. 监测出血反应。
2. 注意与抗凝血药、中药饮片的联合应用。
（1）与肝素、低分子肝素、阿司匹林、阿加曲班联合应用，协同抗凝血，但增加出血风险。
（2）与中药饮片当归等联合应用，增加出血风险。

第五节 抗贫血药

考点 1 ★★ 药物分类及代表药

分类	代表药
抗缺铁性贫血药物	硫酸亚铁、右旋糖酐铁、枸橼酸铁铵
抗巨幼细胞性贫血药物	叶酸、维生素 B_{12}
促红细胞生成药物	重组人促红素

第一亚类 铁剂

考点 2 ★★ 作用特点

缺铁性贫血是由于体内铁缺乏所致的贫血类型。

【机制】铁吸收后作为机体生成红细胞的原料。

【适应证】①以口服制剂为首选；②以吸收较高的亚铁剂为首选——硫酸亚铁、富马酸亚铁、琥珀酸亚铁；用于慢性失血性贫血。

蔗糖铁——用于口服铁剂不能有效缓解的缺铁性贫血。

考点3 ★ 典型不良反应

1. 口服 恶心、腹痛、腹泻、便秘、黑便、食欲减退；糖浆剂可使牙齿变黑。

2. 肌注 ①局部——注射部位疼痛或色素沉着、皮肤瘙痒；②全身——面部潮红、头痛、头晕；肌肉及关节酸痛、寒战发热；呼吸困难、心动过速以至过敏性休克，幼儿常可致死亡。

考点4 ★★ 药物相互作用

1. 维生素C与铁剂同服——铁剂吸收增加，但也容易导致胃肠道反应。

2. 口服铁剂与抗酸药如碳酸氢钠、磷酸盐类及含鞣酸的药物或饮料同用——产生沉淀而影响吸收。

考点5 ★★★ 用药监护

1. 尽量选择二价铁

（1）胃酸缺乏者，宜与稀盐酸并用。

（2）维生素C——促进铁转变为二价铁，或与铁形成络合物，促进吸收——口服铁剂应并用维生素 C。

2. 预防铁负荷过重

（1）铁剂在胃肠道的吸收有黏膜自限现象，即铁的吸收与体内储存量有关。

（2）误服、摄入量过大或使用铁制品来煎煮酸性食物——腐蚀胃黏膜，使血循环中游离铁过量——细胞缺氧、酸中毒、休克。措施——洗胃和对症治疗。

（3）铁负荷过多往往发生于长期多次输血者——由于坏死性胃炎、肠炎——严重呕吐、腹泻及腹痛——血压降低，甚至昏迷。措施——去铁胺。

3. 选择适宜的病期、疗程和监测指标

（1）口服型铁剂有轻度的胃肠道反应，重者于餐后服用，对药物吸收无影响。

（2）乙醇中毒、肝炎、急性感染、肠道炎症、胰腺炎、消化性溃疡者慎用。

（3）因为老年患者胃液分泌减少，自肠黏膜吸收减少，可适当增加口服铁剂剂量。

（4）妊娠期补充铁剂以在妊娠中、后期最为适当。

（5）在血红蛋白恢复正常后，仍需继续服用 3～6 个月，以补充贮存铁量。

（6）不应与浓茶同服（含鞣酸，可与铁形成沉淀）。

（7）颗粒剂不宜用热开水冲服，以免影响吸收；包装开封后应在2日内服完，服用时应用吸管，服后漱口，以防牙齿变黑。

第二亚类 巨幼红细胞性贫血治疗药

考点6★★ 作用特点

巨幼红细胞贫血是由于体内缺乏叶酸或维生素 B_{12} 等造血因子引起的贫血。

1. 叶酸 水溶性B族维生素，不能阻止维生素 B_{12} 缺乏所致的神经损害。

【机制】还原成具有活性的四氢叶酸。四氢叶酸是体内转移"一碳单位"的载体，"一碳单位"与维生素 B_{12} 共同促进红细胞的成熟与增殖。

【适应证】尤其适用于营养不良或婴儿期、妊娠期叶酸需要量增加所致的巨幼红细胞性贫血。对于恶性贫血，可以纠正异常血象，但不能改善神经损害症状，故应以维生素 B_{12} 为主，叶酸为辅。小剂量用于妊娠期预防胎儿神经管畸形。

2. 维生素 B_{12}

【适应证】巨幼红细胞性贫血、神经炎、口炎性腹泻。恶性贫血者——须肌注，并终身使用。不能静脉注射，口服给药无效。

考点7 ★　禁忌证

有家族遗传性球后视神经炎及弱视症者。

考点8 ★★★　药物相互作用

不宜与维生素C同服——维生素C可能抑制叶酸吸收，并可破坏维生素B_{12}，导致叶酸与维生素B_{12}活性降低。

对比——铁剂应该与维生素C同服。

考点9 ★★★　用药监护

1. 明确诊断　如因维生素B_{12}缺乏引起的贫血，只能用维生素B_{12}，或维生素B_{12}与叶酸的联合用药，不能单独用叶酸，否则会加重神经系统症状。

2. 服用叶酸时须同时补充维生素B_{12}　叶酸可迅速纠正巨幼红细胞性贫血的异常现象，但不能阻止因维生素B_{12}缺乏所致的神经损害。

3. 服用叶酸、维生素B_{12}治疗后宜补钾。

4. 妊娠期用药

（1）小剂量叶酸（日剂量小于0.8mg）——预防胎儿神经管畸形。

（2）如叶酸日剂量大于0.8mg时，可能给胎儿带来危害——不是越多越好。

（3）妊娠期妇女应避免使用维生素B_{12}。

5. 药物间相互作用

（1）甲氨蝶呤、乙胺嘧啶——对二氢叶酸还原酶有较强的亲和力，阻止叶酸转化为四氢叶酸，从而拮抗叶酸的治疗作用。由甲氨蝶呤、乙胺嘧啶等叶酸拮抗剂引起的巨幼红细胞性贫血可用亚叶酸钙治疗。

（2）在用甲氨蝶呤治疗白血病等肿瘤时，如使用大剂量叶酸，也会降低甲氨蝶呤的疗效。

第四亚类　重组人促红素

考点10 ★★　作用特点

内源性人促红素主要由肾脏、肝脏产生。

慢性肾功能不全合并贫血——肾性贫血，需要外源性补充。

【机制】重组人促红素——促进红细胞成熟，增加红细胞和血红蛋白含量；稳定红细胞膜，提高红细胞膜抗氧化酶功能。

【适应证】①肾性贫血；②非肾性贫血（如恶性肿瘤、免疫疾病、艾滋病）；③早产儿伴随的贫血；④外科手术前自体贮血。

考点11 ★　典型不良反应

1. 静脉给药——类流感样症状。
2. 慢性肾衰竭者在治疗早期，可出现血压升高及癫痫发作。

3. 脑出血、血栓形成、嗜酸性粒细胞增多。

考点 12 ★ 禁忌证

1. 难以控制的高血压患者。
2. 妊娠及哺乳期妇女（致畸）。

考点 13 ★ 相互作用

与大剂量维生素 C 合用可致心功能受损。维生素 C 只能跟铁剂合用。

考点 14 ★★ 用药监护

1. 监测转铁蛋白、血钾水平
（1）因红细胞造血而动用体内储存铁，应同时补充铁剂。
（2）铁负荷过重患者，用药后易发生感染。血浆铁蛋白水平偏低者，大剂量应用可致视力及听力障碍。
（3）若出现血钾升高，应调整饮食和剂量。

2. 注意人促红素二级结构变化 因不同储存条件变化，使蛋白变性而降低效价，且具抗原性，刺激人体产生抗体——纯红细胞再生障碍性贫血。所以，在储存和用药前切勿震荡，冷处储存；适当应用免疫抑制剂和糖皮质激素。

3. 注意事项
（1）静脉滴注重组人促红素速度宜慢，因快速注射可引起虚脱。

（2）过大剂量静脉注射本品治疗急性铁负荷过重及地中海贫血，易致成人呼吸窘迫综合征。

（3）对肾性贫血患者须监测红细胞比容，如增加过快，应减少重组人促红素的用量。

（4）患者用药后可能出现头晕或其他中枢神经系统症状，用药期间不宜驾车或操作机械。

（5）重组人促红素可引起血压升高，在用药前要先控制血压达标。

第六节　升白细胞药

考点1★★　药物分类及代表药

分类	代表药
兴奋骨髓造血功能药	腺嘌呤、小檗胺、肌苷、利可君
粒细胞集落刺激因子	非格司亭、沙格司亭

第一亚类　兴奋骨髓造血功能药

考点2★★　作用特点

1. 肌苷

【机制】人体的正常成分，能直接透过细胞膜进入人体细胞，参与体内核酸代谢、能量代谢和蛋白质合成，使处于低能缺氧状态下的组织细胞继续代谢。

【适应证】用于白细胞减少症、血小板减少症、肝炎的辅助治疗。

2. 腺嘌呤

【机制】核酸组成成分,参与 DNA 和 RNA 合成,当白细胞缺乏时可促进白细胞增生。

【适应证】用于白细胞减少,特别是肿瘤化疗、放疗以及苯类物质中毒所造成的白细胞减少,以及急性中性粒细胞减少症。

3. 小檗胺

【机制】促进造血功能,增加末梢白细胞数量。

【适应证】用于防治肿瘤化疗(环磷酰胺等)、放疗、苯中毒引起的白细胞减少症。

考点3 ★ 禁忌证

骨髓中幼稚细胞未显著减少,或外周血中存在骨髓幼稚细胞的髓性白血病患者。

考点4 ★★★ 用药监护

规避可引起粒细胞计数减少的药品:①抗甲状腺药——甲巯咪唑等;②免疫抑制剂——来氟米特等;③抗肿瘤药——阿糖胞苷等;④非甾体抗炎药;⑤抗生素——磺胺类、氯霉素等;⑥抑酸药——××替丁、××拉唑。

第二亚类 粒细胞集落刺激因子和粒细胞-巨噬细胞集落刺激因子

考点 5 ★★ 作用特点

粒细胞集落刺激因子（G-CSF）、巨噬细胞集落刺激因子（M-CSF）和粒细胞-巨噬细胞集落刺激因子（GM-CSF），治疗与粒细胞减少的相关性疾病，减少严重感染发生率，可用于化疗后白细胞下降、再生障碍性贫血。

1. 非格司亭

【机制】与粒系祖细胞及成熟中性粒细胞表面的特异性受体结合，促进粒系祖细胞增殖、分化，增强成熟中性粒细胞的趋化性、吞噬性和杀伤功能，促使中性粒细胞释放至血循环，使外周中性粒细胞数量增多。

2. 沙格司亭

【机制】影响造血祖细胞的存活、克隆表达和分化，诱导定向祖细胞向粒细胞-巨噬细胞分裂和分化。与靶细胞表面的特异性受体结合，从而诱导细胞分化、成熟，激活成熟的粒细胞和巨噬细胞，也可促进巨核细胞和红系祖细胞的增殖。

考点 6 ★ 禁忌证

1. 自身免疫性血小板减少性紫癜者。
2. 骨髓中幼稚细胞未显著减少的髓性白血病

及外周血中存在骨髓幼稚细胞的髓性白血病患者。

考点7 ★　用药监护

1. 注意防范过敏性休克。

2. 肿瘤化疗期规避应用　由于快速分裂的髓细胞对细胞毒性化疗药潜在的敏感性，使用细胞毒性药前后24小时内不能使用沙格司亭和非格司亭。

第七章 利尿剂及泌尿系统疾病用药

第一节 利尿剂

考点1★★★ 药物分类及代表药

分类	代表药	作用
袢利尿剂（高效）	呋塞米、布美他尼、依他尼酸、托他塞米	部位：髓袢升支粗段 机制：干扰 Na^+-K^+-$2Cl^-$ 同向转运系统
噻嗪类利尿剂（中效）	噻嗪类：氢氯噻嗪、苄噻嗪、氢氟噻嗪、环戊噻嗪	部位：远曲小管近端 机制：抑制 Na^+-Cl^- 同向转运系统
	噻嗪样作用类：吲达帕胺、氯噻酮（氯酞酮）、美托拉宗	
留钾利尿剂（低效）	醛固酮受体阻断剂：螺内酯、依普利酮、坎利酮、坎利酸钾	部位：远曲小管远端和集合管 机制：醛固酮受体抑制药
	肾小管上皮细胞 Na^+ 通道抑制剂：氨苯蝶啶、阿米洛利	部位：远曲小管远端和集合管 机制：直接阻滞肾小管管腔 Na^+ 通道

续表

分类	代表药	作用
碳酸酐酶抑制剂（极弱）	乙酰唑胺	部位：近曲小管前段的上皮细胞 机制：抑制细胞内碳酸酐酶，降低细胞内 H^+ 产生，减少向管腔分泌，经过 H^+-Na^+ 交换机制，减少 Na^+、水重吸收

1. 强效利尿剂四低一高症 低血容量、低血钾、低血钠、低氯碱血症、高尿酸血症。

2. 中效利尿剂四高一低症 高血氨、高血糖、高尿素氮血症、高尿酸血症、低血钾。

第一亚类 袢利尿剂

考点2★★★ 作用特点

Na^+-K^+-$2Cl^-$ 同向转运子抑制剂——作用最强。

【机制】作用于髓袢升支粗段髓质部，特异性地与 Cl^- 结合位点结合，抑制髓袢升支粗段 Na^+-K^+-$2Cl^-$ 同向转运子——抑制 NaCl 重吸收，排出大量尿液。

利尿作用：布美他尼＞托他塞米＞呋塞米＞依他尼酸。

【适应证】①急性肺水肿和脑水肿；②急、慢性肾衰竭——首选；③明显液体潴留心力衰竭——首选；呋塞米和托拉塞米特别适用于伴有肾功能受损的患者；④肝硬化腹水；⑤加速某些毒物的排泄。

考点3 ★★★ 典型不良反应

1. 水、电解质紊乱——过度利尿引起——低血容量、低血钠、低血镁、低血钾、低氯碱血症。

2. 耳毒性——眩晕、耳鸣、听力减退或耳聋（可逆）——常发生于快速静脉注射。依他尼酸——最易引起，可发生永久性耳聋；布美他尼——耳毒性最小，适用于听力有缺陷及急性肾衰者。

3. 高尿酸血症。

4. 呋塞米、托拉塞米和布美他尼——过敏反应；依他尼酸——不含有磺酰胺基——很少过敏。

考点4 ★★ 禁忌证

1. 试验剂量无反应的无尿者。
2. 对磺胺过敏者。
3. 婴儿（依他尼酸）、肝昏迷和严重电解质紊乱者。
4. 呋塞米可使患有呼吸窘迫综合征（ARDS）的早产儿增加动脉导管未闭的发生率，因此分娩前应慎用。呋塞米可经母乳分泌。

考点 5 ★　药物相互作用

1. 与氨基糖苷类抗生素和第一、二代头孢菌素以及顺铂合用，加重耳毒性。

2. 肾上腺皮质激素、两性霉素 B 可加剧电解质紊乱，引发低钾血症。

考点 6 ★★　用药监护

1. 定期监护体液和电解质平衡

（1）定期检查体液、监测血压、肾功能。过度利尿可加重肾前性肾衰竭。若出现血尿、少尿或无尿、肌痛或肌痉挛、听力障碍——立即停用。

（2）定期监护血 K^+、Na^+、Mg^{2+}、碳酸氢盐。低钾血症倾向者——改用保钾利尿剂。

（3）定期监护血糖——低钾可使糖尿病患者对胰岛素敏感性降低。

2. 减少利尿剂抵抗　单独使用或每天使用，利尿作用降低。原因——利尿剂激活肾素-血管紧张素系统。

（1）合用 ACEI、ARB 或醛固酮受体阻断剂。

（2）联合应用作用于肾小管不同节段的利尿剂。

（3）多次应用最小有效剂量，或连续静脉滴注。

（4）若心功能不全患者出现利尿剂抵抗——使用卡托普利。

考点7 ★★　主要药品

呋塞米/布美他尼

【适应证】①充血性心力衰竭、肝硬化、肾脏疾病、急性肺水肿和急性脑水肿。②预防急性肾衰竭。③高血压危象。④高钾血症、高钙血症、稀释性低钠血症。⑤抗利尿激素分泌过多症。⑥急性药物及毒物中毒。

【注意事项】①为避免夜尿过多，应该白天给药。②可引起光敏反应，注意防护日光照晒。③从卧位或坐位起身时动作要徐缓——预防体位性低血压。④由于具有磺胺类相似结构，可能与其他磺胺类药有交叉过敏反应。

第二亚类　噻嗪类利尿剂

考点8 ★★★　作用特点

1.噻嗪类利尿剂　氢氯噻嗪、氯噻嗪、苄噻嗪、氢氟噻嗪和环戊噻嗪。

【机制】作用于髓袢升支厚壁段皮质部和远曲小管初段。直接抑制远曲小管初段的 Na^+-Cl^- 共转运子功能，减少 Na^+、Cl^- 和水的排出。

【作用】①利尿作用；②降压作用；③抗利尿

作用——减少尿崩症患者。

【适应证】①水肿性疾病、充血性心力衰竭。②高血压——低剂量可提供接近全效的降压作用：早期——通过利尿、减少血容量而降压；长期用药——通过扩张外周血管而产生降压作用。尤适用于老年和单纯收缩期高血压患者。③中枢性或肾性尿崩症。④肾石症（预防含钙盐成分形成的结石）。

2. 噻嗪样作用利尿剂 无噻嗪环但有磺胺结构，利尿作用机制与噻嗪类相似——吲达帕胺、氯噻酮（氯酞酮）、美托拉宗。

【作用】①维持时间更长（多为24小时以上）、利尿强度增强。②降压疗效强于氢氯噻嗪。

考点9 ★★★　典型不良反应

1. 低钾血症、低氯性碱中毒、低钠血症、低镁血症。
2. 高钙血症。
3. 血尿素氮、血肌酐升高。
4. 血尿酸水平升高。
5. 胰岛素抵抗、高血糖症。

考点10 ★　禁忌证

1. 痛风、低钾血症、无尿或肾衰竭者。
2. 长期大量用可能引起胰岛素抵抗；高尿酸

血症、对磺胺过敏者禁用。

考点 11 ★★ 用药监护

关注电解质和代谢紊乱

（1）低钾血症，严重时可导致恶性心律失常，甚至心脏性猝死——与氨苯蝶啶或阿米洛利等留钾利尿剂合用可减少低钾血症发生。

（2）血糖升高。

（3）干扰尿酸排出，使血尿酸水平升高，但很少引起痛风。

第三亚类　留钾利尿剂

考点 12 ★★ 作用特点

【机制】作用于远曲小管远端和集合管，减少 K^+ 排出。

1. 醛固酮（盐皮质激素）受体阻断剂　螺内酯、依普利酮、坎利酮和坎利酸钾。

（1）醛固酮——保 Na^+、H_2O，排 K^+、H^+ 的作用。

（2）螺内酯——醛固酮的竞争性拮抗药——阻止醛固酮-受体复合物的核转位——拮抗醛固酮。

特点：①利尿作用弱，起效缓慢而持久。②仅在体内有醛固酮存在时才发挥作用。③尤其适合醛固酮增高症的患者，治疗与醛固酮升高有关的顽固性水肿——肝硬化和肾病综合征水肿。④有抑制心肌纤维化和改善血管内皮功能异常，增加NO生物活性的作用——使心力衰竭者获益。

（3）坎利酮——螺内酯在体内的活性代谢物，经过水解成为无活性的坎利酸，与钾盐成盐后水溶性高，可静脉注射，且在体内可再转化为具有活性的坎利酮而发挥作用——用于心源性水肿。

（4）坎利酸钾——利尿作用稍弱。

（5）依普利酮——对醛固酮受体具有高度选择性，而对肾上腺糖皮质激素、黄体酮和雄激素受体的亲和性较低——克服了螺内酯的促孕激素和抗雄激素等副作用。

2. 肾小管上皮细胞钠离子通道抑制剂 氨苯蝶啶、阿米洛利。

（1）阿米洛利——保钾利尿剂中作用最强的药物。

（2）氨苯蝶啶——每天需多次给药。用于治疗各类水肿，如心力衰竭、肝硬化及慢性肾炎引起的水肿和腹水，以及糖皮质激素治疗过程中发生的水钠潴留。常与排钾利尿剂合用。亦用于对氢氯噻嗪或螺内酯无效的病例。

氨苯蝶啶的不良反应：①大剂量长期使用或

与螺内酯合用，可出现血钾过高现象，停药后症状可逐渐消失（如症状严重，可做相应处理）；②长期应用可使血糖升高；③可见胃肠道反应（如恶心、呕吐、胃痉挛、轻度腹泻）、低钠血症、头痛、头晕、嗜睡、软弱、口干及皮疹、光敏反应等；④偶见肝损害；⑤罕见：过敏反应，如皮疹、呼吸困难；血液系统损害，如粒细胞减少症、血小板减少性紫癜、巨红细胞性贫血（干扰叶酸代谢）；肾结石等。

考点13 ★ 典型不良反应

1. 十分常见——高钾血症——心律失常。
2. 性激素异常——男性乳房发育、阳痿、性功能减退；女性乳房胀痛、声音变粗、毛发增多、月经失调、性功能下降。
3. 行走不协调、头痛、嗜睡、昏睡、精神错乱。

考点14 ★ 禁忌证

1. 高钾血症者。
2. 急慢性肾衰竭者、肾功能不全者、无尿者。
3. 氨苯蝶啶——严重肝病患者。
4. 依普利酮——伴有微量蛋白尿的2型糖尿病（高血压）患者。

考点 15 ★ 用药监护

1. 监护电解质紊乱——高钾血症。
2. 给药宜个体化。

第四亚类 碳酸酐酶抑制剂

考点 16 ★ 作用特点

乙酰唑胺

【机制】作用于近曲小管前段的上皮细胞,抑制细胞内碳酸酐酶,降低细胞内 H^+ 产生,减少向管腔分泌。经过 H^+-Na^+ 交换机制,减少 Na^+、水重吸收。

【适应证】①用于治疗各种青光眼——乙酰唑胺应用最广的适应证——减少房水生成,降低眼内压。②利尿作用——极弱,但对伴随水肿的子痫患者有利尿、降压作用。

考点 17 ★ 禁忌证

1. 肾衰竭、肾结石。
2. 代谢性酸中毒。
3. 严重肝硬化。

第二节 抗前列腺增生症药

考点1 ★★★ 概述

良性前列腺增生诊断

病理特点——尿路梗阻	储尿期症状——尿急、尿频、夜尿
	排尿期症状——排尿困难（尿流变细、分叉间断、费力）
	排尿后症状——尿后滴沥、尿不尽
	并发症期——尿潴留、感染、肾盂积水、尿毒症等

良性前列腺增生药物治疗的短期目标是缓解患者的下尿路症状。

药物分类及代表药

分类	特点	代表药
α_1受体阻断剂	松弛前列腺平滑肌，减轻膀胱出口压，用于急性症状；不良反应有体位性低血压	第一代非选择性：酚苄明 第二代选择性：哌唑嗪、特拉唑嗪、多沙唑嗪、阿夫唑嗪 第三代高选择性：坦索罗辛、坦洛新、西洛多辛

续表

分类	特点	代表药
5α还原酶抑制剂	干扰睾酮对前列腺的刺激作用,减少膀胱出口梗阻,缩小前列腺体积;不适于解决急性症状;不良反应有性欲降低	非那雄胺、依立雄胺、度他雄胺
抗胆碱能药物(M_2、M_3阻断剂)	用于针对伴发急迫性尿失禁的患者;主要不良反应是口干、尿潴留等;严重胃肠动力障碍、重症肌无力、闭角型青光眼、正在使用酮康唑等强力CYP3A4抑制剂的重度肝、肾功能不全患者禁用	奥昔布宁、索利那新、托特罗定
植物制剂	几乎无不良反应	普适泰(舍尼通)

联合治疗:α_1受体阻断剂和5α还原酶抑制剂合用;② α_1受体阻断剂与M受体阻断剂合用。

考点2★★ 作用特点

1. α_1受体阻断剂

【机制】阻滞分布在前列腺和膀胱颈部平滑肌细胞表面的α_1受体,松弛平滑肌——缓解膀胱出口动力性梗阻。

【分类】根据尿路选择性分为三代:①第一代——非选择性α_1受体阻断剂——酚苄明——可引起心动过速;②第二代——选择性α_1受体阻断剂——哌唑嗪、特拉唑嗪、多沙唑嗪和阿夫唑嗪；③第三代——高选择性 α_1 受体阻断剂——更好的对前列腺 α_1 受体的选择性——坦洛新和西洛多辛（与血管平滑肌上的 α_1 受体亲和力较低，很少发生低血压）。

【适应证】需要尽快解决急性症状者。

【药物相互作用】α_1 受体阻断剂与西咪替丁、地尔硫䓬等 CYP3A4 抑制剂合用时代谢减少；与卡马西平、苯妥英钠等 CYP3A4 诱导剂合用，会增加肝脏的代谢；大剂量的 α_1 受体阻断剂与 5 型磷酸二酯酶抑制剂（西地那非、伐地那非、他达拉非）合用时，患者会发生体位性低血压。

【不良反应】有体位性低血压。

2. 5α 还原酶抑制剂

【机制】抑制 5α 还原酶，进而抑制双氢睾酮（DHT）的产生——前列腺上皮细胞萎缩——缩小前列腺体积，缓解 BPH 临床症状。

（1）非那雄胺、依立雄胺（Ⅱ型 5α 还原酶抑制剂）：起效慢，见效时间为 3～6 个月。度他雄胺显效快，1 个月缓解症状。非那雄胺促进头发生长，用于雄性激素源性脱发。

（2）度他雄胺（Ⅰ型和Ⅱ型 5α 还原酶的双重抑制剂）：①无心血管不良反应，但易引起性功能障碍。②对膀胱颈和平滑肌没有影响，不能松弛平滑肌。③最大临床治疗作用出现比较迟缓，通常需要 6～12 个月，不适于需要尽快解决急性症状的患者。常作为二线药物，尤其是对于有性功能的患者。

3. 植物制剂 普适泰是由几种花粉提炼出来的一种植物药。

【机制】机制复杂。

【作用】疗效和 5α 还原酶抑制剂及 α_1 受体阻断剂相当。

【不良反应】几乎无。

考点3 ★ 典型不良反应

1. α_1 受体阻断剂——常见体位性低血压。

2. 5α 还原酶抑制剂——性欲减退、阳痿、射精障碍、射精量减少。

考点4 ★★ 禁忌证

1. α_1 受体阻断剂，禁用于：①严重肝功能不全、肾衰竭者；②低血压、体位性低血压；③近期发生心肌梗死者；④肠梗阻或胃肠道出血患者；⑤阻塞性尿道疾病患者；⑥12岁以下儿童、妊娠及哺乳期妇女。

2. 5α 还原酶抑制剂，禁用于妇女、儿童。

考点5 ★ 用药监护

1. 明确用药指征 5α 还原酶抑制剂仅适用于前列腺增生大于40g者。

2. 联合用药必须有明确指征 ①前列腺体积增大；②下尿路症状、临床进展风险大；③PSA和症状严重者。

3. 掌握药物治疗的持续时间

（1）5α还原酶抑制剂作用可逆，维持用药时间必须长久，甚至终身。

（2）非那雄胺、依立雄胺，起效慢，见效时间3~6个月；度他雄胺（双重作用），显效快，1个月内。

第三节　治疗男性勃起功能障碍药

考点1★★　药物分类及代表药

分类	代表药
5型磷酸二酯酶抑制剂	西地那非、伐地那非、他达拉非
雄激素	十一酸睾酮、丙酸睾酮

勃起功能障碍（ED）的治疗：①一线——口服药——选择性5型磷酸二酯酶（PDE5）抑制剂（××那非）；雄激素水平降低者——十一酸睾酮。②二线——阴茎海绵体内药物注射或经尿道给药——罂粟碱、酚妥拉明、前列腺素E_1。③三线——手术治疗。

第七章 利尿剂及泌尿系统疾病用药

第一亚类 5型磷酸二酯酶(PDE5)抑制剂

考点2 ★ 作用特点

正常人在性刺激过程中体内一氧化氮(NO)释放,随后NO激活阴茎海绵体平滑肌细胞内鸟苷酸环化酶,导致环磷酸鸟苷(cGMP)水平升高——海绵体内平滑肌松弛,海绵窦扩张,血液流入——阴茎勃起。

【机制】特异性5型磷酸二酯酶(PDE5)抑制剂,释放NO,使cGMP浓度增加。伐地那非选择性是西地那非和他达拉非的10倍;他达拉非的吸收率和程度不受食物的影响。

蛋白结合率高:在作用持续时间上,他达拉非最长,超过24小时;西地那非和伐地那非的作用时间较短,约为4小时。

代谢半衰期差别大:西地那非和伐地那非半衰期约4小时;他达拉非为18小时。

考点3 ★ 典型不良反应

1. 头痛、面部潮红、消化不良、鼻塞和眩晕——抑制生殖器以外的PDE5的同工酶,导致血管扩张或平滑肌松弛所致。

2. 西地那非、伐地那非——光感增强,视物模糊、复视、视觉蓝绿模糊——与抑制光感受器上的PDE6有关。

考点4 ★ 禁忌证

1. 正在使用硝酸甘油（导致严重低血压）、硝普钠或其他有机硝酸酯类药患者——无论何种给药途径、方案以及间隔时间。

2. 勃起功能正常者。

考点5 ★★ 用药监护

1. 关注5型磷酸二酯酶抑制剂的药物相互作用

（1）5型磷酸二酯酶抑制剂可扩张血管，增加硝酸酯类药的降压作用。

（2）口服西地那非或伐地那非后的24小时内、服用他达拉非后的48小时内也禁用硝酸酯类药。

（3）他达拉非不推荐与 α_1 受体阻断剂多沙唑嗪合用。当多沙唑嗪剂量超过25mg时，服药4小时之内不得使用PDE5抑制剂。

2. 注意特殊人群的用药

（1）由于少数患者可能有视网膜PDE2的遗传性基因异常，故慎用于色素视网膜炎或其他视网膜畸形的患者。

（2）最近6个月内曾发生心肌梗死、休克或致死性心律失常的患者。

（3）低血压或高血压、心力衰竭、缺血性心脏病患者。

（4）出血性疾病或处于消化性溃疡活动期者。

（5）睡眠相关呼吸疾病患者使用该类药物应谨慎。

（6）该药慎用于阴茎解剖畸形者。

（7）患有可引起阴茎持续勃起疾病（镰形细胞性贫血、多发性骨髓瘤、白血病）的患者。

（8）因本品可致眼压升高，青光眼患者使用时应监测眼压。

（9）严重的肝肾功能障碍的患者使用该药需要调整剂量，以减少药物毒副作用。

（10）对于65岁以上老年人以及轻度的肝肾功能异常的患者是否一定需要剂量调整。西地那非、伐地那非、他达拉非三药直接差异很大。

3. 警惕诱发心脏疾病的风险

（1）低危患者可以使用PDE5抑制剂。

（2）中危患者，应根据心血管功能检查、踏车试验等评价患者能否耐受性生活带来的心肌耗氧增加和心脏负荷的加重，最后决定是否用药。

（3）高危患者，这些患者属于PDE5抑制剂的禁忌人群，性生活应该推迟。

4. 关注对视力的影响 虽然视力上不良反应是轻微和可逆性的，但对于飞行员应该格外注意，因为他们需要识别绿色或蓝色灯光引导的着陆。

第二亚类　雄激素

考点6 ★　作用特点

【机制】①提高性欲，直接兴奋雄激素受体，维持正常性冲动；②激活 NO 合成酶，增加海绵体内 NO 的浓度；③增强海绵体组织 PDE5 的作用。

【作用】①不直接改善勃起功能障碍，显效时间较长，需要几天甚至几周；②增强性欲，激活 NO 合成酶，治疗继发性勃起功能障碍。

十一酸睾酮、丙酸睾酮

【适应证】①男性雄激素缺乏症、中老年部分性雄激素缺乏综合征。②男孩体质性青春期延迟。③再生障碍性贫血。④女性进行性乳腺癌、乳腺癌转移的姑息性治疗。

十一酸睾酮——注射给药——治疗男性性功能低下最有效、经济的方法。

考点7 ★　典型不良反应

1. 男性乳房痛、女性男性化（如多毛、痤疮）。
2. 阴茎异常勃起、精子减少、精液量减少。
3. 水钠潴留。
4. HDL-ch 降低、LDL-ch 升高。

考点8 ★★　药物相互作用

1. 与环孢素、抗糖尿病药、甲状腺素或抗凝血药(华法林)合用,能增加它们的活性,但同时也增加毒性。

2. 与药酶诱导剂苯巴比妥合用可加速其代谢而降低疗效。

3. 睾酮的同化作用需要胰岛素的辅助,已切除胰腺者,就不可能发挥同化作用。

4. 长期使用皮质激素的,应并用苯丙酸诺龙,并供给高热量和高蛋白饮食。

5. 去氢甲基睾丸素可提高羟布宗血浓度40%,但对保泰松无此作用。

考点9 ★ 禁忌证

1. 雄激素依赖性肿瘤患者——前列腺癌者。
2. 妊娠及哺乳期妇女。

考点10 ★ 用药监护

1. 明确用药指征

(1)在补充雄激素前,应常规进行前列腺直肠指检、PSA测定及肝功能检测。接受雄激素补充治疗的患者应定期进行肝功能、前列腺癌指标的监测。

(2)雄激素治疗改善阴茎勃起功能的效果与血清睾酮水平有一定的相关性,对于睾酮水平正常的ED患者,由于缺乏循证医学证据,不推荐采用睾酮治疗。睾酮替代治疗使体内睾酮水平恢复正常即可,即使增加睾酮的剂量,让睾酮水平超过上限,治疗作用也不再增加。

(3)最好选择能模拟睾酮生理分泌节律的药物,使血清睾酮浓度既在正常范围内,又符合清晨浓度最大,傍晚浓度最低的生理节律。

2. 长期应用高剂量雄激素

(1)注意监测电解质(血钙水平升高,立即停药)、心功能与肝功能。

(2)长期应用雄激素治疗可引起水钠潴留、水肿、血钙水平升高。

3. 采用适宜的给药方法

(1)甲睾酮——舌下含服。

(2)丙酸睾酮——深部肌内注射。

(3)育亨宾——α_2受体阻断剂,主要用于治疗心理性勃起功能障碍。

(4)与适量的蛋白质、糖和维生素合用,可提高雄激素的疗效。

第八章　内分泌系统疾病用药

考点1 ★★　概述

肾上腺皮质由外向内分为三带：球状带、束状带和网状带。

1. 球状带　分泌盐皮质激素，主要为醛固酮，调节水、电解质代谢，无临床价值。

2. 束状带　分泌糖皮质激素，主要是皮质醇及少量的皮质酮，可调节糖、蛋白质、脂肪的代谢——应用最多，以氢化可的松为代表，具有强大的抗炎和免疫抑制作用，治疗自身免疫性疾病，还影响糖、脂肪、蛋白质的代谢和生长发育。

3. 网状带　分泌氮皮质激素（孕激素、雌激性和雄激素），作用于性器官。

盐皮质激素、糖皮质激素、氮皮质激素统称类固醇激素。

考点2 ★★　皮质激素抑制剂

皮质激素抑制剂可代替外科的肾上腺皮质切除术，临床常用的有米托坦和美替拉酮。

1. 米托坦（双氯苯二氯乙烷，P′–DDD）　为杀虫剂滴滴涕（DDT）同类化合物，能选择性地使肾上腺皮质束状带及网状带细胞萎缩、坏死，但不影响球状带，故醛固酮分泌不受影响。用药后血、尿中氢化可的松及其代谢物迅速减少。

【适应证】主要用于不可切除的皮质癌、切除后复发癌以及皮质癌术后辅助治疗。

【不良反应】可有厌食、恶心、腹泻、皮疹、嗜睡、头痛、眩晕、乏力、中枢抑制及运动失调等反应。

2. 美替拉酮（甲吡酮） 能抑制 11β-羟化反应，干扰 11-去氧皮质酮转化为皮质酮及 11-去氧氢化可的松转化为氢化可的松，从而降低它们的血浆药物浓度水平，但通过反馈性地促进 ACTH 分泌，导致 11-去氧皮质酮和 11-去氧氢化可的松代偿性增加，故尿中 17-羟类固醇排泄也相应增加。

【适应证】临床用于治疗肾上腺皮质肿瘤和产生促肾上腺皮质激素的肿瘤所引起的氢化可的松过多症和皮质癌；还可用于垂体释放 ACTH 功能试验。

【不良反应】不良反应较少，可有眩晕、消化道反应等。

考点 3 ★★ 促肾上腺皮质激素

促肾上腺皮质激素（ACTH），是由脑垂体前叶分泌的激素，具有刺激肾上腺皮质合成和分泌肾上腺皮质激素的作用。主要作用于肾上腺皮质束状带，刺激糖皮质激素的分泌。

应激情况如烧伤、损伤、中毒，以及遇到攻击使全身做出警戒性反应时，ACTH的分泌增加，随即激发肾上腺皮质激素的释放，增强抵抗力。

第一节　肾上腺糖皮质激素

考点1★★★　药物分类及代表药

分类	代表药
长效	地塞米松、倍他米松
中效	泼尼松、泼尼松龙、甲泼尼龙、曲安西龙
短效	氢化可的松、可的松

考点2★★　肾上腺皮质激素结构特点

氢化可的松

1. 具孕甾烷基本母核。

2. 基本结构是含有 $\triangle^4$-3，20-二酮和11，17α，21-三羟基孕甾烷。

3. 具有 17α-羟基是糖皮质激素（以氢化可的松为代表）。通常糖皮质激素同时带有 17α-羟基和 11-羟基或羰基氧。

4. 17位无羟基是盐皮质激素（以醛固酮为

代表)。

考点3 ★★★ 作用特点

1. 糖皮质激素作用机理 糖皮质激素进入细胞后，与胞质特异受体结合，受体激活，发生变构，暴露出一个DNA结合域。类固醇-受体复合物形成二聚体，然后进入胞核，结合到DNA的类固醇反应元件上。效应可以是阻遏或诱导特殊基因转录，通过抑制致炎因子的基因转录，而产生抗炎作用。

2. 糖皮质激素作用

（1）抗炎作用——抑制感染性和非感染性炎症：①减轻充血、降低毛细血管的通透性；②抑制炎症细胞（淋巴细胞、粒细胞、巨噬细胞）向炎症部位移动；③抑制炎症介质（白三烯、前列腺素等）的产生并促进抗炎因子（脂皮素等）的合成；④抑制吞噬细胞功能，稳定溶酶体膜，阻止补体参与炎症反应；⑤抑制炎症后组织损伤的修复——延迟愈合。

抗炎不抗菌，抗炎不抗因，治标不治本；实质是提高了机体对炎症的反应性。不足——降低了机体的防御功能。

注意：使用不当——感染扩散、创面愈合延迟。

（2）免疫抑制作用：抑制巨噬细胞吞噬功能，

促进淋巴细胞的破坏和解体,促其移出血管而减少循环中淋巴细胞数量;降低自身免疫性抗体水平——缓解过敏反应及自身免疫性疾病的症状,对抗异体器官移植的排异反应。小剂量时主要抑制细胞免疫;大剂量时抑制浆细胞和抗体生成而抑制体液免疫功能。

(3)抗毒素:提高机体对有害刺激的应激能力,减轻细菌内毒素对机体的损害,对感染毒血症的高热有退热作用。解热机制是可直接抑制体温调节中枢,降低其对致热原的敏感性,又能稳定溶酶体膜而减少内热原的释放,促进汗腺分泌,扩张血管,促进散热过程。

(4)抗休克:解除小动脉痉挛,增强心肌收缩力,改善微循环。

(5)对代谢的影响:升糖、解蛋、移脂、保钠、低钾、骨质疏松。①糖——增高肝糖原,升高血糖(诱发糖尿病);②脂肪——(诱发高血脂)改变身体脂肪分布——向心性肥胖;③蛋白质——提高分解;④电解质——增强钠离子再吸收(水钠潴留)及钾、钙、磷排泄(低钾、骨质疏松)。

(6)对血液和造血系统的作用:刺激骨髓造血功能。血液中的中性粒细胞、血小板、红细胞数量增多,而淋巴细胞、嗜酸性粒细胞、嗜碱性粒细胞减少。

（7）其他作用：①提高中枢神经系统的兴奋性——诱发癫痫；②促进胃酸及胃蛋白酶分泌——诱发溃疡；③减轻结缔组织的病理增生。

考点4 ★★★　临床应用

1. 替代疗法　急慢性肾上腺皮质功能减退、脑垂体前叶功能减退及肾上腺次全切除术后。

2. 严重感染并发的毒血症　中毒性痢疾、中毒性肺炎、暴发型流行性脑脊髓膜炎、暴发型肝炎等。

【使用原则】①早期用药，使用突击剂量，短疗程；②合用有效、足量的抗菌药物；③症状控制后，先停激素后再停抗菌药；④病毒、真菌感染原则上不用。

3. 缓解急性炎症的各种症状，并可防止某些炎症的后遗症　如组织粘连、瘢痕。可用于结核性脑膜炎、胸膜炎、心包炎和烧伤等。

4. 治疗自身免疫性疾病　风湿热、类风湿关节炎、全身性红斑狼疮、肾病综合征、异体器官移植术后免疫排异反应。

5. 过敏性疾病　荨麻疹、枯草热、血清病、血管神经性水肿、过敏性鼻炎、支气管哮喘和过敏性休克——首选肾上腺素。

6. 各种休克辅助治疗　①中毒性休克：糖皮质激素＋足量有效抗菌药；②过敏性休克：肾上

腺素+糖皮质激素；③心源性休克：强心苷+糖皮质激素；④低血容量休克：补充血容量+糖皮质激素。

7. 血液系统疾病 白血病、恶性淋巴瘤、再生障碍性贫血、白细胞及小板减少。①"五增加"——红细胞、血红蛋白、血小板、纤维蛋白原浓度（缩短凝血时间）、中性粒细胞。②"二减少"——嗜酸性粒细胞、淋巴细胞。

8. 其他 肌肉和关节劳损、严重天疱疮、剥脱性皮炎、溃疡性结肠炎及甲状腺危象。

考点 5 ★★　使用方法

1. 小剂量代替疗法 生理需要量，上午 8 时给药；或早晨给药 2/3，夜间给药 1/3。终身替代治疗适用于原发性或继发性慢性肾上腺皮质功能减退症，并于各种应激情况下适当增加剂量。

2. 一般剂量长期疗法 隔日给药，用于结缔组织病、肾病综合征、顽固性支气管哮喘、中心视网膜炎、各种恶性淋巴瘤、淋巴细胞性白血病。

3. 中程治疗 适于病程较长且多器官受累性疾病，如风湿热等，生效后减至维持剂量，停药时需要逐渐递减。

4. 大剂量冲击疗法 严重中毒性感染及休克。一日可达 1g 以上，一般不超过 3 日。冲击治疗适用于危重症患者的抢救，如暴发性感染、过敏性休克、严重哮喘持续状态等。

考点6★★★ 典型不良反应

1. 医源性库欣综合征——满月脸、向心性肥胖、紫纹、皮肤变薄、痤疮。
2. 血糖升高、糖尿病倾向。
3. 血钙和血钾降低、水钠潴留——高血压。
4. 血胆固醇升高、血脂肪酸升高。
5. 骨质疏松症、病理性骨折、股骨头坏死、肌痛、肌无力、肌萎缩。
6. 诱发或加重消化道溃疡、溃疡穿孔。
7. 诱发或加重真菌与病毒感染、结核病加重。
8. 创面或伤口愈合不良。
9. 诱发精神症状、青光眼。
10. 长期大量应用抑制儿童生长发育。原因是抑制生长激素分泌，抑制蛋白质合成和促进其分解 促进钙磷排泄——引起消化功能紊乱，影响糖代谢。
11. 停药反应

（1）肾上腺皮质功能减退症诱因：减量过快或突然停药。停药后，垂体分泌ACTH的功能需经3～5个月恢复，肾上腺皮质对ACTH起反应，功能恢复需6～9月或更久，不能突然停药。

（2）反跳现象机制：一方面，垂体分泌ACTH的功能尚未恢复；另一方面，因患者对激素产生了依赖性或病情尚未完全控制，突然停药或减量过快而导致原有疾病复发或恶化。

（3）反跳现象处理：需加大剂量再行治疗，症状缓解后再逐渐减量，直至停药。

考点7 ★　禁忌证

1. 严重精神病或癫痫病史者、活动性消化性溃疡病或新近胃肠吻合术者、骨折患者、创伤修复期患者、角膜溃疡者、肾上腺皮质功能亢进者、严重高血压、糖尿病患者。

2. 妊娠早期妇女。

3. 抗菌药物不能控制的感染——水痘、真菌感染。

4. 结核、细菌和病毒感染者。

考点8 ★★★　药物相互作用

1. 苯巴比妥、苯妥英钠、卡马西平、利福平等肝药酶诱导剂可加快糖皮质激素代谢，合用时应增加糖皮质激素的剂量。

2. 地尔硫䓬、酮康唑和伊曲康唑能够抑制CYP3A活性，合用时注意减少激素用量。

3. 糖皮质激素与噻嗪类利尿剂或两性霉素B均能促使排钾，合用时注意低血钾。

4. 糖皮质激素与水杨酸合用更易致消化性溃疡。

考点 9 ★★★　用药监护

1. 使用原则

（1）能局部，不全身；能小剂量，不大剂量；能短期，不长期。

（2）激素依赖性的哮喘患者——以吸入替代口服给药，并在吸入后常规漱口，避免残留药物诱发口腔真菌感染和溃疡。

2. 特殊人群

（1）儿童——监测生长和发育情况。

（2）老年人——预防消化道溃疡、感染、骨质疏松症和高血压等；有精神病史者避免使用。

（3）可的松和泼尼松——为前药，需在肝内分别转化为氢化可的松和泼尼松龙而生效——严重肝功能不全者宜选择氢化可的松或泼尼松龙。

（4）长期使用须定期监测血糖和尿糖；注意白内障、青光眼或眼部感染、血清电解质紊乱、大便隐血、血压变化等情况。

3. 注意应用的时辰性

（1）人体糖皮质激素的分泌具昼夜节律性，一日上午 8 时左右为分泌高潮，随后逐渐下降，午夜 12 时为低潮。

（2）应用外源性糖皮质激素——采用隔日 1 次给药法，将 48 小时用量在早晨 8 时一次服用——对下丘脑、垂体、肾上腺皮质抑制较轻，不良反应较少。

4. 停药时宜缓慢 逐渐减量，不宜骤停——以免复发（反跳现象）或出现肾上腺皮质功能不足症状。

考点10 ★★ 主要药品

1. 氢化可的松

【作用】氢化可的松既可人工合成，也是天然存在的糖皮质激素，抗炎作用为可的松的1.25倍，也具有免疫抑制作用、抗毒作用、抗休克及一定的盐皮质激素活性等，并有留水、留钠及排钾作用，血浆半衰期为8～12小时。

【适应证】①用于肾上腺功能不全所引起的疾病、类风湿关节炎、风湿性发热、痛风、支气管哮喘等；②用于过敏性皮炎、脂溢性皮炎、瘙痒症等；③用于虹膜睫状体炎、角膜炎、巩膜炎、结膜炎等；④用于神经性皮炎；⑤用于结核性脑膜炎、胸膜炎、关节炎、腱鞘炎、急慢性挫伤、腱鞘劳损等。

2. 地塞米松

【作用】影响糖代谢；抗炎、抗毒素、抗免疫和抗休克等；对盐代谢的影响相对较弱。

【适应证】①过敏性、自身免疫性与炎症性疾病，如结缔组织病、严重的支气管哮喘、皮炎、溃疡性结肠炎、急性白血病、恶性淋巴瘤等；②预防新生儿呼吸窘迫综合征、降低颅内高压，以及库欣综合征的诊断与鉴别诊断。由于该品潴钠作用较弱，一般不用作肾上腺皮质功能减退的替代治疗。

3. 倍他米松

【作用】倍他米松是地塞米松的差向异构体，其不同点仅在于 C16 位的甲基为 β 位，药理作用同地塞米松。其抗炎作用较地塞米松、去炎松等均强。

4. 泼尼松

【适应证】①补充替代治疗；②抗炎；③自身免疫性疾病；④过敏性疾病；⑤防止器官移植排异反应；⑥急性白血病、恶性肿瘤等。

5. 泼尼松龙

【适应证】过敏性与炎症性疾病。由于其盐皮质激素活性很弱，故不适用于原发性肾上腺皮质功能减退症。潴钠作用较弱，一般也不用作肾上腺皮质功能减退的替代治疗。

6. 甲泼尼龙

【适应证】主要用于器官移植的抗排异反应；亦作为危重疾病的急救用药，如脑水肿、休克、严重的过敏反应、胶原性疾病、风湿病、白血病、多发性神经炎、内分泌失调以及急性喉支气管炎等。

7. 曲安奈德

【适应证】用于各种皮肤病（如神经性皮炎、

湿疹、牛皮癣等)、过敏性鼻炎、关节痛、支气管哮喘、肩周炎、腱鞘炎、滑膜炎、急性扭伤、风湿性关节炎、慢性腰腿痛及眼科炎症。

【注意】不宜作静脉注射,使用前应将药瓶充分摇匀,使药液成一均匀悬浮液。关节腔内注射可能引起关节损害。长期用于眼部可引起眼内压升高。

8. 氟轻松

【适应证】氟轻松为外用皮质激素,涂于皮肤患处,治疗皮肤过敏引起的瘙痒、黏膜的炎症、神经性皮炎、接触性皮炎、日光性皮炎、牛皮癣等;特别适用于婴儿湿疹,副作用少,奏效快,止痒效果好。

【注意】凡有结核或细菌感染(如水痘等)的皮肤病患者应忌用。对皮肤病并发感染患者,应同时使用抗生素治疗。

第二节 雌激素

考点1★★ 药物分类及代表药

分类	代表药
天然雌激素	雌二醇、雌三醇
人工合成雌激素	戊酸雌二醇、炔雌醇、孕马雌酮、尼尔雌醇、炔雌醚、普罗雌烯

考点2 ★ 作用特点

雌激素的生理作用：雌二醇生物活性最强，雌三醇最弱。

1. 促进和维持女性生殖器官和第二性征 促使乳腺腺泡发育、乳房增大、乳汁生成。

2. 卵巢 刺激卵泡发育。雌激素血液浓度的高低通过反馈的方式——促进或抑制促性腺激素的释放——间接影响卵巢功能。

3. 输卵管 加速卵子在输卵管的运行速度。

4. 子宫 促进子宫内膜和平滑肌的代谢。

5. 阴道 促进阴道上皮基底层细胞的增生、分化、成熟及角化。

6. 骨骼 促进骨质致密，但能使骨骺提早闭合和骨化而影响骨的长度增加。青春期前过量雌激素摄入，影响身高；绝经期妇女可用雌激素治疗骨质疏松症。

7. 心血管 降低血管通透性，降低血清胆固醇——女性高血脂、冠心病发病率低。

8. 皮肤 滋润皮肤，亮丽头发。

当雌激素水平降低后，会形成更年期综合征。同时心脑血管病和骨质疏松症发病率显著增高，甚至出现阿尔茨海默病。

考点3 ★★ 典型不良反应

1. 子宫内膜过度增生；长期大剂量使用雌激

素——轻微增加子宫内膜癌和乳腺癌发生的可能性。预防——与孕激素联合。

2. 高钙血症、水钠潴留、体重增加、三酰甘油升高、糖耐量下降。

3. 血栓性静脉炎和（或）静脉血栓栓塞性疾病风险增加。

4. 绝经后阴道炎。

5. 局部使用雌激素——白带增多、下腹胀或阴道灼热。

考点 4 ★ 禁忌证

1. 妊娠、哺乳期妇女；乳腺癌、子宫内膜癌患者；阴道不规则出血者。

2. 肝、肾功能不全者。

3. 血栓性静脉炎；血栓栓塞性疾病。

4. 胆囊炎患者（雌激素能使胆汁淤积，病情加重）。

5. 充血性心力衰竭、肝肾疾病所致的水潴留者。

考点 5 ★ 药物相互作用

1. 肝药酶诱导剂——卡马西平、苯巴比妥、苯妥英钠、扑米酮、利福平——加快雌二醇、己烯雌酚的代谢——减低雌激素活性。

2. 己烯雌酚与抗凝血药、抗高血压药合用可降低后者的作用。

考点6 ★ 用药监护

1. 注意权衡应用雌激素的利弊 应用雌激素治疗可增加血栓栓塞、子宫内膜癌、乳腺癌、妇科肿瘤的风险,且易诱发阴道不规则出血。己烯雌酚——导致子代女性在青少年期就发生"少女阴道癌",因此妊娠期妇女禁用。雌二醇——导致功能性子宫出血、前列腺癌。

2. 尽量采用有益的联合用药 ①雌激素与维生素D和钙剂并用,可减少尼尔雌醇的用量;②雌激素与雄激素联合用药——缓解乳房肿胀疼痛、性欲减退和抑郁症状。

考点7 ★ 主要药品

1. 雌二醇
【适应证】①卵巢功能不全或激素不足引起的功能性子宫出血、原发性闭经、绝经期综合征;②前列腺癌。

2. 戊酸雌二醇
【适应证】①绝经后更年期症状、卵巢切除后的雌激素缺乏引起的症状;②与孕激素类药物合用,可作避孕药。

3. 炔雌醇
【适应证】①闭经、月经过少、功能性子宫出血、绝经期综合征、子宫发育不全、前列腺癌等；②避孕药。

4. 雌三醇

【适应证】绝经后妇女因雌激素缺乏而引起的泌尿生殖道萎缩和萎缩性阴道炎。

5. 尼尔雌醇

【适应证】绝经期或更年期综合征。

第三节 孕激素

考点1 ★★ 药物分类及代表药

分类	代表药
天然孕激素黄体酮及其合成衍生物	黄体酮、醋酸甲羟孕酮、地屈孕酮、屈螺酮
合成的孕激素	炔诺酮、去氧炔诺酮、左炔诺酮、环丙孕酮、炔诺孕酮、甲地孕酮、己酸羟孕酮

考点2 ★★ 作用特点

1. 使子宫内膜增厚，为受精卵植入做好准备。
2. 植入后产生胎盘。
3. 减少妊娠子宫的兴奋性，使胎儿安全生长。
4. 与雌激素共同作用，促使乳房充分发育，为产乳做准备。
5. 使子宫颈口闭合，黏液减少变稠，使精子不易穿透。

6. 大剂量——下丘脑的负反馈——抑制垂体促性腺激素——抑制排卵。

考点 3 ★ 典型不良反应

1. 常见突破性出血、阴道点状出血、月经不规则、宫颈分泌物性状改变、乳房肿痛、性欲降低或性快感缺乏。

2. 长期应用可引起子宫内膜萎缩（雌激素是增生）、月经减少、闭经，并易诱发阴道真菌感染。

3. 血栓栓塞性疾病。

考点 4 ★ 禁忌证

肝功能不全、肾功能不全、阴道出血、心血管疾患、糖尿病、有血栓病史和胆囊疾病患者、性激素依赖的恶性肿瘤、妊娠期妇女。

考点 5 ★ 用药监护

孕激素异常结果：①检查结果偏低，可能患有多囊卵巢综合征，并可提示做进一步的妇科检查。②结果偏高，可能患子宫内膜增生。

考点 6 ★★ 主要药品

1. 黄体酮

【适应证】①习惯性流产、痛经、经血过多或血崩症、闭经；②口服大剂量——用于经前综合征、月经紊乱、良性乳腺病、围绝经期。

2. 甲羟孕酮

【适应证】①痛经、功能性闭经、功能性子宫出血、先兆流产或习惯性流产、子宫内膜异位症等；②大剂量——长效避孕针。

3. 炔孕酮

【适应证】用于功能性子宫出血、月经异常、闭经、痛经等。

4. 环丙孕酮

【适应证】①孕激素活性；②抗雄激素作用很强——抑制垂体促性腺激素的分泌，使体内睾酮水平降低；③抑制男性精子生成，降低精液生化组成及精子穿透宫颈黏液的能力——避孕。

5. 地屈孕酮

【作用】①高选择性孕激素，没有雄激素、雌激素的作用；②最重要——不影响体重、糖耐量、血压、血脂、凝血功能和肝功能，不影响排卵，不导致嗜睡。

【适应证】①辅助受孕；②黄体功能不足导致的先兆流产。

6. 屈螺酮

【适应证】①拮抗雌激素导致的水钠潴留——用于经前期综合征；②与炔雌醇组成复方口服避孕药。

第四节 避孕药

考点1★★ 药物分类及代表药

分类	代表药
短效口服避孕药	复方炔诺酮片、复方甲地孕酮片、复方左炔诺孕酮片
紧急避孕药	左炔诺孕酮、米非司酮
长效避孕药	复方甲地孕酮注射液、复方庚酸炔诺酮注射液
外用避孕药	壬苯醇醚栓
皮下埋植避孕药	左炔诺孕酮的硅胶棒或甲硅环、庚炔诺酮微球针、复方甲地孕酮微囊

考点2★★ 作用特点

1. 抑制排卵——雌激素＋孕激素 通过负反馈——抑制下丘脑促性腺释放激素分泌——垂体前叶促性腺激素分泌减少，血中卵泡刺激素（FSH）和黄体生成素（LH）减少——抑制卵泡生长和成熟排卵。

2. 阻碍受精——小剂量孕激素口服 抑制宫颈黏膜的分泌，使黏液减少但黏稠度增高——阻碍受精；精子获能受到抑制，失去受精能力——影响受精。

不足——不规则出血的发生率较高。

第八章　内分泌系统疾病用药

考点3 ★　典型不良反应

1. 类早孕样反应——恶心、头晕、无力、食欲减退、疲倦。
2. 胃肠道反应——恶心、呕吐。
3. 月经失调。
4. 出血——漏服后可能出现子宫出血。
5. 妊娠斑。
6. 体重增加。
7. 其他，如乳房胀痛、头痛、头晕、乏力；白带增多——长效口服避孕药（雌激素含量高）引起。

考点4 ★　禁忌证

1. 不明原因阴道出血、肝脏疾病、血栓或血栓史和激素依赖性肿瘤。
2. 择期手术或需要长期卧床者，需要在手术（大手术或需静养不动）的前1个月就停止服用口服避孕药——预防血栓形成。
3. 急性肝炎、肾炎、心脏病、高血压、糖尿病、甲状腺功能亢进、子宫肌瘤、肺结核等病的妇女。

考点5 ★　药物相互作用

1. 长期合用利福平、抗癫痫药（苯巴比妥、苯妥英纳、卡马西平、扑米酮等)——促使肝细胞内药物代谢酶活性增强——避孕失败。

2.氨苄西林、四环素、复方磺胺异噁唑、氯霉素——阻断避孕药的肠肝循环——避孕失败。

考点6 ★ 用药监护

1. 警惕避孕药促进血栓的形成。

2. 掌握短效口服避孕药的漏服处置

(1)如果漏服<12小时,避孕效果不会降低——立即补服即可,然后仍在常规时间服用1片。

(2)如果漏服超过12小时,避孕效果可能降低。

处理:①发生在第一周,在想起时(>12小时)立即补服,即使有可能同时服用2片药,然后在常规时间服下1片药,随后7天同时采取屏障避孕(避孕套)。②发生在第二周,在想起时立即补服,即使这意味着同时服用2片药,然后按常规时间服用剩下的药片;如果在漏服药片前的7天连续正确服药,不用采取其他避孕措施;如果在漏服药片前的7天没有连续正确服药,或漏服超过1片,在接下来的7天建议同时采用屏障法避孕。③发生在第三周,方法一是在想起时立即补服,即使这意味着同时服用2片药,在常规时间服用剩下的药片,一旦本板药服完,立即开始服用下一板，因此其间无停药期；在第二板药服完之前可能没有撤退性出血，但是服药期间可能有点滴性出血或突破性出血。方法二，也可停止服用本板药，停药7天（包括漏服药片的那天），然后继续服用下一板；如果妇女漏服药片，并在停药期无撤退性出血，则应考虑妊娠的可能性。

考点7★★ 主要药品

1. 短效口服避孕药　最受推荐。分为：①单相片：雌、孕激素剂量固定，如复方炔诺酮片、复方左炔诺孕酮片。②三相片：模仿正常月经周期中内源性雌、孕激素水平变化的三个阶段，按顺序服用。前6片含低剂量的雌、孕激素，中间5片两种激素含量均高，后10片孕激素含量高而雌激素含量低。

2. 紧急避孕药

（1）左炔诺孕酮：孕激素含量相当于8天的短效口服避孕药量，以此抑制和延迟排卵。剂量过大——月经周期紊乱、不规则的阴道流血，重复多次使用会对健康产生影响。

（2）米非司酮：抗孕激素，能与孕酮受体及糖皮质激素受体结合，只能作为避孕失败后的补救措施，绝不能当作常规的避孕药。

3. 长效避孕药　复方甲地孕酮注射液和复方

庚酸炔诺酮注射液——雌激素＋孕激素——抑制排卵、抗着床。孕激素剂量是短效避孕药的几十倍；雌激素剂量是短效避孕药的近百倍——副作用较大。不可突然停药，必须改服短效避孕药3个月后再停药，避免大出血。

4. 外用避孕药　壬苯醇醚栓，阴道内给药。

5. 其他　①皮下埋植剂；②缓释阴道避孕环（CVR）；③微球和微囊避孕针。

第五节　蛋白同化激素

考点1★★　作用特点

【定义】能促进细胞的生长与分化，使肌肉扩增的甾体激素，结构类似睾酮，是由天然雄性素经结构改造，降低雄激素活性，提高蛋白同化活性而得到的半合成激素类药物。

【作用】借睾酮的生理功能而产生同化效用：①促进蛋白质生物合成——促进肌肉变大变壮；②促进食欲；③促进骨骼生长；④刺激骨髓，促进红细胞产生。

1. 苯丙酸诺龙　促进蛋白质合成和抑制蛋白质异生，并使钙磷沉积和促进骨组织生长。

2. 司坦唑醇　促进蛋白质合成和抑制蛋白质异生，并使钙磷沉积和促进骨组织生长；还降低血胆固醇和三酰甘油,减轻骨髓抑制,能使体力增强、食欲增进、体重增加,而男性化不良反应甚微。

【适应证】①慢性消耗性疾病、重病及术后体弱消瘦、骨质疏松症、儿童发育不良;②血液系统疾病——再生障碍性贫血、白细胞减少症、血小板减少症;③高脂血症、遗传性血管神经性水肿及长期使用皮质激素引起的肾上腺皮质功能减退症。

考点2 ★ 典型不良反应

轻微男性化作用,尤其是妇女及青春期前儿童。

1. 女性 身体脂肪减少、体毛增长、痤疮、声音变低沉、乳房萎缩、阴蒂涨大、性欲亢进以及经期不规律甚至停经。

2. 男性 音调升高、高血压、胆固醇水平升高、皮肤痤疮、乳房发育、水钠潴留、性功能减退以及睾丸萎缩。

3. 儿童及青少年 性早熟、骨骼发育提早结束进而影响身高(类似雌激素的作用)。

4. 老年人 前列腺增生——排尿困难。

考点3 ★ 禁忌证

1. 苯丙酸诺龙 禁用于前列腺癌、男性乳腺癌、高血压患者及妊娠期妇女。

2. 司坦唑醇 禁用于伴高血钙的乳腺癌、男性乳腺癌、前列腺增生、前列腺癌、肾炎或肾病变、妊娠期妇女。

考点4★★ 用药监护

定期监测：①血糖——注意低血糖反应，必要时调整降糖药剂量。②血钙及尿钙——女性乳腺癌患者，监测。③凝血功能——可增加出血的风险。④肝功能——转氨酶 AST 及 ALT、乳酸脱氢酶、碱性磷酸酶升高。

第六节 甲状腺激素及抗甲状腺药

第一亚类 甲状腺激素

考点1★★ 概述

1. 甲状腺素形成 甲状腺素的形成经过合成、贮存、碘化、重吸收、分解和释放六个过程。

（1）滤泡上皮细胞从血液中摄取氨基酸，在粗面内质网中合成甲状腺球蛋白的前体，继而在高尔基复合体加糖并浓缩形成分泌颗粒，再以胞吐方式排放到滤泡腔内贮存。

（2）滤泡上皮细胞能从血液中摄取 I⁻，I⁻ 经过过氧化物酶的作用而活化。

(3)活化后的 I^- 进入滤泡腔与甲状腺球蛋白结合,形成碘化的甲状腺球蛋白。

(4)滤泡上皮细胞在腺垂体分泌的促甲状腺激素的作用下,胞吞滤泡腔内的碘化甲状腺球蛋白,成为胶质小泡。

(5)胶质小泡与溶酶体融合,碘化甲状腺球蛋白被水解酶分解形成少量三碘甲状腺原氨酸(T_3)和大量四碘甲状腺原氨酸(T_4,即甲状腺素)。

(6)T_3 和 T_4 于细胞基底部释放入血。

2. 甲状腺异常 甲状腺异常是甲状腺功能减退,系多种原因引起的甲状腺激素合成、分泌或生物效应不足所致的内分泌疾病。

依据起病年龄可分三型:①呆小病:功能减退始于胎儿或新生儿;②幼年型:功能减退始于性发育前儿童;③成年型:功能减退严重时称为黏液性水肿。

3. 常见的甲状腺疾病

(1)甲状腺功能亢进:T_3 和 T_4 分泌过多,就会常常出现性欲减退、阳痿或者少见的男性乳房发育,引起 PRL 及激素的水平增高,进而引起生殖能力下降,导致不育。临床表现为怕热、多汗、潮湿、皮肤温暖、紧张、多语好动、思想不集中、心律失常、食欲亢进等多方面的症状。

(2)甲状腺功能减退症:此病是由于某些原

因引起的甲状腺激素合成、分泌或者生物效应不足而导致的内分泌疾病。依据发病年龄可以分为：呆小病、幼年型和成年型。

甲状腺功能减退会引起全身很多脏器功能的下降或紊乱。由于代谢紊乱，患者会出现畏寒、皮肤发亮、毛发稀疏、智力减退、少精等症状。

考点2 ★★ 作用特点

1. 甲状腺素（四碘甲状腺原氨酸，T_4）——要转变为 T_3 才能发挥作用。

2. 碘甲腺氨酸（三碘甲状腺原氨酸，T_3）——生理活性物质。

甲状腺素

【作用】①维持正常生长发育。甲状腺功能不足——呆小病（克汀病）、黏液性水肿（成人）。②促进代谢和增加产热。③提高交感肾上腺系统的感受性。

【适应证】甲状腺激素药（甲状腺片、左甲状腺素钠、左旋三碘甲腺原氨酸）：①治疗单纯性甲状腺肿及甲状腺癌手术后导致的甲减；②诊断甲亢的抑制试验。

考点3 ★ 典型不良反应和禁忌证

1. 典型不良反应

（1）心动过速、心悸、心绞痛、心律失常、暂时性低血压。

（2）月经紊乱。

（3）体重减轻、骨骼肌痉挛、肌无力。

2. 禁忌证 非甲状腺功能减退性心力衰竭和快速型心律失常者。

考点 4 ★★ 用药监护

1. 注意调整剂量 左甲状腺素成人初始剂量，一日 25～50μg，一日 1 次，随后每隔 2 周以 25μg 调整至适宜剂量。

2. 注意用药安全性

（1）左甲状腺激素——吸收易受饮食影响——晨起空腹服用。

（2）治疗初期应注意心功能，有心绞痛病史者应从小剂量开始。

（3）妊娠期——仅有极少量可透过胎盘屏障——可以用，必须严密监护。

考点 5 ★ 主要药品

1. 甲状腺片 T_3 和 T_4 含量比例不恒定，已基本被淘汰。

2. 左甲状腺素 人工合成的 T_4。左甲状腺素可由胃肠道吸收，但吸收不完全，吸收率不定，特别是在与食物同服时。主要用于防治黏液性水肿、克汀病及其他甲状腺功能减退症。

3. 碘塞罗宁 人工合成的 T_3。作用与甲状腺素相似，而效力为甲状腺素的 3～5 倍。起效快，维持时间较短。

第二亚类 抗甲状腺药

考点1 ★★ 药物分类及代表药

分类	代表药
硫脲类	丙硫氧嘧啶、甲巯咪唑
碘制剂	碘、碘化物、放射性碘
β受体阻断剂	普萘洛尔

考点2 ★★ 作用特点

1. 硫脲类

【作用】抑制过氧化酶系统，起效慢，待已生成激素耗竭后起效，不适于甲状腺危象。

【不良反应】硫脲类不良反应多发生在用药初始2个月。十分常见的是皮肤瘙痒、皮疹、药物热、红斑狼疮样综合征（表现为发热、畏寒、全身不适、软弱无力）、剥脱性皮炎、白细胞计数减少、轻度粒细胞计数减少。常见关节痛、白细胞和粒细胞计数减少、中性粒细胞胞浆抗体相关性血管炎、脉管炎。少见中性粒细胞胞浆抗体相关性脉管炎（患部红、肿、痛），发病机制为与其中性粒细胞聚集，与髓过氧化物酶（MPO）结合，导致 MPO 结构改变，诱导中性粒细胞胞浆抗体。

（1）丙硫氧嘧啶——抑制 T_4 转化为 T_3。

【机制】①抑制过氧化酶，使被摄入到甲状腺细胞内的碘化物不能氧化成活性碘，酪氨酸不能碘化；②一碘酪氨酸和二碘酪氨酸的缩合过程受阻——不能生成甲状腺激素。

【适应证】①甲亢；②甲状腺危象；③术前服用，使甲状腺功能恢复到正常，然后术前 2 周左右 + 碘剂。

【注意事项】①妊娠妇女宜采用最小有效剂量，维持甲状腺功能在正常上限。②丙硫氧嘧啶更不易进入乳汁，更适用哺乳期间。

【缺点】不能直接对抗甲状腺激素，待已生成的甲状腺激素耗竭后才能产生疗效，作用较慢。

（2）甲巯咪唑——作用较强，奏效快而代谢慢，维持时间较长。

【机制】抑制甲状腺内过氧化物酶，从而阻碍吸聚到甲状腺内碘化物的氧化及酪氨酸的偶联，阻碍甲状腺素（T_4）和三碘甲状腺原氨酸（T_3）的合成。

【适应证】用于各种类型的甲状腺功能亢进症，包括 Graves 病（伴自身免疫功能紊乱、甲状腺弥漫性肿大，可有突眼）、甲状腺腺瘤、结节性甲状腺肿及甲状腺癌引起的甲亢。

（3）卡比马唑——在体内逐渐水解，游离出甲巯咪唑而发挥作用；作用开始较慢，维持时间较长；不适用于甲状腺危象。

2. 碘制剂

（1）小剂量碘剂：预防，作为原料合成甲状腺素，以纠正垂体促甲状腺素分泌过多，而使肿大的甲状腺缩小，用于地方性甲状腺肿，治疗单纯性甲状腺肿。

（2）大剂量碘剂：有抗甲状腺作用，主要是抑制甲状腺激素的释放，还能抑制甲状腺激素的合成；作用快而强，不能单独用于甲亢的药物治疗。只用于：①甲状腺功能亢进的手术前准备，以使腺体缩小变韧，利于手术进行，减少出血；②甲状腺危象的治疗，须同时配合服用硫脲类药物，危象解除后应及时停用碘剂。

（3）放射性碘：在核医学诊断方面用于甲状腺、甲状腺癌转移灶或神经外胚层肿瘤的显像。在核医学治疗方面，放射性碘化钠可用于治疗甲状腺功能亢进、手术后复发应用硫脲类药物无效者、甲状腺癌，还可采用新的剂型治疗肝癌。易致甲状腺功能低下。

【适应证】①甲状腺危象，同时配合硫脲类。②甲亢术前准备，使甲状腺组织变硬，血供减少，有利于手术进行；当术前服用丙硫氧嘧啶出现甲状腺肿大时，应加服大剂量碘剂。

【缺点】作用时间短暂，且服用时间过长时可使病情加重——不作为常规抗甲状腺药。

【用法与用量】口服用于甲状腺危象,每间隔6小时给予1次。用于甲亢术前准备——术前2周服复方碘口服溶液,一日3次,一次从5滴逐日增加至15滴。

考点2 ★ 典型不良反应

1. 十分常见药物过敏——皮肤瘙痒、皮疹、药物热、红斑狼疮样综合征、剥脱性皮炎。

2. 常见关节痛、白细胞和粒细胞计数减少(硫脲类尤其重要)、中性粒细胞胞浆抗体相关性血管炎、脉管炎。

3. 硫脲类不良反应——粒细胞下降;碘制剂不良反应——血管神经性水肿。

考点3 ★ 禁忌证

碘制剂禁用于年龄小于20岁不建议(在30岁以下不首选);Ⅲ度白细胞低下;妊娠及哺乳期妇女;有严重心、肝、肾功能不全;甲状腺极度肿大并有压迫症状者;重症浸润性突眼。

考点4 ★★ 药物相互作用

(1)甲巯咪唑应慎与华法林合用。
(2)丙硫氧嘧啶可能使抗凝血药作用降低。

(3)普萘洛尔对甲状腺激素代谢无作用,仅能改善甲状腺功能亢进症的症状。

考点5 ★★ 用药监护

1. 注意定期监测血象,注意白细胞减少 硫脲类——每周检查1次白细胞,如白细胞计数 $< 3×10^9/L$ 时,停药。

2. 关注胰岛素自身免疫综合征 甲巯咪唑——可引起胰岛素自身免疫综合征,自发产生胰岛素自身抗体——血糖升高——进一步刺激胰岛细胞分泌胰岛素——高游离胰岛素血症——诱发低血糖反应。

3. 注意丙硫氧嘧啶引起的其他异常

(1)中性粒细胞胞浆抗体相关性血管炎,肾脏受累多见。

(2)肝毒性——AST及ALT升高和严重肝炎。

(3)在用药期间定期检查白细胞:丙硫氧嘧啶、甲巯咪唑等抗甲状腺药物可引起白细胞减少症,一般发生在用药1~3个月期间,可导致甲亢患者全身抵抗力显著下降,甚至发生严重感染,威胁生命。

突然发生的粒细胞缺乏症一般不能预防,逐渐发生的粒细胞缺乏症一般先有白细胞减少,如果继续用药,可以转变成粒细胞缺乏症,可以通过在用药期间定期检查白细胞来预防。

①甲亢患者应用抗甲状腺药物期间应每周查1次白细胞,如果白细胞计数少于3×10^9/L时,一般需停药观察。②用药后患者白细胞计数在3×10^9/L～4×10^9/L,应每1～3天查1次白细胞,并根据白细胞减少情况应用利可君、鲨肝醇等药物,必要时用激素治疗,同时换用另一种抗甲状腺药物。③如经过停药观察或换药处理后患者白细胞计数仍然下降,应立即停用抗甲状腺药物,改用其他方法治疗甲亢。④粒细胞缺乏症一旦发生,应立即停用抗甲状腺药物,并在无菌隔离的病房抢救。目前主要给予大量的糖皮质激素和抗生素治疗,治愈后患者一般不能再用抗甲状腺药物治疗甲亢。

第七节 胰岛素及胰岛素类似物

考点1★★ 概述

糖尿病——由胰岛 β 细胞分泌胰岛素出现相对或绝对缺乏,和(或)胰岛素作用缺陷所引起。

1型——胰岛素分泌绝对缺乏——必须用胰岛素终生治疗。

2型——先用口服降糖药。口服降糖药失效或存在禁忌证时,加用胰岛素。

药物分类及代表药

分类	代表药
超短效胰岛素	门冬胰岛素、赖脯胰岛素
短效胰岛素	速效胰岛素、普通胰岛素、赖谷胰岛素、中性胰岛素
中效胰岛素	低精蛋白锌胰岛素
长效胰岛素	精蛋白锌胰岛素
超长效胰岛素	甘精胰岛素、地特胰岛素
预混胰岛素	精蛋白锌重组人胰岛素混合注射液、精蛋白锌重组赖脯胰岛素混合注射液

考点2 ★★ 作用特点

1. 胰岛素

【作用】①葡萄糖：增加利用，加速酵解和氧化，促进肝糖原和肌糖原的合成与贮存，抑制糖原分解和糖异生——血糖降低。②脂肪：促进合成，抑制分解，使酮体生成减少，纠正酮症酸中毒。③蛋白质：促进合成，抑制分解。

【适应证】1型糖尿病、糖尿病合并妊娠及分娩、糖尿病合并重度感染和消耗性疾病、糖尿病酮症及糖尿病昏迷等。

【分类】

（1）根据胰岛素来源：人胰岛素、牛胰岛素和猪胰岛素。

（2）根据制备工艺：由动物胰腺提取、半合成或全合成、胰岛素类似物。

（3）根据胰岛素作用时间

1）超短效胰岛素：门冬胰岛素、赖脯胰岛素。

优点：①皮下注射吸收较人胰岛素快3倍，起效迅速，持续时间短，能更加有效地控制餐后血糖。②用药时间灵活，餐前或餐后立刻给药，可以达到与餐前30分钟注射常规胰岛素相同的效果。

2）短效胰岛素：可在紧急情况下静脉输注，又称"可溶性胰岛素""常规胰岛素""中性胰岛素"。

缺点：餐前30分钟用药，不易把握。进餐时间提前易致血糖控制不佳，延后容易发生低血糖，血糖波动较大。

3）中效胰岛素：低精蛋白锌胰岛素。

4）长效胰岛素：精蛋白锌胰岛素。每日注射1次。

5）超长效胰岛素：甘精胰岛素和地特胰岛素。

6）预混胰岛素：即"双时相胰岛素"，含有两种胰岛素的混合物，可同时具有短效和长效胰岛素的作用。

2. 胰岛素类似物　利用重组DNA技术，对人胰岛素的氨基酸序列进行修饰，可模拟正常胰岛素的分泌时相和作用。

（1）赖脯胰岛素、门冬胰岛素——超短效。

皮下注射10～20分钟起效。须紧邻餐前注射，用药10分钟内须进食含碳水化合物的食物。

（2）甘精胰岛素、地特胰岛素——超长效。一日用药1次。

考点3★★ 典型不良反应

1. 低血糖反应 常见心慌、出汗、面色苍白、饥饿感、虚弱、震颤、反应迟钝、视力或听力异常、意识障碍、头痛、眩晕，甚至昏迷。

2. 过敏反应 荨麻疹、紫癜、低血压、血管神经性水肿、支气管痉挛，甚至过敏性休克或死亡。

3. 局部反应 注射部位红肿、灼热、瘙痒、皮疹、水疱或皮下硬结。

4. 注射部位皮下脂肪萎缩 使用纯度不高的动物胰岛素易出现。反复在同一部位注射，可刺激局部脂肪增生。

5. 胰岛素抵抗 糖尿病患者1日的胰岛素需要量大于2U/kg（如体重50kg，则1日的注射量超过100U）。

考点4★ 禁忌证

1. 低血糖者。
2. 肝硬化、溶血性黄疸。
3. 胰腺炎、肾炎。

考点5 ★　药物相互作用

1. 口服降血糖药与胰岛素有协同作用。

2. 肾上腺皮质激素、甲状腺素、生长激素能升高血糖，合用时能对抗胰岛素的降血糖作用。

3. β受体阻断剂可阻断肾上腺素的升高血糖反应，与胰岛素合用时，要注意调整（减少）剂量，否则易引起低血糖。

考点6 ★★　用药监护

1. 监测低血糖　接受药物治疗的糖尿病患者血糖水平≤3.9mmol/L。

预防：①从小剂量开始，渐增剂量。②定时定量进餐。③避免酗酒或空腹饮酒（酒精能直接导致低血糖）。

2. 正确应用

（1）每一次注射需要更换不同部位。

（2）胰岛素过量——饥饿感、精神不安、脉搏加快、瞳孔散大、焦虑、头晕，严重者可出现共济失调、震颤、昏迷甚至惊厥。

抢救：静脉注射葡萄糖或口服糖类。

（3）混悬型胰岛素注射液（低精蛋白锌胰岛素30R、50R、70R等）——禁用于静脉注射（应皮下）；只有可溶性胰岛素，如短效胰岛素、超短效胰岛素（门冬胰岛素、赖脯胰岛素）等可以静脉给药。

（4）尚未开瓶使用的胰岛素应在 2～10℃处保存。已开始使用的可在室温（最高25℃）保存最长 4～6 周。冷冻后的胰岛素不可使用。

（5）尽量首选人胰岛素。

3. 注意胰岛素类似物的过敏反应。

考点 7 ★★　主要药物

1. 胰岛素

【适应证】①1 型糖尿病、2 型糖尿病有严重并发症者；②纠正细胞内缺钾——胰岛素和葡萄糖合用——促使钾从细胞外液进入组织细胞内。

【用法与用量】短效，全天胰岛素总量（TDI）= 体重（kg）×0.5U。其中基础胰岛素总量为 40%，餐时胰岛素总量为 60%，早餐前的剂量要大于中餐及晚餐前。

2. 低精蛋白锌胰岛素

【适应证】与短效胰岛素配合使用。

【用法与用量】中效，睡前或早餐前给药，以控制空腹血糖。

3. 精蛋白锌胰岛素

【适应证】和短效胰岛素配合使用，减少注射次数。

【用法与用量】长效，早餐前 0.5 小时皮下注射 1 次。

4. 门冬胰岛素、赖脯胰岛素

【适应证】控制餐后血糖，也可与中效胰岛素合用控制晚间或晨起高血糖。

【注意事项】超短效，紧邻餐前皮下注射，用药10分钟内须进食含碳水化合物的食物；可静注。

5. 甘精胰岛素

【适应证】和短效胰岛素或口服降糖药配合使用。

【用法与用量】超长效，皮下注射，一日傍晚注射1次。

第八节 口服降糖药

考点1 ★★★ 药物分类及代表药

药物类别	机制	分类	代表药
降糖药	促进胰岛β细胞分泌胰岛素	磺酰脲类	格列本脲、格列美脲、格列齐特、格列吡嗪、格列喹酮
		非磺酰脲类	瑞格列奈、那格列奈、米格列奈
抗糖尿病药	增加基础状态下糖的无氧酵解	双胍类	苯乙双胍、二甲双胍
		胰高血糖素样肽-1受体激动剂	艾塞那肽、利拉鲁肽
		二肽基肽酶-4抑制剂	西格列汀、维格列汀、沙格列汀、利格列汀

续表

药物类别	机制	分类	代表药
抗糖尿病药	抑制双糖类水解酶α葡萄糖苷酶的活性	α葡萄糖苷酶抑制剂	阿卡波糖、伏格列波糖、米格列醇
	增加组织与肝脏对胰岛素的敏感性	胰岛素增敏剂	罗格列酮、吡格列酮

第一亚类 磺酰脲类促胰岛素分泌药

考点2★★ 作用特点

【机制】刺激胰岛β细胞分泌胰岛素。

1. 格列本脲 口服后30分钟起效，作用持续约16～24小时。

2. 格列吡嗪 无明显蓄积，故较少引起低血糖反应。

3. 格列齐特 主要由肾脏排出。

4. 格列喹酮 仅5%经肾排泄，适用于有肾功能轻度不全者。

5. 格列美脲 适用于控制饮食、运动疗法及减轻体重均不能充分控制血糖的2型糖尿病。

考点3★ 典型不良反应

1. 常见低血糖反应、体重增加、口腔金属味、食欲改变。

2. 血液系统——粒细胞计数减少（咽痛、发热、感染）、血小板减少症（出血、紫癜）。

考点 4 ★　禁忌证

1. 1 型糖尿病、2 型糖尿病合并严重并发症者。
2. 格列齐特禁用于应用咪康唑治疗者。

考点 5 ★★　用药监护

1. 临床上根据药物失效发生的早晚，分为原发性失效和继发性失效　初治糖尿病患者，正规足量服用磺酰脲类药物达 1 个月，仍无法使血糖得到满意控制，谓之原发性失效，多见于确诊时病情已处于晚期、胰岛功能严重衰竭的糖尿病患者。另外一种情况是，患者在服药初期（数月到数年），血糖可得到满意控制，随着时间的推移，疗效越来越差，将口服药加至最大允许剂量，血糖仍得不到理想控制（空腹血糖超过 10mmol/L），谓之继发性失效。这主要是随着患者病情的进展，胰岛分泌胰岛素的功能逐渐下降，使得磺酰脲类促胰岛素分泌剂的疗效逐渐降低，以至彻底失效，最后不得不换用或加用其他口服降糖药及胰岛素治疗。

2. 心血管安全性　格列本脲对缺血的心肌可能有害。

3. 辨证用药

（1）按高血糖类型不同选择：①空腹血糖较高——长效：格列齐特、格列美脲；②餐后血糖升高——短效：格列吡嗪、格列喹酮；③病程较长且空腹血糖较高——格列本脲、格列美脲、格列齐特。

（2）轻、中度肾功能不全者——格列喹酮；严重肾功能不全——胰岛素。

（3）既往发生心肌梗死或存在心血管疾病高危因素——格列美脲、格列吡嗪；急性心肌梗死者：急性期——胰岛素；急性期后——磺酰脲类。

（4）格列本脲——降糖作用强，一定要注意不可过量。

（5）促胰岛素分泌药须在进餐前即刻或餐中服用，因为服药后不进餐会引起低血糖。

（6）应激状态如发热、昏迷、感染和外科手术时——必须换胰岛素治疗。

第二亚类　非磺酰脲类促胰岛素分泌药

考点6 ★★　作用特点

【机制】以"快开-速闭"的作用机制，通过与不同的受体结合以关闭 β 细胞膜中 ATP-依赖性钾通道，使 β 细胞去极化，打开钙通道，快速促进胰岛素早期分泌，降低餐后血糖。

【作用】①餐前即刻服用（无须餐前0.5小时

服用），吸收快，起效快，作用时间短；②既可降低空腹血糖，又可降低餐后血糖；③瑞格列奈经肾脏排泄，体内无蓄积，适用于老年和糖尿病肾病者。

考点7 ★ 不良反应

1. 常见低血糖反应、体重增加、呼吸道感染、类流感样症状、咳嗽。

2. 心血管不良反应，如心肌缺血。

考点8 ★★ 禁忌证

1. 1型糖尿病、糖尿病酮症酸中毒者，严重肝、肾功能不全者。

2. 妊娠及哺乳期妇女，12岁以下儿童。

考点9 ★ 用药监护

1. 与其他降糖药合用有协同作用，易出现低血糖——立即服糖果或饮葡萄糖水缓解。

2. 瑞格列奈和那格列奈——降糖作用呈血糖依赖性，较少引起低血糖，建议餐前10～15分钟给药。

第三亚类 双胍类药

考点10 ★★ 作用特点

【机制】①增加基础状态下糖的无氧酵解，增加葡萄糖的外周利用，增加胰岛素受体的结合和受体后作用，改善对胰岛素的敏感性。②抑制肠道内葡萄糖的吸收，减少糖原生成和肝糖输出。

【适应证】降糖作用与胰岛 β 细胞无关，对正常人无效，主要用于肥胖的 2 型糖尿病或控制饮食无效者。

考点 11 ★　不良反应

1. 常见腹泻、腹痛、口苦、金属味、腹部不适。

2. 酮尿或乳酸性血症——双胍类药增强糖的无氧酵解，抑制肝糖原生成导致。

3. 少见味觉异常、大便异常、低血糖反应（单独使用很少导致，与其他药物合用可增加低血糖风险）。

考点 12 ★　用药监护

1. 从小剂量开始。

2. 通常需 2～3 周才能达到降糖疗效。

3. 服药期间不要饮酒，乙醇可增加降糖作用。

4. 接受外科手术和造影剂增强的影像学检查前需暂停口服。

考点 13 ★★　代表药品

1. 苯乙双胍　乳酸酸中毒风险大。

2. 二甲双胍 2型糖尿病一线用药，能减轻体重，尤其适用于肥胖患者。

第四亚类　胰高糖素样肽-1受体激动剂

考点14 ★★　作用特点

【机制】以葡萄糖浓度依赖的方式增强胰岛素分泌、抑制胰高血糖素分泌，并能延缓胃排空，通过中枢性的食欲抑制来减少进食量。

【作用】①增加胰岛素分泌，增强外周组织对胰岛素的敏感性——降低餐后血糖。②增加胰岛素分泌主基因的表达——增加胰岛素的生物合成，每日注射1次即可。③控制患者收缩压，改善心血管功能和降低心血管事件风险。④显著降低体重。⑤在血糖水平较低时不抑制胰高血糖素的分泌，最大作用出现在用药后3小时。

艾塞那肽

【用法与用量】①仅用于皮下注射。②一日2次，于早餐和晚餐前60分钟内给药，餐后不可给药。③每一次给药剂量都是固定的，不需要根据血糖水平随时调整。

考点15 ★　典型不良反应

1. 低血糖。
2. 胃肠道不适、呕吐、消化不良、腹泻、胰腺炎、体重减轻和过敏性反应。

考点 16 ★ 禁忌证

1. 1 型糖尿病；糖尿病酮症酸中毒患者。

2. 胰腺炎患者；有个人及家族甲状腺髓样癌病史者；多发性内分泌腺肿瘤综合征 2 型的患者。

考点 17 ★ 用药监护

1. 与磺酰脲类药物合用时低血糖发生率升高，适当减少磺酰脲类药物的剂量可降低低血糖风险。

2. 应告知患者在驾驶或操作机械时采取必要措施，防止发生低血糖。

3. 不推荐艾塞那肽用于终末期肾病或严重肾功能不全（肌酐清除率 < 30mL/min）的患者；也不推荐利拉鲁肽用于肾病终末期患者。

第五亚类 二肽基肽酶 -4 抑制剂

考点 18 ★★ 作用特点

【机制】进食后血糖高时，胃肠分泌两种肠促胰岛素，即葡萄糖依赖性促胰岛素释放多肽（GIP）和胰高糖素样肽 -1（GLP-1），促进分泌胰岛素。但这两种肽均可迅速被二肽基肽酶 -4（DPP-4）降解。

DPP-4 抑制剂——抑制 DPP-4，减少 GLP-1

的降解，延长其活性——促使胰岛素分泌增加，胰高血糖素分泌减少，并能减少肝葡萄糖的合成。

【作用】①可中效、稳定地降低糖化血红蛋白；②能与其他降糖药任意搭配；③刺激胰岛素分泌具有血糖依赖性，发生低血糖反应较少，对体重、血压几无影响。

考点 19 ★ 典型不良反应

常见咽炎、鼻炎、上呼吸道感染、泌尿道感染。

考点 20 ★ 用药监护

1. 监测低血糖反应（与其他药物联合应用时）。
2. 监测与药品相关的胰腺炎。
3. 监测有关潜在毒性，如秃顶、血小板减少症、贫血、网织红细胞减少、脾肿大及多组织病变等。

第六亚类　α 葡萄糖苷酶抑制剂

考点 21 ★★ 作用特点

【机制】①竞争性抑制双糖类水解酶 α 葡萄糖苷酶的活性，减慢淀粉等多糖分解为双糖和单糖（如葡萄糖）；②延缓单糖的吸收，降低餐后血糖峰值。

【适应证】适用于以碳水化合物为主要食物成分和餐后血糖升高的患者。应于餐中整片（粒）吞服。

【特点】不增加体重，并有使体重下降的趋势。

考点 22 ★ 不良反应

十分常见胃胀、腹胀、排气增加、腹痛、胃肠痉挛性疼痛、肠鸣响。

考点 23 ★ 禁忌证

1. 有明显消化和吸收障碍的慢性胃肠功能紊乱患者。
2. Roemheld 综合征。
3. 严重的疝气。
4. 肠梗阻和肠溃疡者。

考点 24 ★ 用药监护

1. 减少不良反应——胀气和腹泻，可通过缓慢增加剂量和控制饮食而减轻反应的程度。
2. 救治低血糖反应不宜应用蔗糖——需用葡萄糖。

第七亚类 胰岛素增敏剂

考点 25 ★★ 作用特点

【机制】增加骨骼肌、肝脏、脂肪组织对胰岛素的敏感性，提高细胞对葡萄糖的利用，降低空腹血糖、餐后血糖及胰岛素和 C 肽水平。

【作用】对空腹及餐后血糖均可降低，仅在有胰岛素存在的情况下才发挥作用，不适用于 1 型糖尿病或糖尿病酮症酸中毒患者。

考点 26 ★ 典型不良反应

1. 常见体重增加和水肿。

2. 心力衰竭。

3. 骨关节系统中常见背痛、肌痛、肌磷酸激酶增高，并可增加女性骨折的风险。

4. 贫血、血红蛋白降低、血容量增加、血细胞比容降低。

考点 27 ★★ 禁忌证

1. 有心力衰竭、严重骨质疏松和骨折病史者。

2. 18 岁以下儿童。

3. 有活动性肝脏疾患，AST 及 ALT 升高大于正常上限 2.5 倍时。

考点 28 ★ 用药监护

1. 注意低血糖反应。

2. 可促进排卵，对有胰岛素抵抗的绝经前停止排卵者，可致重新排卵。

第九节 调节骨代谢与形成药

考点1★★★ 药物分类及代表药

分类	代表药
钙剂和维生素D及其活性代谢物	碳酸钙、葡萄糖酸钙、骨化三醇、阿法骨化醇
双膦酸盐类	依替膦酸二钠、氯屈膦酸二钠、帕米膦酸二钠、阿仑膦酸钠
降钙素	降钙素、依降钙素
雌激素受体调节剂	雷洛昔芬、依普黄酮

防治骨质疏松症药:①抑制骨吸收、促进骨形成:钙剂、维生素D及其活性代谢物(骨化三醇、阿法骨化醇);②抑制骨吸收:双膦酸盐类、依普黄酮、雷洛昔芬、降钙素、替勃龙、雌激素类;③刺激骨形成:氟制剂(氟化钠等)、甲状旁腺激素、生长激素、骨生长因子。

第一亚类 钙剂和维生素D及其活性代谢物

考点2★★ 作用特点

1. 碳酸钙 参与骨骼的形成与骨折后骨组织的再建以及肌肉收缩、神经传递、凝血机制,并降低毛细血管的渗透性等。

2. 葡萄糖酸钙 促进细胞合成钙结合蛋白,

恢复肠道对钙的正常吸收。

临床应用：①钙缺乏——手足抽搐；②过敏性疾病；③镁、氟中毒的解救；④心脏复苏。

3. 骨化三醇 即 1,25-$(OH)_2$-D_3，是钙在肠道中被主动吸收的调节剂，通过与肠壁细胞内的胞浆受体结合，促进细胞大量合成钙结合蛋白，从而促进肠细胞的钙转运，使肠钙吸收入血。

临床应用：①绝经后及老年性骨质疏松症；②纤维性骨炎和其他矿化不足患者；③维生素D依赖性佝偻病患者；④甲状旁腺功能低下；⑤严重肾衰竭，特别是长期接受血液透析的患者，内源性骨化三醇合成明显减少。使用骨化三醇可纠正低血钙，缓解肌肉、骨骼疼痛。

4. 阿法骨化醇 即 1α-OH-D_3，作用类似骨化三醇，口服经小肠吸收后，在肝内经 25-羟化酶作用转化为 1,25-$(OH)_2$-D_3。

考点3 ★ 典型不良反应

1. 钙剂 常见嗳气、便秘、腹部不适。过量出现高钙血症，表现为畏食、恶心、呕吐、肌无力、心律失常。

2. 维生素D 常见软弱、嗜睡、头痛。少见关节周围钙化、肌肉酸痛、肌无力、骨痛、肾结石、多尿、肾钙质沉着、尿素氮及血肌酐升高。

考点4 ★ 禁忌证

1. 钙剂 ①高钙血症及高钙尿症者；患有含钙肾结石者；②结节病患者（可加重高钙血症）；有肾功能不全的低钙血症患者；③服用洋地黄类药物期间。

2. 骨化三醇和阿法骨化醇 ①高钙血症有关的疾病；②有维生素D中毒迹象者；③妊娠期妇女。

考点5 ★ 药物相互作用

与维生素D、避孕药、雌激素合用能增加钙的吸收。

考点6 ★★ 用药监护

1. 选择正确的补钙方法

（1）补钙同时宜补充维生素D。

（2）钙吸收随着钙的摄入量增加而增加，但达到某一阈值后，摄入量增加，钙的吸收并不同步增加。

（3）食物中尤其是蔬菜和水果含有草酸和磷酸盐，可与钙形成不溶性的钙盐。食物中的脂肪可与钙形成钙皂，影响钙吸收——清晨和睡前各服用一次为佳，最好是餐后1小时服用。

（4）若选用含钙量高的制剂如钙尔奇D，则宜睡前服用。碳酸钙用于肾衰竭者降低血磷时，应在餐中服用,最好是嚼服。

2. 补充钙剂宜同期应用降钙素

(1)补钙主要是增加血液中的钙,而并非直接进入骨骼中,而血钙只有进入骨骼中才能发挥作用。

(2)人体的降钙素由甲状腺滤泡C细胞分泌,作用是抑制骨钙丢失于血液中,同时将血液中的钙沉降在骨骼中,从而增加骨钙含量。

骨质疏松者,血钙水平正常甚至偏高,但骨骼中缺钙;长期血钙偏高,会诱发血管硬化、高血压、心脏病;钙在脑组织中沉积会导致老年期痴呆;钙在关节、韧带等部位沉积会造成骨质增生、骨性关节炎;钙在尿液和胆汁中会形成泌尿、胆道结石等。因此,在补钙同时,宜同步补充降钙素。

3. 严格控制维生素 D 的剂量

维生素 D 的治疗量与中毒量的安全域较窄,儿童一日 20000 ~ 50000IU,成人一日 50000 ~ 150000IU,若大量连续应用可发生中毒。

4. 监测血钙和血肌酐浓度。

第二亚类 双膦酸盐类

考点7 ★★ 作用特点

【机制】骨吸收抑制剂,抑制磷酸钙晶体的形成和溶解,抑制破骨细胞活性。

【适应证】①骨质疏松妇女的椎体畸变、身高缩短、骨折——阿仑膦酸钠;②甲状旁腺功能亢进症——帕米磷酸二钠。

1. 依替膦酸二钠——双向作用 小剂量抑制骨吸收,增加骨密度;大剂量抑制骨形成。

2. 氯屈膦酸二钠 与依替膦酸二钠相似,但功能强 10 倍。

3. 阿仑膦酸钠 较依替膦酸二钠强 1000 倍,且没有骨矿化抑制作用。

4. 帕米膦酸二钠 最大优点是作用更为持久,抑制新骨形成的作用极低——尤其适用于恶性肿瘤患者骨转移疼痛。

考点 8 ★ 典型不良反应

十分常见腹痛、腹泻、便秘、消化不良、食管炎、有症状的胃食管反流病。

考点 9 ★ 禁忌证

1. 口服制剂禁用于存在食管排空延迟的食管异常,如食管弛缓不能、食管狭窄者和不能站立或坐直至少 30 分钟者。

2. 中重度肾衰竭者;骨软化症患者。

3. 低钙血症者。

4. 妊娠、哺乳期妇女及儿童。

考点 10 ★　药物相互作用

1. 与牛奶、抗酸剂及含二价阳离子药合用时，会显著降低其生物利用度。

2. 禁止与萘普生合用——肾功能不全。

考点 11 ★★　用药监护

1. 监护给药方法

（1）主要不良反应为食管炎——应于早晨空腹给药，用足量水送服，保持坐位或立位，长期卧床者不能服用。服后 30 分钟内不宜进食或卧床，不宜喝牛奶、咖啡、茶、矿泉水、果汁和含钙的饮料。

（2）最好用静脉注射方式给药。

2. 注意规避不良反应

（1）注射用阿仑膦酸钠可致"类流感样"反应，表现为高热、肌肉酸痛。

（2）注射大剂量双膦酸盐时，由于高浓度快速注入，在血液中可能与钙螯合形成复合物，导致肾衰竭。

第三亚类　降钙素

考点 12 ★★　作用特点

【机制】①直接抑制破骨细胞活性，抑制骨盐溶解，降低血钙；②抑制肾小管对钙和磷的重吸收，使尿中钙、磷排泄增加；③抑制肠道转运钙；④镇痛——肿瘤骨转移、骨质疏松所致骨痛。

降钙素/依降钙素

【适应证】①骨质疏松症；②乳腺癌、肺或肾癌、骨髓瘤和其他恶性肿瘤骨转移所致的大量的骨溶解和高钙血症；高钙血症危象；③骨代谢疾病所致的骨痛；④甲状旁腺功能亢进、缺乏活动或维生素 D 中毒导致的变应性骨炎。

【注意】支气管哮喘或有既往病史的患者，有可能诱发哮喘。

考点 12 ★ 典型不良反应与禁忌证

1. 典型不良反应 面部及手部潮红。

2. 禁忌证

（1）高钙血症者。

（2）妊娠及哺乳期妇女；14 岁以下儿童。

考点 13 ★ 用药监护

应用前应做皮肤敏感试验。

第四亚类 雌激素受体调节剂

考点 14 ★★ 作用特点

1. 雷洛昔芬 选择性雌激素受体调节剂（激

动或拮抗）。

【作用】激动骨骼和部分胆固醇代谢（降低总胆固醇和低密度脂蛋白）；拮抗下丘脑、子宫和乳腺组织。

【适应证】用于预防绝经后妇女的骨质疏松症，降低椎体骨折发生率。

2. 依普黄酮　增加雌激素活性，具有雌激素样的抗骨质疏松特性。

考点 15 ★　典型不良反应

外周水肿、潮热、出汗、下肢痛性痉挛。

考点 16 ★★　用药监护

1. 仅用于绝经后妇女，不适用于男性。
2. 不引起子宫内膜增生。治疗期间的任何子宫出血都属意外并应做全面检查。
3. 绝经超过 2 年以上方可应用。
4. 可能增加静脉血栓栓塞事件的危险性。

第九章 调节水、电解质、酸碱平衡药与营养药

第一节 调节水、电解质平衡药

考点1★★ 药物分类及代表药

分类	代表药
钠盐	氯化钠
钾盐	氯化钾、枸橼酸钾、门冬氨酸钾镁
钙盐	氯化钙
镁盐	硫酸镁、门冬氨酸钾镁

考点2★★★ 作用特点

1. 钠

(1) 高钠血症指血钠 > 145mmol/L, 低钠血症指血钠 < 135mmol/L; 钠不足时, 能量的生成和利用较差, 以至于神经肌肉传导迟钝; 表现为肌无力、神志模糊昏迷, 出现心血管功能受抑制的症状。

(2) 氯化钠可补充血容量和钠离子, 用于各种缺盐性失水症 (大面积烧伤、创伤、严重腹泻

或呕吐、大出血、大量发汗)和低钠血症;同时在大量出血而无法紧急输注血液(血浆)时,可以滴注氯化钠注射液以维持血容量。低钠血症可直接补充。

2. 钾

(1)正常人体血钾浓度范围在 3.5~5.5mmol/L。

(2)血钾>5.5mmol/L 称为高钾血症,高于 7.0mmol/L 则为严重高钾血症;应用留钾利尿剂、强心苷、糖皮质激素、抗肿瘤药可致高钾血症。

(3)低钾血症系指血钾<3.5mmol/L,见于排钾利尿剂(氢氯噻嗪、吲达帕胺)、强心苷、糖皮质激素、α 受体阻断剂(哌唑嗪、多沙唑嗪、乌拉地尔)、双膦酸盐(帕米膦酸钠、唑来膦酸钠)、抗酸剂的长期连续使用或用量过多,促进钾由尿液中排出。

3. 镁

(1)低血镁症系指血镁浓度<0.75mmol/L。

(2)硫酸镁用于低镁血症,并可控制妊娠期妇女子痫抽搐及防止再抽搐、预防重度子痫发展,为子痫、子痫前期治疗的首选药。

4. 钙

(1)血钙>2.75mmol/L 即为高钙血症;血钙<2.2mmol/L(8.8mg/L)时称为低钙血症。

(2)氯化钙、葡萄糖酸钙可改善细胞膜的通透性,增加毛细血管壁的致密性,减少液体渗出,促进骨骼和牙齿的钙化形成。高浓度钙与镁离子存在竞争性拮抗作用,也可与氟化物形成不溶性氟化钙,用于镁、氟中毒的解救和低钙血症的防治。

考点3 ★★★ 典型不良反应

1. 钠盐 体内钠离子浓度过高,可引起高血压、心动过速、水钠潴留。静脉滴注过量可引起组织水肿。氯化钠摄入过多可致体内的电解质平衡失调(高钠、低钾、碳酸氢盐丢失)。

2. 钾盐 常见高钾血症。静脉滴注速度过快或原有肾功能不全者可致高钾血症,表现为软弱无力、手足口唇麻木、意识模糊、焦虑、心率减慢、心律失常、呼吸困难、心脏停搏,逐渐出现心电图 P-R 间期延长、P 波消失、QRS 波变宽等。注射液直接静脉注射可有刺激性,导致疼痛、组织坏死、猝死,必须充分以溶剂稀释后应用。静脉滴注速度过快可引起呕吐、血管疼痛、面部潮红、血压下降,偶见心率减慢。

3. 钙盐 钙盐可兴奋心脏,静脉注射时常见全身发热感、皮肤发热、血管扩张。静注速度过快可使血钙浓度迅速升高,引起心律失常、血压下降,甚至心脏停搏。

4. 镁盐 高镁血症、肺水肿。

第九章　调节水、电解质、酸碱平衡药与营养药

考点 4 ★　禁忌证

1. 氯化钠禁用于妊娠期高血压疾病者。

2. 氯化钾禁用于高钾血症者、急慢性肾功能不全者。枸橼酸钾禁用于伴少尿或氮质血症的严重肾功能损害者、未经治疗的原发性肾上腺皮质功能减退症、急性脱水、中暑性痉挛、无尿、严重心肌损害、家族性周期性麻痹和各种原因引起的高钾血症患者。

3. 氯化钙在应用强心苷或停用后 7 日内禁用。

4. 氯化钙禁用于高钙血症及高钙尿症者、含有钙结石或肾结石患者、结节性患者（可加重高钙血症）、肾功能不全的低钙血症患者及呼吸性酸中毒衰竭者。

考点 5 ★★★　用药监护

1. 注意电解质监测　调节水、电解质平衡药用药失当也可引起再发的水、电解质平衡失衡。

（1）氯化钠注射液静脉滴注过多或滴速过快，可致水、钠潴留，引起水肿、血压升高、心率加快、胸闷、呼吸困难，甚至急性左心衰竭。高渗透压氯化钠注射液应用过量或不恰当可导致高钠血症和低钾血症，氯过高可导致碳酸氢根丢失。过快、过多给予低渗透压氯化钠注射液可致溶血、脑水肿等。

（2）氯化钾注射液应用过量可致高钾血症，出现神经和心血管系统症状；同时滴注氯化钠或高浓度葡萄糖注射液可降低钾的作用。

（3）氯化钙注射液静脉滴注过多可致高钙血症，同时监测血镁和血钾水平、心电图。

2. 监测给药途径和用药速度

（1）氯化钾注射液严禁肌内注射和直接静脉注射，仅可静脉滴注，于临用前应用葡萄糖或氯化钠注射液稀释，否则不仅引起剧痛，且致心脏停搏。静脉滴注时氯化钾的浓度不宜过高，一般不宜超过 0.2%～0.4%，心律失常可用 0.6%～0.7%。

（2）高渗透压氯化钠注射液、氯化钾的滴速宜慢。而治疗脑出血、颅内压增高的疾病时，滴速应快，一般要求在 15～30 分钟滴毕，否则起不到降低颅压的作用。

3. 警惕由低血钾症所引发的尖端扭转型室性心动过速　尖端扭转型室性心动过速是室性心律失常的一个特殊类型，常见于心电图 Q-T 间期延长者，通常由用药所引发，其他致病因素包括低钾血症、严重心动过缓和遗传因素。其为一种严重的室性多形性心动过速，也是致命性心室颤动和猝死的预兆。主要表现为心电图 Q-T 间期延长、晕厥、恶性心律失常甚至猝死。在心律失常发作期，心脏输出严重受损，常导致晕厥或癫痫样发作。

考点6 ★ 主要药品

1. 氯化钠

【适应证】①用于各种原因所致的低渗性、等渗性和高渗性失水，高渗性非酮症糖尿病昏迷，低氯性代谢性碱中毒。②用作部分注射液的溶剂。③外用可冲洗眼部、伤口等。④浓氯化钠主要用于各种原因所致的水中毒及严重的低钠血症。

2. 氯化钾

【适应证】①用于防治低钾血症。②治疗洋地黄中毒引起的频发性、多源性早搏或快速心律失常。

【注意事项】①静脉补钾浓度不宜超过40mmol/L（0.3%），滴速不宜超过750mg/h（10mmol/h），否则可引起局部剧烈疼痛，甚至心脏停搏。②口服钾盐用于轻型低钾血症或预防性用药，成人一日最大剂量为6g（80mmol）。

3. 枸橼酸钾

【适应证】①低钾血症。②泌尿系结石。

4. 门冬氨酸钾镁　含钾、镁和运载钾进入细胞的载体。

（1）钾离子——改善心肌代谢，维持心肌收缩张力，改善心肌收缩功能并降低耗氧量。

（2）镁离子——保持细胞内钾含量，起重要作用。

【适应证】①低钾血症。②低钾及洋地黄中毒引起的心律失常，心肌代谢障碍所致的心绞痛、心肌梗死、心肌炎后遗症，慢性心功能不全。③急性黄疸性肝炎、肝细胞功能不全。

5. 硫酸镁

【适应证】①子痫、子痫前期的首选药——妊娠期妇女控制子痫抽搐及防止再抽搐。②用于低镁血症。③口服导泻；注射抗惊厥。

6. 氯化钙

【适应证】①低钙血症、高钾血症、高镁血症以及钙通道阻滞剂中毒（心功能异常）。②解救镁盐中毒。③血钙过低所引起的手足抽搐、肠绞痛、输尿管绞痛。④甲状旁腺功能亢进症术后的"骨饥饿综合征"。⑤过敏性疾病。⑥作为强心剂，用于心脏复苏。

第二节 调节酸碱平衡药

考点1★★ 药物分类及代表药

分类	代表药
调节酸平衡药	碳酸氢钠、乳酸钠
调节碱平衡药	氯化铵（酸性盐）、氯化钠

人体酸碱度偏离正常（pH 7.31～7.39），称

之为酸碱平衡失调。临床常见四型：①代谢性酸中毒；②代谢性碱中毒；③呼吸性酸中毒；④呼吸性碱中毒。

考点2 ★★ 作用特点

1. 调节酸平衡药 如碳酸氢钠、乳酸钠、复方乳酸钠山梨醇等。其中碳酸氢钠是临床上最常用碱性药，可直接增加人体的碱储备，使血浆碳酸氢根浓度升高，中和氢离子——纠正代谢性酸中毒。

2. 调节碱平衡药 调节碱平衡药有氯化铵、氯化钠、盐酸精氨酸等，其中氯化铵为酸性盐，口服或静脉滴注后可酸化体液和尿液，纠正碱中毒。

考点3 ★ 典型不良反应

1. 碳酸氢钠 大量应用可引起碱中毒、心律失常、肌肉痉挛性疼痛、低血钾、疲乏、头痛。肾功能不全者或用药过量可引起水肿、精神症状、肌肉疼痛、口腔异味、抽搐、呼吸缓慢等，主要由代谢性碱中毒所致。

2. 乳酸钠 偶见有心率加快、胸闷、气促、肺水肿、心力衰竭、血压升高、水肿、体重增加、低钾血症。低血钙者于酸中毒后，常因血清钙离子浓度降低而出现手足麻木、疼痛、抽搐。

3. 氯化铵 偶见心动过速、面色苍白、精神紊乱、定向力障碍、酸中毒。给药速度过快可出现惊厥、呼吸停止。

考点 4 ★ 禁忌证

1. 碳酸氢钠 有溃疡出血者及碱中毒者、限制钠盐摄入者禁用。

2. 乳酸钠 对肝功能不全者或在缺氧时忌用。严重肺水肿、脑水肿者、严重肝功能受损、休克、右心衰竭或乳酸性酸血症者禁用。

3. 氯化铵 氯化铵可增加血氨浓度，于肝功能不全者可诱发肝昏迷，对肝肾功能不全者禁用。

考点 5 ★ 药物相互作用

1. 糖皮质激素有保钠作用，与乳酸钠合用可提高血钠浓度。

2. 乳酸钠与双胍类降糖药（二甲双胍，尤其是苯乙双胍）合用，会阻碍肝脏对乳酸的利用，引起尿乳酸中毒。

3. 碳酸氢钠可升高尿液 pH 而增强氨基糖苷类抗菌药物的疗效。

4. 碳酸氢钠与糖皮质激素尤其是具有较强盐皮质激素作用者、促糖皮质激素、雄激素合用时，易致高钠血症和水肿。

5. 碳酸氢钠能显著提高磺胺类药及乙酰化代

谢产物的溶解度，避免或减少磺胺结晶的形成。

6.碳酸氢钠碱化尿液后能抑制乌洛托品转化成甲醛，从而降低其疗效，故不宜与乌洛托品合用。

7.碳酸氢钠与排钾利尿剂合用，导致低氯性碱中毒的危险性增加。

8.碳酸氢钠可增加肾脏对弱酸性药（苯巴比妥、水杨酸等）的排泄，从而降低后者的血浆药物浓度。本品可减少抗凝血药（华法林）、H_2受体阻断剂（西咪替丁、雷尼替丁等）、抗毒蕈碱药、四环素、口服铁剂的吸收。本品可碱化尿液，使碳酸锂、甲氨蝶呤、水杨酸盐、四环素、氯磺丙脲的肾脏清除率增加；使氟卡胺、奎尼丁、拟肾上腺素能药的肾脏消除减缓。

考点6 ★★　用药监护

1.监控患者用药中的代谢状况　尽管碳酸氢钠在治疗代谢性酸中毒症的作用已经得到肯定，但其在治疗伴随组织缺氧的代谢性酸中毒症尤其是乳酸性酸中毒时，给予碳酸氢钠后可产生大量的二氧化碳，如出现组织灌注不良、换气量受损或两者并存的情况下，不能被正常排出体外的二氧化碳可迅速扩散进入细胞，加剧细胞内酸中毒。此外，在治疗伴随有机酸-乳酸代谢性酸中毒时，除纠正动脉血pH外，人体会重新对酸类进行新陈代谢，存在着过碱化的风险。碱性药物必须在起效前被代谢为碳酸氢盐，以乳酸钠为例，不能将其普遍应用于代谢活性受损的急性酸中毒患者，尤其是乳酸代谢受损的患者。

2. 纠正酸、碱中毒症须同步给予支持治疗在应用调节酸、碱平衡药同时，必须纠正低血容量，纠正电解质失衡（钾、钠、钙、镁），密切观察患者的肾功能。

考点7★　主要药品

1. 碳酸氢钠

【作用】①与氢离子反应生成二氧化碳和水，二氧化碳经肺排出，以纠正代谢性酸中毒；②碱化尿液，促使尿酸、磺胺类、氟喹诺酮类、阿昔洛韦、血红蛋白不易在尿液中形成结晶，并减少尿酸盐、胱氨酸、黄嘌呤盐结石的形成；③氨基糖苷类在碱性环境下抗菌活性增加，并减少肾毒性。

【适应证】用于代谢性酸中毒，碱化尿液以预防尿酸性肾结石，减少磺胺药的肾毒性，以及急性溶血时防止血红蛋白沉积在肾小管，治疗胃酸过多引起的症状；静脉滴注对巴比妥类、水杨酸类及甲醇等药物中毒有非特异性的治疗作用。

2. 乳酸钠

【作用】①效果欠佳；②与碳酸作用生成乳酸和碳酸氢钠，乳酸在细胞内氧化成 CO_2 和 H_2O，碳酸氢钠与酸起缓冲作用。

【适应证】用于代谢性酸中毒，碱化体液或尿液；用于高钾血症或普鲁卡因胺引起的心律失常伴有酸血症者。

3. 氯化铵

【适应证】用于代谢性碱中毒，酸化体液或尿液，促进碱性药物（哌替啶、苯丙胺、普鲁卡因）的排泄；增加在酸性环境中药物如乌洛托品、四环素、青霉素发挥药效。

第三节 葡萄糖与果糖

考点1★★ 作用特点

1. 葡萄糖

【作用】①补充热量；②维持和调节腹膜透析液渗透压；③大量注射液药品的溶剂或稀释剂；④静滴高渗透压的25%～50%葡萄糖注射液——利尿、脱水作用。

【适应证】用于脑水肿（脑出血、脑外伤）、颅内压增高、眼压升高和青光眼。但作用不持久，可产生"反跳"现象。

2. 二磷酸果糖 右旋1，6-二磷酸果糖是葡萄糖酵解中间产物，可调节酶促反应，作用于细胞膜。

【作用】①促进细胞对循环中钾的摄取及刺激

细胞内高能磷酸和2,3-二磷酸甘油的产生，促进钾内流；②可减少机械创伤引起的红细胞溶血和抑制化学刺激引起的氧自由基的产生，有利于休克、缺氧、缺血、损伤、体外循环、输血等状态下的细胞能量代谢和对葡萄糖的利用，利于心肌细胞的修复，改善功能状态；③加强细胞内高能基团的重建作用，保持红细胞的韧性；④改善心肌缺血；⑤对人体代谢调节具有显著的多种功能；⑥加强呼吸肌强度。

【适应证】可广泛用于急性心肌梗死、慢性阻塞性肺疾病、严重心肌缺血、心功能不全、外周血管疾病、多种类型的休克等缺血缺氧性疾病的急救，还可作为各类外科手术和胃肠外营养患者的重要辅助药物等。

考点2 ★★　典型不良反应

1. 葡萄糖

（1）长期单纯补给葡萄糖时易出现低钾、低钠及低磷血症。

（2）1型糖尿病患者应用高浓度葡萄糖时，偶见高钾血症。

（3）高钾血症者应用高浓度葡萄糖注射液时，偶见低钾血症、低钠血症。

（4）原有心功能不全者补液过快可致心悸、心律失常，甚至急性左心衰竭。

(5)高浓度注射液外渗可致局部肿痛、静脉炎。

2. 二磷酸果糖 偶见尿潜血、血色素尿、血尿、高钠血症、低钾血症,大剂量和快速静脉滴注时可出现乳酸中毒。

考点3 ★ 禁忌证

1. 葡萄糖对糖尿病酮症酸中毒未控制者、葡萄糖-半乳糖吸收不良者(避免口服)、高血糖非酮症性高渗状态者禁用。

2. 二磷酸果糖对过敏者、高磷血症者、肾衰竭者禁用。

考点4 ★ 药物相互作用

1. 葡萄糖可诱发或加重洋地黄类强心苷中毒。机制是由于大量葡萄糖进入体内后,暂时不能被利用的葡萄糖合成糖原储存,合成糖原时需要消耗钾,从而诱发或增强地高辛的毒性——预防:补钾。

2. 二磷酸果糖禁忌与碱性药物、钙剂配伍。

考点5 ★ 用药监护

1. 注意监测低血糖和电解质紊乱

(1)葡萄糖联合应用胰岛素过量,可发生反应性低血糖,尤其有低血糖倾向及全静脉营养疗法突然停用时极易发生。

（2）高血糖非酮症昏迷，多见于糖尿病、应激状态、使用大量糖皮质激素、尿毒症腹膜透析者、腹腔内给予高渗透葡萄糖注射液及全静脉营养疗法时。

（3）长期大量应用葡萄糖应注意监测电解质紊乱；长期单纯补充葡萄糖易出现低钾、低钠和低磷血症。

2. 监护二磷酸果糖的滴速 二磷酸果糖多用于急救，为维持疗效，在部分药品说明书中要求滴速较快，一般10mL/min（1g/min），但应注意注射液（除外特殊要求者）的滴速与不良反应发生率密切相关。滴注速度越快，不良反应发生率和反应严重程度越大，尤其是对慢性疾病者和过敏性休克者，没有必要滴速过快。每日最大用量为200mL，滴速约为10mL/min（1g/min），但以4～7mL/min为适宜。输注速度过快可致水钠潴留、脑水肿、过敏（面部潮红、心悸、手足蚁行感、头晕、胸闷、皮疹）和输液反应。为减少典型不良反应，对体质虚弱者、心功不全者、过敏体质者、老年人尽可能放慢滴速。同时对伴有心力衰竭者可将剂量减半。

考点6 ★　　主要药品

1. 葡萄糖

【适应证】①用于补充能量和体液、低血糖

症、高钾血症、饥饿性酮症；②高渗透压注射液作为组织脱水剂，配制腹膜透析液、注射药品的溶剂。

2. 二磷酸果糖钠

【适应证】①用于心肌缺血引起的各种症状，如心绞痛、心肌梗死和心力衰竭；②慢性疾病（酒精中毒、长期营养不良、慢性呼吸衰竭）中出现的低磷血症。

第四节 维生素

考点1★★ 维生素分类及代表药

类别	代表药	适应证
水溶性维生素	维生素 B_1	脚气病
	维生素 B_2	核黄素缺乏所致的唇炎、舌炎、脂溢性皮炎
	维生素 B_6	脂溢样皮肤损害、舌炎、口腔炎、周围神经炎伴有腕关节肿胀（腕管病）
	维生素 C	坏血病、牙龈出血、传染病、紫癜、慢性铁中毒
	烟酸	调节血脂、糙皮病
	叶酸	巨幼红细胞贫血、血小板减少症
脂溶性维生素	维生素 A	角膜软化、干眼症、夜盲症
	维生素 D	骨软化病、成人佝偻病
	维生素 E	先兆流产、习惯性流产
	维生素 K	维生素 K 缺乏所致的出血

维生素不提供热能,但参与新陈代谢和生化反应。

1. 水溶性——维生素 B_1、B_2、B_4、B_6、B_{12}、维生素 C、烟酸、烟酰胺、叶酸、泛酸等。通过辅酶维持人体的正常代谢和生理功能。

2. 脂溶性——维生素 A、D、E 和 K。脂肪吸收不良的情况(如胆汁酸缺乏、胰腺功能不全)皆可使某种或所有脂溶性维生素缺乏。代谢极慢,超过剂量即可产生毒性。

考点 2 ★★ 作用特点

1. 水溶性维生素

(1)维生素 B_1:参与糖代谢及神经、心脏系统功能。缺乏时,依次出现神经系统反应(干性脚气病)、心血管系统反应(湿性脚气病)、韦尼克脑病及多发神经炎性精神病。

(2)维生素 B_2(核黄素):参与细胞氧化还原系统传递氢的反应,促进脂肪、糖、蛋白质代谢。缺乏时出现咽喉炎、口角炎、舌炎、唇炎、面部脂溢性皮炎、躯干和四肢皮炎(非特有),随后有贫血和神经系统症状;有些患者有明显的角膜血管增生和白内障形成、阴囊炎、阴道炎。

(3)维生素 B_6:缺乏导致:①皮肤——眼、鼻和口部皮肤脂溢样皮肤损害,伴有舌炎和口腔炎;②神经系统——周围神经炎,伴有关节肿胀和触痛,特别是腕关节肿胀(腕管病)。

(4)维生素C:用于防治坏血病、牙龈出血;传染疾病及紫癜的辅助治疗;慢性铁中毒——维生素C促进去铁胺对铁的螯合,使铁的排出加速。

(5)烟酸:心血管系统之调节血脂药:①影响胆固醇合成,大剂量降低血清胆固醇及三酰甘油,可抑制极低密度脂蛋白(VLDL)分泌,减少LDL-ch,升高HDL-ch——用于血脂异常者;②烟酸缺乏影响细胞正常呼吸和代谢——糙皮病。

(6)叶酸:巨幼红细胞贫血、血小板减少症。同型半胱氨酸(Hcy)升高与高血压和妊娠期高血压的发病机制密切相关,补充叶酸和维生素B_{12}能使Hcy下降,进而使脑卒中风险显著下降。

2. 脂溶性维生素

(1)维生素A:①对视网膜的功能起重要作用,视觉——视黄醛;缺乏会导致夜盲症;②对生殖过程起作用——视黄醇;③上皮组织和骨骼的生长、生殖和胚胎发育。

(2)维生素D:促进小肠对钙的吸收,缺乏时人体吸收钙、磷能力下降,成骨作用受阻。婴儿和儿童——佝偻病。钙化不良导致佝偻病患者的骨骼异常疏松,产生特征性畸形。成人——骨软化病或成人佝偻病,最多见于妊娠期或哺乳期。

(3)维生素E:①促进生殖力,促进性激素分泌；②使男性精子活力和数量增加；③使女性雌激素浓度增高，提高生育能力，预防流产；④缺乏——睾丸萎缩和上皮细胞变性，孕育异常。

（4）维生素K：①维生素K_1参与肝脏合成凝血因子Ⅱ、Ⅶ、Ⅸ、Ⅹ，用于防治维生素K_1缺乏所致的出血，及香豆素类（华法林）或水杨酸类过量引起的出血。②维生素K_2尚具有镇痛作用。

应用广谱抗菌药物（头孢菌素类）可致肠道菌群改变，造成维生素B和K合成受阻——补充维生素K、B。

考点3 ★★★ 典型不良反应

1. 水溶性维生素（B、C）

（1）维生素B_1：过敏性反应或休克。

（2）维生素B_2（核黄素）：尿呈黄色。

（3）维生素B_6：严重周围神经炎、神经感觉异常、进行性步态不稳至足麻木、手不灵活。

（4）维生素C：结石、头晕、晕厥。

（5）烟酸：①强烈的扩张血管作用（前列腺素介导），可致恶心、呕吐、腹泻、发热、瘙痒、皮肤干燥、面部潮红等；大剂量可引起血糖升高、尿酸增加、肝功能异常——小剂量的缓释制剂或合用阿司匹林、布洛芬可缓解。②高尿酸血症，严重痛风者禁用。

2. 脂溶性维生素（A、D、E、K）

（1）维生素 A：①急性中毒：异常激动、嗜睡、复视、颅内压增高；②慢性中毒：疲乏、软弱、发热、颅内压增高、夜尿增多、毛发干枯或脱落、皮肤干燥或瘙痒、体重减轻、四肢疼痛、贫血、眼球突出、剧烈头痛。

（2）维生素 D：低热、烦躁哭闹、惊厥、厌食、体重下降、肝脏肿大、肾脏损害、骨硬化。

（3）维生素 E：视物模糊、乳腺肿大、类流感样综合征、胃痉挛、疲乏、软弱。长期超量服用（>800mg/d）可引起出血倾向，改变内分泌代谢（甲状腺、垂体和肾上腺），改变免疫功能，影响性功能，出现血栓危险。

（4）维生素 K_1（见"血液系统疾病用药"）：溶血性贫血、高胆红素血症及黄疸。

考点4 ★★　用药监护

1. 区分维生素的预防与治疗

（1）已有充分平衡膳食的健康者，另行补充维生素并无受惠之处。

（2）应用低热量膳食者，需补充。

2. 合理掌握维生素剂量

（1）剂量过大，在体内不易吸收，甚至有害，出现不良反应或事件。

(2)不宜将维生素作为"补药",以防中毒。

(3)对儿童应用的维生素D、A和鱼肝油,剂量要严格掌握,以防不良反应。

3. 注意联合用药的影响

(1)长期应用抗结核病药异烟肼等,可致体内维生素B_6大量排泄而缺乏——补充维生素B_6,防治神经系统不良反应(周围神经炎、视神经炎)。

(2)贫血儿童服用维生素C过量,促进铁向二价铁转化,提高硫酸亚铁吸收量。

(3)长期服用抗血小板药阿司匹林,可促使维生素C排泄增加,导致维生素C缺乏。

(4)选择适宜的服用时间。维生素B_2的特定吸收部位在小肠上部,若空腹服用则胃排空快,生物利用度降低,故应餐后服用。

考点5 ★ 主要药品

1. 维生素B_1

【适应证】①用于维生素B_1缺乏所致的脚气病或威克尔脑病的治疗,亦可用于维生素B_1缺乏引起的周围神经炎、消化不良等的辅助治疗;②用于遗传性酶缺陷病,如亚急性坏死性脑脊髓病、支链氨基酸病,也用于全胃肠道外营养及营养不良的补充。

2. 维生素 B_2

【适应证】用于防治维生素 B_2 缺乏症，如口角炎、唇干裂、舌炎、阴囊炎、角膜血管化、结膜炎、脂溢性皮炎等。

3. 维生素 B_6

【适应证】①用于维生素 B_6 缺乏的预防和治疗，防治药物（青霉胺、异烟肼、环丝氨酸）中毒或引起的维生素 B_6 缺乏、脂溢性皮炎、口唇干裂；②用于妊娠呕吐及放疗和化疗抗肿瘤所致的呕吐，新生儿遗传性维生素 B_6 依赖综合征、遗传性铁粒幼细胞性贫血。

4. 维生素 C

【适应证】①用于防治坏血病，以及创伤愈合期、急慢性传染病、紫癜及过敏性疾病的辅助治疗；②特发性高铁血红蛋白血症的治疗；③慢性铁中毒的治疗；④克山病患者发生心源性休克时，可用大剂量本品治疗；⑤某些病对维生素 C 需要量增加，如接受慢性血液透析的患者、发热、创伤、感染、手术后的患者及严格控制饮食、营养不良者。

5. 维生素 A

【适应证】用于防治维生素 A 缺乏症，如角膜软化、干眼症、夜盲症、皮肤角质粗糙等。

6. 维生素 D_3

【适应证】用于预防和治疗维生素 D 缺乏及

维生素 D 缺乏性佝偻病症，因吸收不良或慢性肝脏疾病所致的维生素 D 缺乏，甲状旁腺功能不全引起的低钙血症。

7. 维生素 E

【适应证】①用于吸收不良的新生儿、早产儿、低出生体重儿；②用于进行性肌营养不良，以及心、脑血管疾病，习惯性流产及不孕症的辅助治疗。

第五节 氨基酸

考点 1 ★★ 分类及代表药

1. 8 种必需氨基酸 赖氨酸、色氨酸、苯丙氨酸、甲硫氨酸、苏氨酸、异亮氨酸、亮氨酸、缬氨酸。

2. 2 种半必需氨基酸 ①精氨酸：进行血气和酸碱平衡监测，用于血氨增高所致精神症状治疗。②组氨酸：小儿生长发育必需的氨基酸。

3. 复方氨基酸（3AA） 用于慢性活动性肝炎。

4. 复方氨基酸（9AA） 用于肾功能不全患者的肠外营养支持。

5. 复方氨基酸（18AA） 用于不能进食、进食不足或不愿进食者；用于大面积烧伤、创伤者。

考点2 ★★ 作用特点

【作用】①合成蛋白质。②氮平衡作用：每日膳食中蛋白质的质和量适宜时，摄入的氮量和由粪、尿和皮肤排出的氮量相等，称之为氮总平衡。③转变为糖或脂肪。④参与酶、激素及部分维生素的组成。

1. 精氨酸 用于肝性脑病、血氨增高所致的精神症状、代谢性酸中毒。

2. 谷氨酸、天门冬氨酸、胱氨酸、L-多巴 可单独作用治疗一些疾病。

3. 氨基酸制剂 用于大面积烧伤、创伤、严重感染导致的肌肉分解代谢亢进患者的营养支持，或用于蛋白质摄入不足、吸收障碍者，亦用于术后改善营养。

考点3 ★ 典型不良反应

1. 静滴过快可致发热、头痛、心悸、寒战、血栓性静脉炎，应及时减慢滴注速度（15滴/分为宜），对老年人和危重患者尤应注意。

2. 长期大量静脉滴注，可致胆汁淤积性黄疸；偶见肝功能损害等。

考点4 ★ 禁忌证

1. 严重氮质血症、严重肝功能不全、肝性脑病昏迷或有向肝性脑病昏迷发展趋势、严重肾衰竭或尿毒症者。

2. 对氨基酸有代谢障碍者。

3. 过敏者。

4. 心力衰竭及酸中毒状态等未纠正者。

5. 对高氯性酸中毒、肾功能不全及无尿患者禁用。

考点 5 ★　药物相互作用

1. 精氨酸与谷氨酸钠或谷氨酸钾联合应用，可增加治疗肝性脑病的疗效。

2. 精氨酸可使细胞内钾转移至细胞外，而螺内酯可减少肾脏钾排泄，两者联用时可引起高钾血症。

考点 6 ★　用药监护

1. 注意氨基酸的合理应用　静脉滴注氨基酸的转归有二：①合成蛋白质；②分解提供热能。氨基酸能否充分利用于蛋白质合成，取决于合理的热卡/氮比值。在补充氨基酸时，不仅可以减少体内蛋白质的分解，且能促进蛋白质的合成。为达到正常的氮平衡，应使热卡/氮比值达到 120～200cal/g，或按每克氨基酸加入 5～6g 非蛋白质热源的比例输入（葡萄糖、脂肪），借以提高氨基酸的利用率。

2. 监测电解质紊乱 氨基酸的缓冲容量较大，尤其氨基酸复方制剂的可滴定酸度比一般输液剂高，引发酸中毒发生的可能性较大，在氨基酸代谢的过程中可产生大量氯离子，而肾小管对氯离子和碳酸氢盐的重吸收呈倒数关系，致使血浆氯离子量增加，碳酸氢盐的含量降低，从而导致酸中毒。在临床应用尤其是大量应用时，应密切监测患者的酸碱平衡状态，适量加入5%碳酸氢钠注射液，使pH调整至7.4。

3. 监测血压 精氨酸是一氧化氮的生物前体，服后可显著降低血压、血液透析者和肾移植受体的平均收缩压。对原发性高血压者，可以改善动脉内皮依赖性介质介导的血管扩张，使血压降低。对妊娠期高血压疾病患者以及有先兆子痫妇女滴注精氨酸，可显著降低收缩压和舒张压。

4. 注意给药的适宜性 复方氨基酸注射液的渗透压过高，对血管的刺激性大，速度过快可引起恶心、呕吐、面部潮红、发热、头痛、心悸、寒战、喘息、血栓性静脉炎。处理——同步静滴5%葡萄糖——降低渗透压。

考点7 ★ 主要药品

1. 精氨酸

【适应证】①用于肝性脑病，适用于忌钠的患者，也适用于其他原因引起血氨增高所致的精神

症状；②代谢性酸中毒；③肠外营养中可能增强免疫功能

2. 复方氨基酸（18AA）

【适应证】①不能进食、进食不足或不愿进食者；②营养不良（指营养不足）者；③肝肾功能基本正常的低蛋白血症者；④大面积烧伤、创伤、高分解代谢、蛋白丢失负氮平衡者；⑤改善外科手术前、后患者的营养状态。

3. 复方氨基酸（9AA）

【适应证】①用于急性和慢性肾功能不全患者的肠道外支持；②大手术、外伤或脓毒血症引起的严重肾功能衰竭以及急性和慢性肾衰竭。

第十章 抗菌药物

考点1 ★★★ 抗菌药物的作用机制及代表药

作用机制		代表药
抑制细菌细胞壁的合成		β-内酰胺类青霉素、头孢菌素类、磷霉素、环丝氨酸、万古霉素、杆菌肽等
抑制细胞膜功能	使胞浆膜通透性增加，导致菌体的氨基酸、蛋白质及离子等物质外漏而发挥抑制或杀灭细菌的作用	两性霉素B、多黏菌素、制酶菌素和咪唑类
抑制或干扰蛋白质合成	作用于细菌核糖体70S的30S亚基，阻止活化氨基酸与30S上的A位结合，引起细胞膜通透性增加	四环素类
	作用于50S亚基，抑制肽酰基转移酶	氯霉素、克林霉素
	作用于50S亚基，抑制移位酶，阻止肽链延长	大环内酯类
	作用于细菌核糖体70S亚基，抑制始动复合物的形成，作用于30S亚基，使A位变形，形成无用蛋白质	氨基糖苷类

续表

作用机制		代表药
干扰核酸合成	抑制DNA回旋酶（拓扑异构酶Ⅱ），抑制敏感细菌的DNA复制和mRNA的转录	喹诺酮类
	为对氨基苯甲酸（PABA）的类似物，可与其竞争二氢叶酸合成酶，阻止四氢叶酸的合成	磺胺类
	抑制二氢叶酸还原酶，阻止细菌核酸的形成	甲氧苄啶
	抑制细菌DNA依赖的RNA聚合酶，阻碍mRNA的合成	利福平
抑制病毒DNA合成的必需酶，终止病毒核酸复制		齐多夫定、阿昔洛韦、阿糖胞苷等

第一节 青霉素类抗菌药物

考点1★★★ 药物分类及代表药

分类	特点	代表药
天然	不耐酸，不耐青霉素酶，抗菌谱较窄	青霉素G
半合成	耐酸，可口服	青霉素V
	耐青霉素酶，抗产青霉素酶的金黄色葡萄球菌	甲氧西林、苯唑西林、氯唑西林、双氯西林
	广谱青霉素，作用于G^+性菌以及部分G^-性杆菌	氨苄西林、阿莫西林
	某些G^-性杆菌，包括铜绿假单胞菌	羧苄西林、哌拉西林
	抗G^-性杆菌	美西林、替莫西林

第十章 抗菌药物

考点2 ★★★ 作用特点

【机制】干扰敏感细菌细胞壁黏肽的合成,使细菌细胞壁缺损,菌体肿胀、变形、死亡。对处于繁殖期的细菌作用强,而对已合成细胞壁、处于静止期者作用弱,属于繁殖期杀菌剂,时间依赖型抗菌药物。

【作用靶位】细菌细胞内膜上的青霉素结合蛋白(PBPs)。PBPs是细菌细胞壁合成过程中不可缺少的酶。青霉素类作为PBPs底物的结构类似物,竞争性地与酶活性位点结合,从而抑制PBPs,干扰细菌细胞壁合成,杀灭细菌。

【适应证】主要用于G^+、G^-球菌及某些G^-杆菌感染。

注意:青霉素类对多数G^-杆菌无效,有效的是氨基糖苷类。

天然青霉素:对敏感的革兰阳性球菌和杆菌、革兰阴性球菌、钩端螺旋体、梅毒有杀菌作用。

考点3 ★★ 典型不良反应

1. 过敏反应 严重过敏反应在各种药物中居首位,与剂量无关,如过敏性休克、血清病型反应。其他过敏反应如溶血性贫血、白细胞计数减少、药疹、荨麻疹、接触性皮炎、哮喘发作等。

2. 吉海反应(赫氏反应) 治疗梅毒、钩端螺旋体病时，致症状（寒战、咽痛、心率加快）加剧——病原体死亡所致。

3. 其他

（1）大剂量应用，脑脊液药物浓度过高，引起青霉素脑病（肌肉阵挛、抽搐、昏迷等）。

（2）大量应用青霉素类钠盐，可造成高钠血症、心力衰竭。

（3）大量应用青霉素类钾盐，可造成高钾血症、钾中毒反应。

（4）长期、大剂量用药，可致菌群失调，出现二重感染（由念珠菌或耐药菌引起）。

（5）肌内注射区可发生周围神经炎。

考点 4 ★　禁忌证

有青霉素类药物过敏史或青霉素皮肤试验阳性者。

考点 5 ★★　药物相互作用

1. 丙磺舒、阿司匹林、吲哚美辛、保泰松和磺胺类药可减少青霉素类的肾小管分泌而延长其血浆半衰期。

2. 可增强华法林的抗凝作用。

3. 与氨基糖苷类混合后，两者的抗菌活性明显减弱，因此两药不能置于同一容器内给药。

考点 6 ★★ 用药监护

1. 用药前必须询问过敏史并做皮试 选用 250～500U/mL 的青霉素溶液皮内注射 0.05～0.1mL 做所有青霉素类药的皮肤敏感试验。

【注意】①无论何种给药途径（口服、肌内或静脉注射）都须做；②20 分钟后，观察皮试结果，阳性反应者禁用；必须使用者经脱敏后应用，应随时做好急救准备；③过敏性休克一旦发生，必须就地抢救，即给患者皮下注射肾上腺素，吸氧，应用血管活性药、糖皮质激素等抗休克治疗。

2. 根据 PK/PD 参数制定合理给药方案

（1）属于时间依赖型抗菌药物，其抗菌活性与细菌接触药物的时间长短密切相关，而与血浆峰浓度关系较小。

（2）血浆药物浓度低于 MIC（最小抑菌浓度）时，细菌很快生长，当达到 MIC 时增加药物浓度并不能增加疗效——因此首要是延长高于 MIC 的持续维持时间。当 T > MIC% 达到 40% 以上时，可显示满意的杀菌效果。

（3）几乎无抗生素后效应和首剂现象。

（4）血浆半衰期较短——仅约 30 分钟，药物经 7 个半衰期就将消失殆尽。青霉素的有效血浆浓度可维持 5 小时——最有效的给药方法为：每日分次给药，每隔6小时给药1次。

3. 选择适宜的溶剂和滴速 青霉素类与酸性较强（pH 3.5～5.5）的葡萄糖注射液配伍或作为溶剂，可失去效价并易致过敏性反应。

（1）溶剂应选择0.9%氯化钠注射液（pH 5.0～7.5）。

（2）水溶液在室温不稳定，应新鲜配制。

（3）小容积、短时间——单剂量容积为50～200mL，不宜超过200mL；静脉滴注时间不宜超过1小时，既可在短时间形成高血浆浓度，又可减少因滴注时间过长药物裂环分解而致敏。

（4）青霉素钾盐不可快速静脉滴注或静脉注射。

4. 监护特殊反应

（1）全身大剂量应用可引起青霉素脑病（腱反射增强、肌肉痉挛、抽搐、昏迷），婴儿、老年人和肾功能不全者尤要注意。不可用于鞘内注射。

（2）治疗梅毒、钩端螺旋体病——吉海（赫氏）反应。处理：联合应用糖皮质激素。

（3）注意监测电解质水平。大量应用青霉素钾盐——高血钾症、心脏停搏；青霉素钠盐——低钾血症、代谢性碱中毒和高钠血症。

考点7 ★★ 主要药物

1. 青霉素

【适应证】首选用于：①溶血性链球菌感染，如咽炎、扁桃体炎、猩红热等；②肺炎链球菌感染，如肺炎、中耳炎等；③不产青霉素酶的葡萄球菌感染；④与氨基糖苷类药物联合用于草绿色链球菌心内膜炎；⑤白喉；⑥炭疽；⑦破伤风、气性坏疽；⑧梅毒；⑨钩端螺旋体病；⑩回归热。

【注意事项】①过敏性疾病患者，如哮喘、湿疹、枯草热、荨麻疹等慎用；②妊娠期妇女仅在确有必要时使用。少量从乳汁中分泌，哺乳期妇女用药时宜暂停哺乳。

2. 氨苄西林

【注意事项】传染性单核细胞增多症、巨细胞病毒感染、淋巴细胞白血病、淋巴瘤患者避免使用，易发生皮疹。

3. 阿莫西林

【适应证】①用于不产 β-内酰胺酶菌株所致的感染；②与克拉霉素、质子泵抑制剂联合口服根除胃、十二指肠幽门螺杆菌，降低消化道溃疡复发率。

【注意事项】传染性单核细胞增多症患者避免使用，易发生皮疹。

4. 哌拉西林

【适应证】①敏感肠杆菌科细菌、铜绿假单胞菌、不动杆菌属所致的感染；②与氨基糖苷类联合用于粒细胞减少症免疫缺陷患者的感染。

【注意事项】①不可加入碳酸氢钠溶液中静滴；②有过敏史、出血史、溃疡性结肠炎、克隆病或抗生素相关肠炎者慎用；③肾功能不全者可致出血，应适当减量。

5. 苄星青霉素

【适应证】预防风湿热复发和控制链球菌感染。

6. β-内酰胺酶抑制剂——克拉维酸、舒巴坦、他唑巴坦 与青霉素类组成复方制剂，保护不耐酶的抗菌药物结构免受破坏，提高抗菌活性和效果。

第二节 头孢菌素类抗菌药物

考点1★★★ 药物分类及代表药

分类	特点	代表药
第一代	①G^+菌：较第二代略强，显著超过第三代 ②G^-杆菌：较第二、三代弱 ③对青霉素酶稳定，但对β-内酰胺酶稳定性较差 ④有肾毒性；与氨基糖苷类抗菌药物或强利尿剂合用毒性增加；血清半衰期短，脑脊液中浓度低 ⑤适用于轻、中度感染	头孢拉定、头孢唑林、头孢氨苄、头孢羟氨苄

续表

分类	特点	代表药
第二代	①G^+菌：较第一代略差或相仿 ②G^-菌：较第一代强。对多数肠杆菌有相当活性，对厌氧菌有一定作用，但对铜绿假单胞菌无效 ③对多种β-内酰胺酶较稳定 ④肾毒性较小	头孢呋辛、头孢替安、头孢克洛、头孢呋辛酯、头孢丙烯
第三代	①对G^+菌较第一、二代弱 ②对G^-菌包括铜绿假单胞菌及厌氧菌有较强作用 ③对β-内酰胺酶高度稳定 ④血浆半衰期长，体内分布广，组织穿透力强，有一定量渗入脑脊液中 ⑤肾毒性基本无 ⑥适用于严重感染、病原未明感染的经验性治疗及院内感染	头孢他啶、头孢哌酮、头孢噻肟、头孢曲松、头孢克肟、头孢泊肟酯
第四代	①G^+菌、G^-菌、厌氧菌，广谱，增强了抗G^+菌活性 ②抗铜绿假单胞菌、肠杆菌属的作用增强 ③对β-内酰胺酶稳定 ④半衰期长 ⑤无肾脏毒性 ⑥用于对第三代耐药的G^-杆菌引起的重症感染	头孢吡肟
第五代	①超广谱，对大多数耐药G^+、G^-厌氧菌有效 ②对β-内酰胺酶尤其超广谱β-内酰胺酶（ESBLs）稳定 ③无肾毒性	头孢洛林酯、头孢托罗、头孢吡普

考点2 ★★★ 作用特点

【机制】与细菌细胞内膜上的青霉素结合蛋白（PBPs）结合，导致细菌细胞壁合成障碍。与青霉素类相同，属于繁殖期杀菌剂。

五代头孢的作用特点

作用	强度
抗革兰阳性（G^+）菌作用	一代＞二代＞三代，四代＞三代
抗革兰阴性（G^-）菌作用	四代＞三代＞二代＞一代
抗铜绿假单孢菌作用	一、二代无，四代＞三代
抗厌氧菌作用	一代无，四代＞三代＞二代＞一代
对β-内酰胺酶稳定性	四代＞三代＞二代＞一代
肾毒性	一代＞二代＞三代＞四代

代数	G^+菌	G^-菌	对β-内酰胺酶	肾毒性
第一代	强	弱	不稳定	大
第二代	不如第一代	增强	较稳定	较小
第三代	弱	强，铜绿假单胞菌有效	高度稳定	基本无
第四代	强		稳定	无
第五代	超广谱，可有效对抗耐甲氧西林金黄色葡萄球菌，可用于院内铜绿假单胞菌感染			

考点3 ★★ 典型不良反应

1.过敏反应 发生率远低于青霉素。常见皮疹、瘙痒、斑丘疹、荨麻疹、过敏性休克甚至死亡。

2. 血液系统 可逆性中性粒细胞减少症、一过性嗜酸细胞增多和血小板减少症、低凝血酶原血症、凝血酶原时间延长。

3. 神经系统 头孢唑林、头孢他啶、头孢吡肟用于肾功能不全者而未调整剂量时，可出现脑病、肌痉挛、癫痫。

4. 抗生素相关性腹泻、二重感染。

考点4 ★　禁忌证

对头孢菌素类药过敏者、有青霉素过敏性休克或即刻反应史者禁用。

考点5 ★★　药物相互作用

1. 与氨基糖苷类抗菌药物可相互灭活，联合应用时，应在不同部位给药，不能混入同一注射容器内——同青霉素。

2. 与抗凝血药、溶栓药、非甾体抗炎药等联合应用时，可使出血风险增加。

3. 头孢曲松应单独给药——与多种药物存在配伍禁忌。

考点6 ★★★　用药监护

1. 用药前须知药物过敏反应史并做皮肤敏感试验

（1）对一种头孢菌素过敏者，对其他头孢菌素也可能过敏。对青霉素类、青霉胺过敏者也可能对头孢菌素过敏。

（2）使用某种头孢皮试结果代替其他的做法不妥。

（3）一旦发生严重过敏反应——肾上腺素、糖皮质激素、抗过敏药、吸氧。

2. 根据 PK/PD 参数制定合理给药方案　时间依赖型，每日分次给药——同青霉素。

3. 把握在围术期合理预防性应用抗菌药物

（1）术前——以小容积量溶剂稀释，在短时间（30分钟）滴注，保证足够的血药浓度。

（2）术后——预防性抗生素的时间尽可能缩短，有时（手术超过3小时、出血量≥3000mL）需重复给药，但一般不宜超过1天。不应无原则持续给药。预防性用药不得超过手术病例总数的30%。

（3）对头孢菌素、青霉素类过敏者，G^+菌选用万古霉素；G^-菌选用氨曲南。

4. 长期应用时应注意监测凝血功能

（1）监测血象、凝血功能及出血症状。

（2）长期应用（10日以上），宜补充维生素K、复方维生素B。

（3）不宜与抗凝血药联合应用。

5. 警惕双硫仑样反应　头孢菌素如存在与双硫仑分子结构类似的活性基团，在使用期间或之后5～7日内饮酒、服用含有乙醇的药物、食物以及外用乙醇均可使乙醛代谢受阻,导致乙醛在体内蓄积,引起皮肤潮红、头晕、头痛、呼吸困难、晕厥、口中有大蒜气味,还可出现心动过速、血压下降,严重者可出现休克、惊厥、急性心力衰竭、心肌梗死甚至死亡。

双硫仑反应的预防和处理:①告知患者用药期间或之后5～7日内禁酒,禁食含有乙醇食物或外用乙醇,禁与含乙醇的药物合用。②一旦发生,立即吸氧,地塞米松静脉滴注,补液,利尿,给予血管活性药治疗。

考点7 ★ 主要药品

1. 头孢唑林——一代 本品特点是对革兰阳性菌的作用较强,对葡萄球菌的 β-内酰胺酶耐抗性较弱。

2. 头孢氨苄——一代 本品为广谱抗生素。对革兰阳性菌和革兰阴性菌均有抗菌作用,注射后吸收迅速而完全,生物利用率高。

3. 头孢拉定——一代 本品特点为耐 β-内酰胺酶,对耐药性金黄色葡萄球菌及其他多种对广谱抗生素耐药的杆菌等有迅速而可靠的杀菌作用。

4. 头孢呋辛——二代 本品是一种非经胃肠给药的半合成广谱头孢菌素类抗生素,适用于对本品敏感的、产或不产内酰氨酶的病原菌所致的中、重度感染。

5. 头孢克洛——二代 本品为广谱半合成的口服头孢菌素，对多种革兰阳性菌和革兰阴性菌均具有很强的杀灭作用。

6. 头孢地尼——三代 避免与铁剂合用，如必须合用，应在服用本品 3 小时后再服用铁剂。本品具有抗菌谱广、抗菌作用强、临床疗效高、毒性低、过敏反应少等特点。与头孢克肟、头孢泊肟、头孢呋辛、头孢克洛和头孢丙烯等药物相比，对葡萄球菌的抗菌活性最强；对 β-内酰胺酶稳定。

7. 头孢克肟——三代 本品为广谱第三代头孢抗生素。大多数革兰阴性（G^-）需氧菌对其敏感，而产酶和不产酶的金黄色葡萄球菌、表皮葡萄球菌则不敏感。另外，本品对肠道球菌及拟杆菌属作用很弱，对假单孢菌属如绿脓杆菌基本无效。

8. 头孢噻肟——三代 可作为儿童脑膜炎的选用药物。本品抗菌谱比头孢呋肟更广，对革兰阴性菌的作用更强，但对阳性球菌不如第一代与第二代头孢菌素；对绿脓杆菌与厌氧菌仅有低度抗菌作用。

9. 头孢曲松——三代 不得用于高胆红素血

症的新生儿和早产儿；严禁与含钙注射液混合（尤其儿童）——增加发生结石的危险。本品对大多数革兰阳性菌和阴性菌都有强大的抗菌活性。

10. 头孢哌酮舒巴坦——三代 主要经胆汁排泄。本品为一种复合制剂。头孢哌酮为第三代头孢菌素，主要通过抑制细菌细胞壁的合成起杀菌作用；舒巴坦为 β-内酰胺酶抑制剂，除对淋球菌和不动杆菌属有抗菌活性外，不具有其他抗菌活性，但对由耐药菌株产生的各种 β-内酰胺酶具有不可逆的抑制作用，可增强头孢哌酮抗拒多种 β-内酰胺酶降解的能力。

11. 头孢他啶——三代 加入万古霉素后，会出现沉淀。必须谨慎冲洗给药系统和静脉系统。本品为第三代头孢菌素类抗生素，抗菌活力较强，抗菌谱较广，对革兰阳性或阴性菌均具有较强作用；对革兰阳性菌、阴性菌产生的 β-内酰胺酶具有高度的稳定性。

12. 头孢吡肟——四代 本品为第四代注射用头孢菌素，对多种质粒介导和染色体介导的 β-内酰胺酶稳定，包括染色体介导的Ⅰ型酶；对甲氧西林敏感的金黄色葡萄球菌、凝固酶阴性葡萄球菌、肺炎球菌、溶血性链球菌等均有良好的抗菌作用，但甲氧西林耐药葡萄球菌、肠球菌属常耐药。

第三节 其他 β-内酰胺类抗菌药物

考点1 ★★★ 药物分类及代表药

分类	特点	代表药
头霉素类	对大多数超广谱 β-内酰胺酶稳定，且抗厌氧菌作用强	头孢西丁、头孢美唑
单酰胺菌素类	窄谱，仅对需氧 G⁻ 菌——肠杆菌科铜绿假单胞菌、流感嗜血杆菌及淋球菌、大肠埃希菌、沙雷菌、克氏杆菌具有良好抗菌活性	氨曲南——氨基糖苷类的替代品
氧头孢烯类	抗菌谱广——多种 G⁻ 菌及厌氧菌，对 β-内酰胺酶稳定	拉氧头孢、氟氧头孢
碳青霉烯类	抗菌谱最广——G⁺ 菌、G⁻ 菌、需氧菌、厌氧菌，对 β-内酰胺酶高度稳定	亚胺培南、美罗培南、帕尼培南、厄他培南
β-内酰胺酶抑制剂	能抑制 β-内酰胺酶活性，使 β-内酰胺免遭或减少水解的物质，与 β-内酰胺类抗生素合并使用，可抑制耐药菌，扩展抗菌谱与增强抗菌活性	克拉维酸、舒巴坦、他唑巴坦

考点2 ★★ 作用特点

1. 亚胺培南 青霉素、头孢类耐药的替代品，抗菌谱广，对大多数 G⁺ 菌、G⁻ 杆菌及厌氧菌均有强大抗菌活性，但亚胺培南在体内可被肾脱氢肽酶灭活。

2. 亚胺培南+西司他丁=泰能；西司他丁、倍他米隆——肾脱氢肽酶抑制剂。

考点3 ★ 典型不良反应

1. 过敏反应——皮疹、荨麻疹、瘙痒、过敏性休克。

2. 维生素K缺乏症（低凝血酶原血症、出血倾向等）、维生素B族缺乏症状（舌炎、口腔黏膜炎、食欲减退、神经炎等）以及抗生素相关性腹泻——长时间应用可出现。

3. 中枢神经系统严重不良反应——尤其是亚胺培南西司他丁可引起，如肌阵挛、精神障碍或癫痫发作。

考点4 ★ 禁忌证

过敏及对其他β-内酰胺类药物有过敏性休克史者。

考点5 ★ 药物相互作用

1. 头孢美唑、头孢米诺、拉氧头孢等与利尿剂如呋塞米合用，可加重肾功能损害。

2. 头孢西丁、氨曲南、美罗培南、厄他培南等与丙磺舒合用时可延缓前者排泄。

3. 碳青霉烯类药与丙戊酸钠合用时，可导致后者血浆药物浓度降低，甚至引发癫痫。

考点6 ★★ 用药监护

1. 用药前须知过敏史。

2. 根据 PK/PD 参数制定合理给药方案——时间依赖型抗菌药物，一般按每日分次给药。

3. 用药过程监护——警惕发生"双硫仑样"反应。

考点7 ★★ 主要药品

1. 头孢美唑 本品是一种半合成的头霉素衍生物，通过影响细菌细胞壁的生物合成而起抗菌作用，能够抵抗革兰阳性菌和革兰阴性菌 β-内酰胺酶的灭活，并能够杀灭对头孢菌素产生耐药性的菌株。

2. 头孢西丁 肾毒性。本品为头霉素类抗生素，临床主要用于敏感菌所致的呼吸道感染、心内膜炎、腹膜炎、肾盂肾炎、尿路感染、败血症以及骨、关节、皮肤和软组织等感染。与头孢呋辛混合使用有拮抗作用，可使抗菌力降低。

3. 头孢米诺 本品对大肠杆菌、链球菌、克雷伯杆菌、流感嗜血杆菌、拟杆菌等有抗菌作用。尚对细菌壁中肽聚糖生成脂蛋白起妨碍作用（脂蛋白结构为革兰阴性菌所特有），因此对革兰阴性菌的作用较其他同类药物为强。

4. 拉氧头孢 应缓慢注射以减轻对血管壁的

刺激并减少静脉炎的发生。本品对多种革兰阴性菌有良好的抗菌作用。大肠杆菌、流感杆菌、克雷伯杆菌、各型变形杆菌、肠杆菌属、枸橼酸杆菌、沙雷杆菌等常对其高度敏感。对厌氧菌有良好的抗菌作用。此外，由于该品的耐β-内酰胺酶的性能强，故微生物对该品很少发生耐药性。

5. 氨曲南 与萘夫西林、头孢拉定、甲硝唑有配伍禁忌。本品可用于替代氨基糖苷类药物，治疗肾功能损害患者的需氧革兰阴性菌感染；并可在密切观察情况下用于对青霉素、头孢菌素过敏的患者。具有肾毒性、免疫原性弱，以及青霉素类、头孢菌素类交叉过敏少等特点。

6. 亚胺培南西司他丁——泰能 本品既有极强的广谱抗菌活性，又有β-内酰胺酶抑制作用。但不能与其他抗生素混合或直接加入其他抗生素中使用；不适用于脑膜炎治疗。

7. 美罗培南 本品是人工合成的广谱碳青霉烯类抗生素，通过抑制细菌细胞壁的合成而产生抗菌作用。美罗培南容易穿透大多数革兰阳性和阴性细菌的细胞壁，达到其作用靶点青霉素结合蛋白（PBPs），用于治疗多种不同的感染，包括脑膜炎及肺炎。

8. 厄他培南 本品是一种新型碳青霉烯类抗生素，通过与青霉素结合蛋白（PBPs）结合，干扰细菌细胞壁的合成，导致细菌生长繁殖受抑制，少数出现细胞溶解。对甲氧西林敏感的金黄色葡萄球菌、肺炎链球菌、化脓性链球菌等革兰阳性菌、肠杆菌属具有高度抗菌活性。嗜血杆菌属、卡他莫拉菌、脑膜炎奈瑟球菌等对本品高度敏感。但对甲氧西林耐药的葡萄球菌、肠球菌属、铜绿假单胞菌、不动杆菌属等细菌对本品耐药。本品对大多数青霉素酶、头孢菌素酶和超广谱 β-内酰胺酶稳定，但可被金属酶水解。该品对人类肾脱氢肽酶-Ⅰ稳定，不需与西司他丁等联合应用。

第四节 氨基糖苷类抗菌药物

考点1★★ 作用特点

【机制】抑制细菌蛋白质的合成：①在起始阶段，与细菌核糖体 30S 亚基结合，抑制始动复合物形成；②在肽链延伸阶段，可使 mRNA 上的密码被错译，导致合成异常的或无功能的蛋白质；③在终止阶段，可阻碍已合成的肽链释放，还可阻止 70S 核糖体解离。

【作用】①对繁殖期和静止期的细菌均有杀菌作用，而青霉素类、头孢菌素类只针对繁殖期；②对 G^+ 球菌和 G^- 杆菌均有明显的抗生素后效应（PAE），而青霉素类没有；对铜绿假单胞菌、大肠埃希菌等常见 G^- 杆菌的 PAE 较长；③抗菌谱广，除链霉素外对葡萄球菌属、需氧 G^- 杆菌均有良好抗菌作用；多数对铜绿假单胞菌亦具抗菌活性，对 G^- 球菌、G^+ 菌作用较差，但对金黄色葡萄球菌有较好抗菌作用；对厌氧菌无效。链霉素、阿米卡星对结核有良好作用；④在碱性环境中抗菌作用增强；胃肠道吸收差，用于治疗全身性感染时必须注射给药。

考点2 ★★★ 典型不良反应

1. 耳毒性 包括前庭和耳蜗神经功能障碍。前庭损害表现为眩晕、呕吐、眼球震颤和平衡障碍；耳蜗功能受损可引起耳鸣、听力减退甚至耳聋。

2. 肾毒性 损害近曲小管上皮细胞，引起肾小管肿胀，甚至坏死，出现蛋白尿、管型尿或红细胞尿，严重者可出现氮质血症、肾功能不全等。

3. 神经肌肉阻滞 造成心肌抑制、血压下降、肢体瘫痪，甚至呼吸肌麻痹而窒息死亡。

4. 过敏反应 皮疹、发热、嗜酸性粒细胞增多，甚至引起严重过敏性休克，尤其是链霉素，应警惕。

考点3 ★★ 禁忌证

1. 对氨基糖苷类药过敏或有严重毒性反应者禁用。

2. 奈替米星、妥布霉素、大观霉素等禁用于妊娠期妇女和新生儿。

考点4 ★ 药物相互作用

1. 与β-内酰胺类混合时可致相互灭活，故联合用药时应在不同部位给药，不能混入同一容器内。

2. 本类药之间联合应用时，可增加毒性反应。

3. 与卷曲霉素、顺铂、依他尼酸、呋塞米或万古霉素联合应用，可能增加耳毒性与肾毒性。

考点5 ★ 用药监护

1. 用药前须知

（1）重症肌无力或帕金森病患者应尽量避免使用。

（2）儿科慎用。

2. 根据 PK/PD 参数制定合理给药方案

（1）浓度依赖型抗菌药物。

（2）具有抗生素后效应。

（3）具有首剂现象：细菌与药物首次接触时，能迅速被药物杀死；当细菌再次或多次接触同一种药物时，抗菌效果明显下降。

（4）给药方法：静脉滴注 20～30 分钟最为常用，每日1次。

3. 用药过程监护

（1）监测尿常规、肾功能、听力。

（2）老年患者肾功能有生理性减退，即使肾功能测定值在正常范围内，仍应采用较小治疗量。

考点6 ★★　主要药品

1. 链霉素——对结核杆菌、G⁻杆菌作用强，对铜绿假单胞菌无效

【适应证】①兔热病（土拉菌病，由扁虱或苍蝇传播的啮齿动物的急性传染病）、鼠疫——首选；与其他药联用——鼠咬热、布鲁菌病、腹股沟肉芽肿；②结核病：初治病例，与其他药物联合；③草绿色链球菌或肠球菌所致的心内膜炎——与青霉素或氨苄西林联合。

2. 庆大霉素——对G⁻杆菌包括绿脓杆菌作用强

【适应证】①一般G⁻杆菌感染——首选；②口服用于肠道感染及术前准备。

【注意事项】①不宜用于皮下注射；②不得静脉推注，有抑制呼吸作用。

3. 阿米卡星

【适应证】①铜绿假单孢菌等G⁻杆菌、葡萄球菌所致的感染；②对卡那霉素、庆大霉素耐药菌株所致的感染。

4. 大观霉素——"淋必治"

【适应证】用于淋病奈瑟菌所致的尿道炎、前列腺炎、宫颈阴道炎和直肠感染，以及对青霉素、

四环素等耐药菌株引起的感染。儿童淋病患者对青霉素类或头孢菌素类过敏者可应用。

【注意事项】①不得静脉给药,应在臀部肌肉外上方做深部肌内注射,一次注射量不超过2g(5mL);②本品稀释剂中含苯甲醇,可能引起新生儿致命性喘息综合征,故新生儿禁用;③严重过敏反应——肾上腺素、糖皮质激素及抗组胺药抢救,并保持气道通畅、吸氧;④多数淋病患者同时合并沙眼衣原体感染,因此应用本品治疗后应继以7日疗程的四环素、多西环素或红霉素治疗。

第五节 大环内酯类抗菌药物

考点1★★★ 药物分类及代表药

分类	特点	代表药
第一代	红霉素易被胃酸破坏,口服吸收少,故一般服用其肠衣片或酯化物;能广泛分布到脑组织和脑脊液,通常为抑菌剂,高浓度为杀菌剂	红霉素、琥乙红霉素
第二代	增强G^-杆菌以及厌氧菌、空肠弯曲菌、军团菌、肺炎支原体、衣原体、分枝杆菌及弓形虫等的作用;还具有胃动素作用、免疫修饰作用、抗炎作用等	罗红霉素、克拉霉素、阿奇霉素
第三代	对一、二代大环内酯耐药菌尤其是肺炎链球菌具有较强作用	泰利霉素

考点2 ★★　作用特点

【机制】与细菌核糖体的50S亚基结合,竞争性阻断了肽链延伸过程中的肽基转移作用与(或)移位作用,终止蛋白质合成。

【抗菌谱】G^+球菌、G^-球菌、部分G^-杆菌(如流感嗜血杆菌、百日咳杆菌等)、非典型致病原(嗜肺军团菌、肺炎支原体、衣原体)和厌氧消化球菌。对产β-内酰胺酶和耐甲氧西林金黄色葡萄球菌也有一定的抗菌活性。

第二、三代——对酸稳定性较高,口服吸收好。

考点3 ★★　典型不良反应

1. 胃肠反应(最主要)　呕吐、腹胀、腹痛、腹泻、抗生素相关性腹泻等,严重时患者难以耐受。

2. 肝毒性　红霉素、依托红霉素可出现肝毒性——肝肿大、腹痛、阻塞性黄疸、肝脏转氨酶AST及ALT升高。

3. 心脏毒性　心电图异常、心律失常,甚至晕厥或猝死。

4. 耳毒性　老年人、肾功能不全者或用药剂量过大时易发生耳蜗神经损害的耳聋、耳鸣,前庭功能亦可受损。

考点4 ★ 禁忌证

1. 对本类药过敏者。
2. 部分心脏病（心律失常、心动过缓、缺血性心脏病、充血性心力衰竭等）患者。

考点5 ★ 药物相互作用

1. 与氯霉素或林可霉素合用，因竞争药物的结合位点，产生拮抗作用。
2. 红霉素、红霉素酯化物、克拉霉素可抑制肝药酶，与卡马西平、丙戊酸、芬太尼等合用，可增加上述药的血浆浓度。
3. 阿奇霉素可能增强抗凝血药的作用，合并使用时，应严密监测凝血酶原时间。
4. 服用抗酸剂或 H_2 受体阻断剂后即服本品能增加吸收。

考点6 ★★ 用药监护

1. 根据 PK/PD 参数制定合理给药方案
（1）红霉素：时间依赖型，每日分次给药。
（2）克拉霉素、阿奇霉素：浓度依赖型，尽量减少给药次数。

2. 用药过程监护 注意肝、心毒性。

考点6 ★ 主要药品

1. 红霉素

【适应证】①作为青霉素过敏患者的替代用药;②军团菌病、支原体肺炎、百日咳、空肠弯曲菌肠炎、衣原体感染、淋球菌感染、厌氧菌所致口腔感染。

【注意事项】①溶血性链球菌感染治疗至少需持续10日,以防止急性风湿热的发生;②肾功能不全者一般无须减少用量。

2. 琥乙红霉素

【适应证】①同红霉素;②风湿热复发、感染性心内膜炎(风湿性心脏病、先天性心脏病、心脏瓣膜置换术后)及口腔、上呼吸道医疗操作时的预防用药(青霉素的替代用药)。

3. 罗红霉素

【适应证】生殖器感染(淋球菌感染除外)。进食后服药可减少吸收,与牛奶同服可增加吸收。

4. 克拉霉素

【适应证】与其他药物联合用于鸟分枝杆菌感染、幽门螺杆菌感染。可空腹口服,与食物或牛奶同服不影响吸收。

5. 阿奇霉素

【适应证】肺炎支原体所致的肺炎。静脉滴注宜慢,一次静脉滴注时间不得少于60分钟,滴注液浓度不得高于 2.0mg/mL；进食可影响吸收，口服用药需在餐前 1 小时或餐后 2 小时服用。

第六节 四环素类药物

考点 1 ★★ 作用特点

四环素类抗菌药物包括四环素、米诺环素、多西环素、金霉素、土霉素和美他环素。

【机制】与细菌核糖体的 30S 亚基结合，抑制蛋白质合成；也能引起细菌细胞膜通透性增加，使细菌细胞内核苷酸和其他重要物质外漏，抑制细菌 DNA 复制。

【适应证】抗菌谱广，尤其适用于立克次体、支原体、衣原体感染，其他包括螺旋体、G^+、G^- 需氧菌和厌氧菌，以及某些原虫。属于快速抑菌剂，常规浓度时抑菌，高浓度时对某些细菌起杀菌作用。

考点 2 ★★ 典型不良反应

1. 四环素牙——与钙离子形成的螯合物在体内呈黄色，沉积于牙齿和骨中，造成牙齿黄染，并影响胎儿、新生儿和婴幼儿骨骼的正常发育。
2. 肝毒性。
3. 肠道菌群失调——轻者引起维生素缺乏，

严重时可见二重感染，亦可发生腹泻。

考点3 ★ 禁忌证

1. 有四环素类药过敏史者。
2. 妊娠期和准备怀孕的妇女；8岁以下儿童。

考点4 ★ 药物相互作用

1. 与碳酸氢钠、钙剂、镁剂或铁剂合用，吸收减少。
2. 与麦角生物碱或其衍生物同时给药时，会增加麦角中毒的风险。
3. 可降低血浆凝血酶原活性，故接受抗凝药治疗者需要调整（减少）抗凝血药的剂量。

考点5 ★★ 用药监护

1. 根据 PK/PD 参数制定合理给药方案 浓度依赖型，尽量减少给药次数。

2. 用药过程监护

（1）部分四环素类（多西环素、米诺环素、美他环素、地美环素）使用后，患者可能在日晒时有光敏现象，建议服药后患者不要直接暴露于阳光或紫外线下。

（2）长期用药期间应定期随访检查血常规及肾功能。

考点6 ★ 主要药品

1. 四环素 本品为广谱抑菌剂,高浓度时具杀菌作用。除常见的革兰阳性菌、革兰阴性菌以及厌氧菌外,多数立克次体属、支原体属、衣原体属、非典型分枝杆菌属、螺旋体也对本品敏感。本品对革兰阳性菌的作用优于革兰阴性菌,但肠球菌属对其耐药。其他如放线菌属、炭疽杆菌、单核细胞性李斯特菌、梭状芽孢杆菌、奴卡菌属等对本品敏感。

2. 米诺环素(二甲胺四环素) 本品是一种广谱抗菌的四环素类抗生素,是一种可有效改变病情的抗风湿药。米诺环素具有广谱、药力持久、不具光敏性等优点。

3. 多西环素 本品为广谱抑菌剂,高浓度时具杀菌作用。许多立克次体属、支原体属、衣原体属、非典型分枝杆菌属、螺旋体也对本品敏感。本品对革兰阳性菌作用优于革兰阴性菌,但肠球菌属对其耐药。其他如放线菌属、炭疽杆菌、单核细胞性李斯特菌、梭状芽孢杆菌、奴卡菌属、弧菌、布鲁菌属、弯曲杆菌、耶尔森菌对本品敏感。

4. 金霉素 本品对革兰阳性球菌,特别是葡萄球菌、肺炎球菌有效,但副作用大,目前只能外用。用于治疗结膜炎、沙眼。又称氯四环素。

5. 土霉素(地霉素、氧四环素) 本品对多种球菌和杆菌有抗菌作用，对立克次体和阿米巴病原虫也有抑制作用，可用于治疗上呼吸道感染、胃肠道感染、斑疹伤寒、恙虫病、支原体属感染和衣原体属感染等疾病。

6. 美他环素（盐酸美他环素、甲烯土霉素） 本品对多数革兰阳性菌、革兰阴性菌、立克次体、支原体、衣原体、放线菌及沙眼病毒等均有抑制作用，抗菌活力较四环素强。

第七节　林可霉素类抗菌药物

考点1★★　作用特点

林可霉素类抗菌药物包括林可霉素和克林霉素。

【机制】与细菌核糖体的50S亚基结合，抑制细菌蛋白质的合成——与大环内酯类药相同。

【适应证】抗菌谱包括需氧及厌氧菌，但对革兰阴性杆菌和肺炎支原体无效。主要用于厌氧菌、G^+菌感染，是治疗金黄色葡萄球菌引起的急慢性骨髓炎及关节感染的首选药。

1. 厌氧菌——最主要的特点。包括梭状芽孢杆菌属、丙酸杆菌属、双歧杆菌属、类杆菌属、奴卡菌属及放线菌属，尤其是对产黑素类杆菌、消化球菌、消化链球菌、产气荚膜梭菌以及梭杆菌的作用更为突出。

2. G⁺ 球菌——金黄色葡萄球菌、表皮葡萄球菌、溶血性链球菌、草绿色链球菌和肺炎链球菌具有极强的抗菌作用。

3. 部分 G⁻ 球菌——脑膜炎奈瑟菌、淋病奈瑟菌。

4. 人型支原体和沙眼支原体。

考点2 ★ 典型不良反应与禁忌证

1. 典型不良反应

（1）过敏反应——皮疹、瘙痒等。

（2）肝脏——转氨酶 ALT 及 AST 升高。

（3）心血管——林可霉素大剂量静脉快速滴注可引起血压下降、心电图变化，甚至心跳、呼吸停止。

2. 禁忌证 有过敏史者。

考点3 ★ 药物相互作用

1. 本类药具神经肌肉阻断作用，与抗肌无力药合用时将导致后者对骨骼肌的效果减弱——调整后者的剂量（加大）。

2. 与麻醉性镇痛药合用，呼吸抑制作用可累加，有导致呼吸抑制延长或引起呼吸麻痹（呼吸暂停）的可能。

3. 林可霉素与克林霉素呈完全交叉耐药。本类药与大环内酯类药也存在交叉耐药。

考点4 ★ 用药监护

1. 根据 PK/PD 参数制定合理给药方案 时间依赖型,每日分次给药。

2. 用药过程监护

(1)监护不良反应:过敏、静脉炎、胃肠道不适、肝功能异常。

(2)静脉滴注林可霉素不能少于1小时。

考点5 ★★ 主要药品

1. 林可霉素 为防止急性风湿热的发生,治疗溶血性链球菌感染时疗程至少为10日。

2. 克林霉素 ①克林霉素的抗菌活性比林可霉素强4~8倍,口服不被胃酸破坏,吸收好,进食不影响其吸收,毒性小;②不能透过血-脑脊液屏障,不能用于脑膜炎。

第八节 多肽类抗菌药物

考点1 ★★★ 药物分类及代表药

分类	特点	代表药
糖肽类	抗菌谱窄,抗菌活性强,属于杀菌剂,有肾毒性,主要用于多重耐药菌所致的重症感染	万古霉素、替考拉宁
杆菌肽		杆菌肽、短杆菌肽
多黏菌素		多黏菌素 E、B

考点 2 ★★　作用特点

1. 糖肽类

【机制】与细菌细胞壁前体形成复合物，抑制细胞壁合成，同时抑制胞浆 RNA 的合成。

【抗菌谱】对 G^+ 菌、葡萄球菌、肺炎链球菌高度敏感；对厌氧菌、炭疽杆菌、白喉棒状杆菌、破伤风杆菌也高度敏感，但对 G^- 菌作用弱。

【适应证】临床用于耐药金黄色葡萄球菌或对 β-内酰胺类抗菌药物过敏的严重感染，如败血症、心内膜炎、骨髓炎、肺部感染等，口服也可应用于假膜性肠炎。

2. 杆菌肽

【机制】抑制细菌细胞壁合成中的脱磷酸化过程，阻碍细胞壁的合成；对细菌细胞膜也有损伤作用，使胞浆内容物外漏，导致细菌死亡。

【抗菌谱】G^+ 菌尤其是金黄色葡萄球菌和链球菌有强大抗菌作用，对 G^- 杆菌无效。

【适应证】临床应用仅限于局部应用，常用于疖、痈、溃疡等皮肤感染和眼、耳、鼻、喉等感染的局部治疗。

3. 多黏菌素 B 和多黏菌素 E

【机制】药物插入到细菌细胞膜中，使细菌通透性屏障失效，导致胞浆内容物外漏而死亡。

【抗菌谱】只对 G^- 杆菌有效。

【适应证】临床用于对 β-内酰胺类和氨基糖

苷类耐药而难以控制的铜绿假单胞菌及其他 G^- 杆菌引起的严重感染。①口服——腹泻、急性痢疾、大肠埃希菌所致的肠炎；②局部——眼、耳、皮肤黏膜感染及烧伤；③肠道手术前准备用药，白血病中性粒细胞缺乏者的感染预防。

考点 3 ★★★ 典型不良反应

1. 糖肽类

（1）耳毒性——听力减退，甚至耳聋。

（2）肾毒性——急性肾功能不全、肾衰竭。

（3）红颈综合征（红人综合征）——快速滴注时可出现血压降低，甚至心搏骤停，上部躯体发红，胸背部肌肉痉挛。

（4）过敏反应及过敏样症状（皮疹、瘙痒）。

（5）抗生素相关性腹泻。

2. 多黏菌素类 肾脏损害。

考点 4 ★ 禁忌证

1. 过敏者。

2. 妊娠期妇女避免使用；哺乳期妇女暂停哺乳。

考点 5 ★ 药物相互作用

1. 糖肽类

（1）与氨基糖苷类等合用，可增加耳及肾

毒性。

（2）与抗组胺药等合用时，可能掩盖耳毒性症状。

2. 多黏菌素类 与磺胺药、甲氧苄啶、利福平和半合成青霉素合用会增强多黏菌素类的抗菌作用。

考点6 ★　用药监护

1. 根据PK/PD参数制定合理给药方案——时间依赖型，每日分次给药；万古霉素具有一定抗生素后效应。

2. 用药过程中应警惕耳毒性、肾毒性及"红人综合征"。

考点7 ★★★　主要药品

1. 万古霉素

【适应证】①耐药葡萄球菌；②对青霉素过敏、不能使用青霉素、头孢菌素类，或使用后无效者；③防治血液透析患者发生的葡萄球菌属所致的动、静脉血分流感染；④抗生素相关性腹泻或葡萄球菌性肠炎。

【注意事项】①肾毒性；耳毒性；可逆性嗜中性粒细胞减少症；②与静脉滴注有关的不良反应（低血压、脸红）发作频率，可因合并用麻醉药而增加,应在使用麻醉药前 60 分钟滴注;③不宜肌注;静脉滴注时尽量避免药液外漏,且应经常更换注射部位,滴速不宜过快;④治疗葡萄球菌性心内膜炎,疗程应不少于 4 周。

2. 去甲万古霉素

【适应证】本品属快效杀菌剂,对各种革兰阳性球菌与杆菌均具强大抗菌作用,MIC 大多为 0.06～5mg/L。耐甲氧西林金黄色葡萄球菌(MRSA)、耐甲氧西林表皮葡萄球菌(MRSE)几无耐药菌株;肠球菌属对本品亦多数敏感;本品活性比万古霉素稍强;革兰阴性菌对本品均耐药。

3. 替考拉宁 万古霉素和甲硝唑的替代药。

【适应证】本品可用于治疗各种严重的革兰阳性菌感染,包括不能用青霉素类、头孢菌素类或对其他抗生素耐药者。

4. 多黏菌素 E 肠道手术前准备,或大肠埃希菌性肠炎及对其他药物耐药的菌痢。

(1)适用于治疗对其他抗生素耐药的铜绿假单胞菌和其他革兰阴性杆菌(变形杆菌除外)引起的严重感染,如铜绿假单胞菌败血症、铜绿假单胞菌脑膜炎、大肠杆菌性肠炎、泌尿道感染等。

(2)口服用于白血病伴中性粒细胞缺乏者的细菌感染预防。

(3)口服还可用于肠道手术前准备,以抑制肠道菌群。

（4）外用于烧伤和外伤引起的铜绿假单胞菌局部感染和耳、眼等部位敏感菌所致的感染。

5. 多黏菌素 B 绿脓杆菌及其他假单胞菌引起的感染；也可用于败血症、腹膜炎。一般不采用静脉滴注——可致呼吸抑制。

第九节 酰胺醇类抗菌药物

考点 1 ★★ 作用特点

酰胺醇类抗菌药物包括氯霉素、甲砜霉素。

【机制】与细菌 70S 核糖体中较大的 50S 亚基结合，导致蛋白质合成被抑制而致细菌死亡。哺乳动物的细胞核糖体主要是 80S 核糖体，不受影响，但线粒体中含有 70S 微粒——血液系统毒性。

【抗菌谱】广谱，对 G^- 菌的抑制作用强于 G^+ 菌；对伤寒沙门菌、流感杆菌、脑膜炎球菌和淋球菌具有较强杀菌作用；对立克次体、螺旋体、衣原体、支原体有抑制作用。

【适应证】临床主要用于某些严重感染：①伤寒、副伤寒——突破细胞屏障；脑膜炎——突破血脑屏障；②眼部感染——突破血眼屏障；③需氧菌与厌氧菌混合感染的脑脓肿——与青霉素合用。

考点2 ★★　典型不良反应

1. 骨髓造血功能抑制　再生障碍性贫血，以12岁以下学龄儿童较多见。

2."灰婴综合征"　患儿于大剂量用药后数日内出现腹泻、腹痛、呕吐、进行性苍白、发绀、皮肤灰紫、循环障碍，可于数小时内死亡。

3. 其他不良反应　溶血性贫血（先天性葡萄糖-6-磷酸脱氢酶不足者）；出血倾向——长程治疗者可诱发。

考点3 ★　禁忌证

1. 对本类药过敏者。
2. 新生儿、妊娠期妇女。

考点4 ★　药物相互作用

1. 与林可霉素类或红霉素类合用时可因竞争靶位而产生拮抗作用。

2. 可拮抗维生素 B_{12} 的造血作用，因此两者不宜同用。

3. 与维生素 B_6 同用时，后者的剂量应适当增加。

4. 与乙内酰脲类抗癫痫药合用时，可使后者的作用增强或毒性增加，故须减少剂量。

考点 5 ★★ 用药监护

1. 关注新生儿灰婴综合征——早产儿或新生儿用药剂量应严格控制。

2. 关注骨髓毒性。

3. 监测肝肾功能——应用氯霉素期间和停药后 5～7 日内禁止饮酒，以免引起"双硫仑样"反应。

考点 6 ★ 主要药品

1. 氯霉素

【适应证】①伤寒和副伤寒；②严重沙门菌属感染合并败血症；③耐氨苄西林的脑膜炎、G^-杆菌脑膜炎（可透过血脑屏障）；④需氧菌和厌氧菌混合感染的脑脓肿（尤其耳源性）；⑤严重厌氧菌所致感染，累及中枢神经系统者；⑥立克次体感染；⑦细菌性眼部感染。

【注意事项】定期监测周围血象、网织细胞计数，必要时做骨髓检查。

2. 甲砜霉素

【适应证】流感嗜血杆菌、大肠埃希菌、沙门菌属等所致的感染。在体内不代谢，以原形主要经肾脏排泄。

第十节 氟喹诺酮类抗菌药物

考点1 ★ 分类

氟喹诺酮类属于全合成抗菌药物,包括左氧氟沙星、环丙沙星、莫西沙星、加替沙星、诺氟沙星、氧氟沙星、培氟沙星等。第一代、第二代——基本已淘汰。第三代——抗菌活性明显增强。第四代——抗菌谱广且抗菌作用强,既保留了前3代抗G^-菌的活性,又明显增强抗G^+菌的活性,并对军团菌、支原体、衣原体等均有作用。氟喹诺酮类药主要作用靶位在细菌的DNA旋转酶——影响DNA的合成而致细菌死亡。

考点2 ★★ 作用特点

1. 广谱 需氧G^+、G^-菌,尤其G^-杆菌(包括绿脓杆菌)。临床上用于需氧、厌氧、混合感染。

2. 可透过血脑屏障 治疗严重的脑膜炎。

3. 多属浓度依赖型 血浆半衰期较长,具有抗生素作用后效应——集中一日剂量,分1~2次给药。

考点3 ★★ 典型不良反应

1.肌痛、骨关节病损、跟腱炎症和跟腱断裂。

2. 血糖紊乱——尤其是加替沙星可致严重的、致死性、双相性血糖紊乱——低血糖或高血糖。

3. 光敏反应——司帕沙星。

4. 精神和中枢神经系统——头痛、疲倦、昏厥、失眠、耳鸣或嗜睡；严重的可致抑郁、兴奋亢进、幻觉、幻视、疑虑、癫痫发作、精神失常、双相情感障碍，甚至自杀和伤人，发生率极低，并且可逆。

考点4 ★ 禁忌证

1. 妊娠及哺乳期妇女。

2. 患有中枢神经系统病变的患者；以往有神经、精神病史，尤其是癫痫病史者。

3. 骨骼系统未发育完全的18岁以下儿童（包括外用制剂）。

考点5 ★ 药物相互作用

1. 与非甾体抗炎药同服可致中枢神经系统兴奋和惊厥的危险性增大。

2. 糖尿病患者同时并用口服降糖药或胰岛素，通常会引起高血糖或低血糖等血糖紊乱。

3. 与茶碱类、咖啡因、华法林同用，可使上述药物血浆浓度增高，其中依诺沙星的作用最显著。

考点5 ★★★ 用药监护

1. 关注跟腱炎症和肌腱断裂 患者应用后若出现腱疼痛、肿胀、炎症或跟腱断裂的情况，应立即停服，及时就诊。与糖皮质激素联合应用者和老年人风险更大。

2. 规避光毒性

（1）服用期间避免暴露在阳光或人工紫外光源下，或采用遮光措施（打伞、涂敷护肤乳膏、穿防护服）。

（2）晚间服药。

（3）口服抗过敏药、维生素 B_2 和维生素 C。

3. 警惕心脏毒性 可引起心电图 Q-T 间期延长和尖端扭转型室性心律失常。

4. 监测血糖

（1）发生血糖异常后，均首先停药。低血糖——表现为多汗、无力、心悸、震颤、意识模糊——立即静脉注射 50% 葡萄糖或静脉滴注 10% 葡萄糖。高血糖——口渴、多饮、多尿、疲劳无力——胰岛素。

（2）用药前先进食，避免空腹，可预防低血糖。

考点6 ★ 主要药品

1. 诺氟沙星

【注意事项】①大剂量应用，或尿 pH 在 7.0

以上时可发生结晶尿,宜多进水,保持 24 小时排尿量在 1200mL 以上;②缺乏葡萄糖-6-磷酸脱氢酶的患者可能发生溶血反应。

2. 左氧氟沙星 本品为氧氟沙星的左旋体,半衰期较长,主要以原形从尿中排出,体内无蓄积。具有广谱抗菌作用,抗菌作用强,对多数肠杆菌科细菌,如大肠埃希菌、克雷伯菌属、变形杆菌属、沙门菌属、志贺菌属和流感嗜血杆菌、嗜肺军团菌、淋病奈瑟菌等革兰阴性菌有较强的抗菌活性。对金黄色葡萄球菌、肺炎链球菌、化脓性链球菌等革兰阳性菌和肺炎支原体、肺炎衣原体也有抗菌作用,但对厌氧菌和肠球菌的作用较差。

3. 环丙沙星

【适应证】①泌尿生殖系统感染;②呼吸道感染;③胃肠道感染;④伤寒;⑤骨和关节感染;⑥皮肤软组织感染;⑦败血症等全身感染。

【注意事项】服用时宜同时饮水 250mL。

4. 莫西沙星

【适应证】①呼吸道感染;②皮肤和软组织感染。

【注意事项】①可延长心电图 Q-T 间期;②可能出现假膜性肠炎;③治疗复杂盆腔感染患者(如伴有输卵管-卵巢或盆腔脓肿)时,需考虑经静脉给药。

第十一节 硝基呋喃类抗菌药物

考点1★ 作用特点

硝基呋喃类抗菌药物包括呋喃妥因、呋喃唑酮、呋喃西林（仅外用）。

【机制】敏感菌可将其还原成能抑制乙酰辅酶A等多种酶的活性产物，进而干扰细菌代谢并损伤DNA。

【作用】广谱；不易产生耐药性；口服吸收差；血浆药物浓度低（尿液浓度高）。

考点2★ 典型不良反应与禁忌证

1. 典型不良反应 呕吐、食欲减退和腹泻；严重者可发生周围神经炎。

2. 禁忌证 新生儿、妊娠妇女、肾功能不全及对硝基呋喃类药过敏者。

考点3★★ 药物相互作用

1. 与肝毒性、神经毒性、可致溶血药物合用，毒性增加。

2. 丙磺舒和苯磺唑酮均可抑制呋喃妥因的肾小管分泌，导致后者的血浆浓度增高或血清半衰期延长，而尿浓度则降低，疗效亦减弱，故丙磺舒等的剂量应予调整。

考点4 ★ 用药监护

1. 建议与食物同服，以减少对胃肠道的刺激。
2. 应用呋喃唑酮期间和停药后5日内，禁止饮酒，以免引起"双硫仑样"反应。

第十二节 硝基咪唑类抗菌药物

考点1 ★ 作用特点

硝基咪唑类抗菌药物包括甲硝唑、替硝唑、奥硝唑。

【机制】尚未完全阐明。

①抗阿米巴原虫——抑制其氧化还原反应，使原虫的氮链发生断裂。

②抗厌氧菌——硝基被厌氧菌的硝基还原酶还原成一种细胞毒，作用于细菌的DNA代谢过程。耐药菌——缺乏硝基还原酶。

【适应证】治疗肠道和肠外阿米巴病、阴道滴虫病及厌氧菌的首选药。

①原虫——阿米巴病、阴道滴虫病。

②厌氧菌——脆弱拟杆菌等；口服也可用于艰难梭菌所致的假膜性肠炎。

③与其他药物联合用于幽门螺杆菌所致的胃窦炎及消化性溃疡;与其他抗菌药物联合使用也可作为盆腔、肠道、腹腔手术的预防用药。

考点2 ★ 典型不良反应

1. 神经系统不良反应常见头痛、眩晕;偶见感觉异常、肢体麻木、共济失调。
2. "双硫仑样"反应。

考点3 ★ 禁忌证

1. 对硝基咪唑类药过敏者。
2. 有活动性中枢神经系统疾患、血液病者、妊娠及哺乳期妇女。

考点4 ★★ 药物相互作用

1. 能抑制华法林等抗凝血药的代谢,加强它们的作用,引起凝血酶原时间延长。
2. 同时应用苯妥英钠、苯巴比妥等肝药酶诱导剂,可加强本类药代谢,使血浆药物浓度下降,而苯妥英钠排泄减慢。
3. 同时应用西咪替丁等肝药酶抑制剂,可减缓本类药的代谢及排泄。
4. 干扰双硫仑代谢,二者合用时,患者饮酒后可出现精神症状,故2周内应用双硫仑者不宜再用本品。

考点5 ★★ 用药监护

1. 根据 PK/PD 参数制定合理给药方案 浓度依赖型，尽量减少给药次数。

2. 用药过程监测神经毒性及肝功能

（1）甲硝唑的代谢产物可使尿液呈深红色，应告知患者。

（2）用药期间注意患者是否出现头痛、眩晕等神经系统不良反应，如发生，应立即停药。

（3）"双硫仑样"反应——应用期间或之后7日内禁酒及含乙醇的食物、药物。

考点6 ★★ 主要药品

1. 甲硝唑

【适应证】①用于治疗肠道和肠外阿米巴病（如阿米巴肝脓肿、胸膜阿米巴病等）；②还可用于治疗阴道滴虫病、小袋虫病和皮肤利什曼病、麦地那龙线虫感染等；③目前还广泛用于厌氧菌感染的治疗。

2. 替硝唑

【作用】甲硝唑的类似物。作为甲硝唑的替代药，用于幽门螺杆菌所致的胃窦炎及消化性溃疡。能进入各种体液，并可通过血脑屏障。局部用药疗效也较好。

【注意事项】①治疗念珠菌感染，症状会加

重，需同时给予抗真菌治疗；②对阿米巴包囊作用不大，宜加用杀包囊药物；③妊娠3个月内妇女禁用，可能有致癌、致畸、致突变作用。

3. 奥硝唑

（1）奥硝唑的左旋体——左奥硝唑：不良反应发生率显著降低，仅为奥硝唑的1/15。

（2）奥硝唑的右旋体——右奥硝唑：奥硝唑产生神经毒性的主要根源。

【作用】①药效持续时间长，血浆消除半衰期长，可减少患者服药次数，方便使用；②致突变和致畸作用低；③抗厌氧菌，最低抑菌浓度和最低杀菌浓度均小于甲硝唑和替硝唑。

第十三节 磺胺类抗菌药物及甲氧苄啶

考点1★★ 作用特点

磺胺类抗菌药物主要有磺胺嘧啶、磺胺甲噁唑。

【机制】①磺胺药：二氢叶酸合成酶抑制剂；②甲氧苄啶（TMP）：二氢叶酸还原酶抑制剂。

【适应证】磺胺甲噁唑（SMZ）对伤寒有效，磺胺米隆（SML）、磺胺嘧啶银（SD-Ag）对铜绿假单胞菌有效；磺胺嘧啶——脑膜炎首选药之一。

考点 2 ★ 不良反应

1. 过敏反应。
2. 肾损伤——结晶尿、血尿和管型尿。
3. 肝损伤。
4. 骨髓抑制。
5. 缺乏葡萄糖-6-磷酸脱氢酶者——溶血性贫血及血红蛋白尿。

考点 3 ★★ 药物相互作用

1. 磺胺类药 合用碱化尿液药,可增加磺胺药在尿中的排泄;干扰青霉素类药的杀菌作用。

2. 甲氧苄啶 不宜与抗肿瘤药合用,产生骨髓抑制。

考点 4 ★ 用药监护

1. 用药前须知过敏反应 对呋塞米、噻嗪类利尿剂、磺酰脲类或碳酸酐酶抑制剂过敏者,对磺胺药亦可能过敏。

2. 监护泌尿系统毒性。

考点 5 ★★★ 主要药品

1. 磺胺嘧啶 流行性脑脊髓膜炎的首选药之一,不用于尿路感染(尿中溶解度低)。

2. 磺胺甲噁唑 单纯性尿路感染。

3. 甲氧苄啶 叶酸缺乏的巨幼红细胞性贫血或其他血液系统疾病患者慎用。

4. 联合用药 ①流脑：首选磺胺嘧啶；②呼吸道感染：磺胺甲噁唑+TMP；③泌尿系统感染：磺胺甲噁唑，SMZ+TMP；④伤寒：SMZ+TMP；⑤鼠疫：磺胺异噁唑+链霉素；⑥肠道手术前预防感染：柳氮磺吡啶；⑦大面积烧伤：磺胺米隆和磺胺嘧啶银；⑧眼科：磺胺醋酰。

第十四节 其他抗菌药物

考点1★★ 作用特点

其他抗菌药物包括磷霉素、利奈唑胺、夫西地酸、小檗碱等。

1. 磷霉素

【机制】抑制细菌细胞壁的合成，能与一种细菌细胞壁合成酶相结合，阻碍细菌利用有关物质合成细胞壁的第一步反应，从而起杀菌作用。

【适应证】主要用于敏感的革兰阴性菌引起的尿路、皮肤及软组织、肠道等部位的感染。

2. 利奈唑胺

【机制】细菌蛋白质合成抑制剂，作用于细菌50S亚基，并且最接近作用部位。

【适应证】对甲氧西林敏感或耐药葡萄球菌、

万古霉素敏感或耐药肠球菌、青霉素敏感或耐药肺炎链球菌均显示了良好的抗菌作用；对厌氧菌亦具抗菌活性。应仅用于确诊或高度怀疑敏感菌所致感染的治疗或预防。

3. 夫西地酸

【适应证】对与皮肤感染有关的各种革兰阳性球菌，尤其对葡萄球菌高度敏感；对耐药金黄色葡萄球菌也有效；对某些革兰阴性菌也有一定的抗菌作用。与其他抗生素无交叉耐药性。

4. 小檗碱

【适应证】对溶血性链球菌、金黄色葡萄球菌、淋球菌和弗氏、志贺痢疾杆菌等均有抗菌作用，并有增强白细胞的吞噬作用，对结核杆菌、鼠疫菌也有不同程度的抑制作用。主要用于治疗胃肠炎、细菌性痢疾等肠道感染、眼结膜炎、化脓性中耳炎等。

痢疾杆菌、溶血性链球菌、金黄色葡萄球菌等极易对小檗碱产生耐药性。

考点2 ★ 不良反应

1. 磷霉素 主要为轻度胃肠道反应，如恶心、胃纳减退、中上腹不适、稀便或轻度腹泻等，一般不影响继续用药。偶可发生皮疹、嗜酸性粒细胞增多、丙氨酸氨基转移酶升高等。未见肾、血液系统等的毒性反应。

2. 利奈唑胺 最常见的为腹泻、头痛和恶心。其他的有呕吐、失眠、便秘、皮疹、头晕、发热、口腔念珠菌病、阴道念珠菌病、真菌感染、局部腹痛、消化不良、味觉改变、舌变色、瘙痒。

3. 夫西地酸 局部应用夫西地酸一般无不良反应，偶尔会有轻微的刺激感，对腿部深度溃疡的治疗会伴有疼痛，但通常无须停药；罕见过敏反应。

4. 小檗碱 口服不良反应较少，偶有恶心、呕吐、皮疹和药热，停药后即消失。静脉注射或滴注可引起血管扩张、血压下降、心脏抑制等反应，严重时可发生阿-斯综合征，甚至死亡。中国已宣布淘汰盐酸小檗碱的各种注射剂。

考点3 ★ 相互作用

1. 磷霉素

（1）磷霉素与β-内酰胺类、氨基糖苷类药合用常呈协同作用，并同时减少或延迟细菌耐药性的产生；用于金黄色葡萄球菌感染宜与红霉素、利福平等合用。

（2）与一些金属盐可生成不溶性沉淀，勿与钙、镁等盐相配伍。

2. 利奈唑胺 使用时，患者应避免食用酪胺含量高的食物或饮料。

3. 小檗碱 与青霉素、链霉素等并无交叉耐药性。

考点4 ★ 禁忌证

1. 磷霉素 孕妇慎用；心、肾功能不全、高血压等患者慎用。

2. 夫西地酸 凡对夫西地酸有过敏者禁用。

3. 小檗碱 虽然儿童可以应用，但对患遗传性葡萄糖–6–磷酸脱氢酶缺乏症的儿童属禁忌，因本品可引起溶血性贫血以致黄疸。

考点5 ★ 用药监护

1. 用药过程中监护 对使用利奈唑胺的患者应每周进行全血细胞计数的检查，尤其是用药超过2周，或以前有过骨髓抑制病史，或合并使用能诱导发生骨髓抑制的其他药物，或患慢性感染既往或目前合并接受其他抗菌药物治疗的患者；如患者出现视力损害的症状，如视敏度改变、色觉改变、视力模糊或视野缺损，应及时进行眼科检查。

2. 关注利奈唑胺所致的相关性血小板减少症。

第十五节 抗结核分枝杆菌药

考点1★★ 分类及代表药

分类	代表药
一线抗结核药物	异烟肼、利福平、吡嗪酰胺、乙胺丁醇、链霉素
二线抗结核药物	对氨基水杨酸、环丝氨酸、卷曲霉素

考点2★★ 作用特点

1. 链霉素 主要对细胞胞外结核分枝杆菌有效,不易透过血脑屏障,易产生耐药性。

2. 异烟肼 选择性作用于结核分枝杆菌,对细胞内外结核杆菌均有作用,对静止期结核杆菌有抑菌作用,对繁殖期杀灭作用,是目前抗结核病药物中具有最强杀菌作用的合成抗菌药物,对其他细菌无作用。异烟肼为肝药酶抑制剂。

【适应证】①结核病的治疗:异烟肼是治疗结核病的一线药物,适用于各种类型结核病,但必须与其他抗结核病药联合应用;②结核病的预防:本药既可单用,也可与其他抗结核病药联合使用。

3. 利福平 广谱,低浓度抑菌,高浓度杀菌。对细胞内外结核杆菌均有作用,特异性抑制DNA依赖性RNA多聚酶,阻碍mRNA合成。利福平为肝药酶诱导剂。

【适应证】适用于各种类型结核病和非结核分枝杆菌感染的治疗,但单独用药可迅速产生耐药性,必须与其他抗结核病药联合应用。

4. 乙胺丁醇 对繁殖期结核杆菌有效,对静止期细菌无效。

【适应证】与其他抗结核病药联合治疗结核分枝杆菌所致的各型肺结核和肺外结核,亦可用于非结核分枝杆菌病的治疗。

5. 吡嗪酰胺 能进入含有结核杆菌的巨噬细胞,转化为吡嗪酸而发挥作用。

【适应证】对异烟肼耐药菌株仍有作用,与其他抗结核病药联合用于各种类型的肺结核和肺外结核。本药通常在强化期应用(一般为2个月),是短程化疗的联合用药之一。

6. 对氨基水杨酸钠 二线抗结核病药物,需与其他抗结核病药联合应用。

【适应证】静脉滴注可用于治疗结核性脑膜炎或急性播散性结核病。

7. 利福平 – 异烟肼 – 吡嗪酰胺联合用药

【适应证】适用于结核病短程化疗的强化期(即在起始治疗的2~3个月)使用,通常为2个月,需要时也可加用其他抗结核病药物。

8. 异烟肼 – 利福平联合用药

【适应证】用于结核病的初治和非多重耐药结核病患者的维持期治疗。

考点3 ★★ 典型不良反应

1. 异烟肼 ①肝脏毒性；②周围神经炎（+维生素 B_6）。

2. 利福平 ①肝脏毒性；②流感样症候群。

3. 乙胺丁醇 视神经受损、眼痛、红绿色盲、视神经炎。

4. 链霉素 耳毒性、肾毒性。

5. 吡嗪酰胺 高尿酸血症。

6. 对氨水基杨酸钠 可引起结晶尿、蛋白尿、管型尿及血尿等，碱化尿液可减少对肾脏的刺激和毒性反应。

考点4 ★★ 禁忌证

1. 异烟肼

（1）本药可引起周围神经炎，服药期间出现轻度手脚发麻、头晕者可服用维生素 B_1 或 B_6，严重者应立即停药。

（2）妊娠期患者确有应用指征时，必须充分权衡利弊后决定是否采用。哺乳期患者用药期间应停止哺乳。

2. 利福平

（1）对本药过敏的患者禁用。

（2）肝病患者、有黄疸史和酒精中毒者慎用。

（3）妊娠早期患者应避免使用；哺乳期患者

用药期间应停止哺乳。

（4）不推荐 5 岁以下儿童患者应用本药。

3. 乙胺丁醇

（1）对本药过敏的患者禁用。

（2）痛风患者慎用。

（4）妊娠期患者慎用。

（5）哺乳期患者用药期间应停止哺乳。

（6）不推荐 13 岁以下儿童患者应用本药。

5. 吡嗪酰胺

（1）对本药过敏的患者禁用。

（2）肝功能减退患者不宜应用；原有肝脏病、显著营养不良和痛风的患者慎用。

6. 对氨基水杨酸钠

（1）禁用于正在咯血的患者。

（2）消化道溃疡、肝肾功能不全者慎用。

考点 5 ★   相互作用

异烟肼是治疗结核病的一线药物，适用于各种类型的结核病，但必须与其他抗结核病药联合应用。

考点 6 ★★   用药监护

1. 结核病治疗原则　早期、联合、规律、全程、适量。

2. 异烟肼　与乙硫异烟胺、吡嗪酰胺、利福平等其他抗结核病药物合用时,可增加异烟肼的肝毒性,用药期间应密切观察有无肝炎的前驱症状,并定期监测肝功能;异烟肼为肝药酶抑制剂,用药期间应避免饮含酒精的饮料。

2. 利福平 用药期间应定期检查周围血象及肝功能;不宜饮酒;患者服药期间大、小便、唾液、痰、泪液等可呈红色。

3. 乙胺丁醇 用药前和用药期间应每日检查视野、视力、红绿鉴别力等,一旦出现视力障碍或下降,应立即停药。用药期间应定期监测血清尿酸,痛风患者慎用。

5. 吡嗪酰胺 服药期间应避免曝晒日光,因可引起光敏反应或日光皮炎,一旦发生光敏反应,应立即停药。糖尿病患者服用本药后血糖较难控制,应注意监测血糖,及时调整降糖药的用量。

6. 对氨基水杨酸钠 用药期间应定期作肝、肾功能测定,出现肝功能损害或黄疸者,应立即停药并进行保肝治疗。大剂量应用可能抑制肝脏凝血酶原的生成,可给予维生素 K 预防出血。

第十六节 抗真菌药

考点1 ★★★ 概述

1. 真菌感染分类 可分为表浅真菌感染和深

部真菌感染两类。

（1）表浅真菌感染：是由癣菌侵犯皮肤、毛发、指（趾）甲等体表部位造成的，发病率高，危害性较小。

（2）深部真菌感染：是由念珠菌和隐球菌侵犯内脏器官及深部组织造成的，发病率低，危害性大。在所有的抗深部真菌感染药物中，只有氟康唑和氟胞嘧啶能透过血脑屏障，治疗中枢真菌感染。

2. 常用抗真菌药物分类

（1）按照作用部位：①治疗浅表真菌感染药物：十一烯酸、醋酸、乳酸、水杨酸、灰黄霉素、克念菌素、克霉唑、咪康唑、益康唑、联苯苄唑、酮康唑等。②抗深部真菌感染药物：氟胞嘧啶、两性霉素B、制霉菌素、球红霉素、甲帕霉素（美帕曲星、克霉灵）、氟康唑（大扶康、麦尼芬、依利康）、伊曲康唑（斯皮仁诺）等。

（2）按结构：棘白菌素类、多烯类、唑类、丙烯胺类、其他。

抗真菌药分类及代表药

分类	特点	代表药
多烯类	深部真菌感染	两性霉素B、制霉菌素
唑类	表浅部和深部真菌感染对曲霉无效的药物：氟康唑	酮康唑、伊曲康唑

续表

分类	特点	代表药
丙烯胺类	浅部真菌感染	特比萘芬
棘白菌素类	深部真菌感染 对隐球菌无效的药物：卡泊芬净	卡泊芬净、米卡芬净
其他		灰黄霉素、阿莫罗芬、利拉萘酯、环吡酮胺

考点2★★ 抗浅表真菌感染药

浅部致病真菌为各种癣菌，多侵犯皮肤、毛发、指（趾）甲和黏膜等部位。

1. 丙烯胺类——特比萘芬

【机制】抑制真菌合成麦角固醇的关键酶——角鲨烯环氧酶。由于角鲨烯环氧酶被抑制，使麦角固醇合成受阻，从而破坏了真菌细胞膜的屏障功能。

【作用】对浅部真菌有杀灭作用。

【临床应用】癣——甲癣、体癣、手癣、足癣。

2. 咪康唑

【作用】对浅部真菌和深部真菌均有抗菌作用。

【临床应用】①局部用于治疗皮肤、黏膜真菌感染（达克宁）；②口服（吸收差）可用于轻度食管真菌感染；③静脉注射用于治疗多种深部真菌感染；④鞘内给药可用于治疗真菌性脑膜炎。

3. 酮康唑——第一个可口服的抗真菌药

【作用】广谱抗真菌药,对多种浅部和深部真菌均有抗菌作用。

【临床应用】用于多种浅部和深部真菌感染。酮康唑全身用药毒性大,仅作局部用药。

4. 克霉唑

【作用】广谱抗真菌药,对浅表真菌及某些深部真菌均有抗菌作用。

【临床应用】因口服吸收差,静脉给药不良反应重且多,仅局部用于治疗浅部真菌病和皮肤黏膜念珠菌感染。

考点 2 ★★ 抗深部真菌感染药

1. 多烯类抗生素——两性霉素 B

【作用】两性霉素 B 与真菌细胞膜上的重麦角固醇相结合,干扰细胞膜的通透性,进而使细胞膜的屏障作用被破坏,细胞内的重要物质(如钾离子、核苷酸和氨基酸等)外漏,使真菌的生命力下降甚至死亡。

【临床应用】①全身性深部真菌感染——首选药。用于各种真菌性肺炎、心内膜炎、脑膜炎、尿路感染及败血症等。②口服仅用于肠道感染。③局部可用于眼科、皮肤科和妇产科的真菌病。还可用于指(趾)甲、皮肤黏膜等浅部真菌感染。

2. 氟胞嘧啶

【作用】抗菌谱较两性霉素 B 窄，对隐球菌属、念珠菌属和球拟酵母菌具有较高抗菌活性。

【临床应用】主要用于念珠菌、隐球菌和其他敏感真菌所引起的肺部感染、尿路感染、败血症、心内膜炎等的治疗，疗效不如两性霉素 B。真菌对本药（尤其单用时）易产生耐药性。常将两药合用治疗深部真菌感染，可产生协同作用。

3. 唑类——氟康唑

【作用】抗菌活性强，比酮康唑强 5～20 倍。

【临床应用】主要用于全身性或局部念珠菌、隐球菌等真菌感染以及预防易感人群（如接受化疗、放疗患者或艾滋病患者）的真菌感染。

4. 伊曲康唑（斯皮仁诺）——抗浅部真菌感染药

【作用】在唑类药物中抗真菌作用最强，可抗大部分浅部真菌和深部真菌感染。

【临床应用】广泛用于浅部真菌感染和深部真菌感染。

第十一章 抗病毒药

考点 1 ★★ 药物分类及代表药

分类	代表药
广谱抗病毒药	利巴韦林、干扰素、胸腺肽 α_1
抗流感病毒药	奥司他韦、金刚烷胺、金刚乙胺
抗疱疹病毒药	阿昔洛韦、喷昔洛韦、更昔洛韦、泛昔洛韦、阿糖腺苷、膦甲酸钠
抗乙型肝炎病毒药	拉米夫定、阿德福韦、恩替卡韦
抗 HIV 药	拉米夫定、齐多夫定

考点 2 ★★ 作用特点

1. 广谱抗病毒药

（1）利巴韦林

【抗病毒机制】①抑制磷酸肌苷脱氢酶，进而干扰三磷酸鸟苷的合成；②抑制病毒 RNA 聚合酶，阻碍 mRNA 的转录。

【临床应用】用于甲型肝炎、单纯疱疹、麻疹、呼吸道病毒感染。

（2）干扰素

【抗病毒机制】与细胞内特异性受体结合，导致抗病毒蛋白的合成。对病毒穿透细胞膜过程、脱壳、mRNA合成、蛋白翻译后修饰、病毒颗粒组装和释放均可产生抑制作用。

【作用】RNA病毒较为敏感；DNA病毒敏感性较低。

【临床应用】用于慢性肝炎、疱疹性角膜炎、带状疱疹等，还用于肿瘤的治疗。

（3）胸腺肽 α_1

【抗病毒机制】可诱导T细胞分化成熟，并调节其功能。

【临床应用】用于慢性肝炎、艾滋病、其他病毒性感染及肿瘤。

2. 抗流感病毒药

（1）金刚烷胺、金刚乙胺

【抗病毒机制】①作用于M_2蛋白，影响病毒脱壳和复制；②干扰病毒组装。

【作用】仅对亚洲甲型流感病毒有效。

（2）扎那米韦

【抗病毒机制】选择性抑制流感病毒神经酰胺酶。抑制病毒从感染细胞的释放，阻止病毒在呼吸道扩散。

【作用】对金刚烷胺和金刚乙胺耐药病毒仍有抑制作用。

（3）奥司他韦

【抗病毒机制】其活性代谢产物是强效选择性甲型和乙型流感病毒神经氨酸酶抑制剂。

【临床应用】用于甲型或乙型流感病毒治疗；对甲型 H_1N_1 型流感和高致病性禽流感 H_5N_1 感染者有防治作用。

3. 抗疱疹病毒药

（1）阿昔洛韦

【抗病毒机制】①竞争病毒 DNA 多聚酶，抑制病毒 DNA 复制；②掺入病毒 DNA 链中，生成无功能 DNA。

【作用】抗 DNA 病毒药，对 RNA 病毒无效。对单纯疱疹病毒作用最强，对带状疱疹病毒作用较弱。

【临床应用】用于单纯疱疹病毒感染、疱疹病毒脑炎和带状疱疹。

（2）伐昔洛韦——水解成阿昔洛韦。

（3）西多福韦

【抗病毒机制】竞争性抑制三磷酸脱氧胞苷，并可作为病毒 DNA 多聚酶的底物而抑制病毒 DNA 的合成。

【临床应用】单次用药即对单纯疱疹病毒、水痘等病毒感染有效。

（4）膦甲酸钠

【抗病毒机制】阻断病毒 DNA 多聚酶的焦磷酸结合点，抑制病毒的核酸合成。

【临床应用】用于治疗巨细胞病毒引起的视网膜炎，也可用于耐阿昔洛韦的单纯疱疹病毒和带状疱疹病毒感染。

（5）阿糖腺苷

【抗病毒机制】抑制病毒DNA多聚酶，干扰其DNA合成。

【临床应用】静脉滴注可用于治疗单纯疱疹病毒性脑炎；局部外用于疱疹病毒性角膜炎。

4. 抗乙型肝炎病毒药

（1）拉米夫定

【抗病毒机制】①抑制乙型肝炎病毒脱氧核糖核酸（HBV-DNA）多聚酶，并引起DNA链延长反应终止；②还可抑制HIV逆转录酶。

【临床应用】主要治疗乙型肝炎和AIDS。

（2）阿德福韦

【抗病毒机制】竞争性抑制病毒DNA多聚酶和逆转录酶。

【临床应用】用于耐拉米夫定的乙型肝炎患者。

考点3 ★★ 典型不良反应

1. 广谱抗病毒药

（1）常见泌尿系统损伤：肾损害、肾源性尿崩症、急性肾小管坏死、急性肾衰竭、尿毒症、泌尿道刺激症状、多尿、结晶尿、血肌酐及尿素氮升高。

（2）血液系统：贫血、溶血性贫血、骨髓造血功能抑制、粒细胞计数减少、白细胞、血红蛋白及血小板计数减少。

2. 抗流感病毒药

（1）金刚烷胺、金刚乙胺：常见腹痛、头晕、高血压或体位性低血压、产后泌乳。

（2）神经氨酸酶抑制剂（扎那米韦、奥司他韦）：常致疲乏、精神异常、抽搐、鼻塞、咳嗽、鼻窦炎、咽痛、喉头水肿、支气管炎、结膜炎。

3. 抗疱疹病毒药

（1）常见肾功能受损：一过性血肌酐、尿素氮升高及血尿、蛋白尿。阿昔洛韦不可以快速滴注，否则导致急性肾衰竭。

（2）骨髓抑制。

（3）中枢神经系统症状：精神异常、紧张、震颤等。

（4）艾滋病患者的巨细胞病毒感染性视网膜炎可出现视网膜剥离。

4. 乙型抗肝炎病毒药

（1）十分常见肝炎恶化（ALT升高至正常范围上限的10倍或更高、HBV反跳、血清HBV-DNA重新变为阳性、HBsAg阳性、小三阳转为大三阳），发生率高达25%，于停药后12周出现。

（2）常见骨髓抑制，中性粒细胞计数减少、贫血、血小板计数减少。

（3）发热、寒战、咳嗽。

考点 4 ★★　禁忌证

1. 广谱抗病毒药　利巴韦林：①过敏者、妊娠期妇女。②治疗前 6 个月内心脏病、血红蛋白异常、重度虚弱患者、重度肝功能异常、自身免疫病、严重精神病史者。

2. 抗流感病毒药　新生儿和 1 岁以下婴儿、哺乳期妇女禁用。

3. 抗疱疹病毒药
（1）孕妇及哺乳期妇女。
（2）阿糖腺苷：肝肾功能不全、造血功能不良者。

4. 抗乙型肝炎病毒药　妊娠期妇女、心、肝、肾功能不全者、骨髓抑制者。

考点 5 ★★　用药监护

1. 监护拉米夫定的耐药性与合理应用
（1）并非可以根治乙型肝炎。
（2）不能自行停药，并需定期监测。至少应每 3 个月测一次 ALT 水平，每 6 个月测一次 HBV、DNA 和 HBeAg。

2. 关注阿昔洛韦的合理应用
（1）脱水或已有肝、肾功能不全者需慎用。
（2）给药期间应给予充足的水，防止在肾小管内沉淀。

3. 注意更昔洛韦的合理应用

（1）缓慢静滴。溶液呈强碱性，故滴注时间不得少于1小时，且注意避免与皮肤、黏膜接触。

（2）白细胞、血小板计数过低时应暂时停药。

（3）肾功能不全者慎用。

（4）遇冷易析出结晶，可置热水中或用力震荡，待结晶完全溶解后再使用。

考点3★★　主要药品

1. 利巴韦林

【适应证】呼吸道合胞病毒引起的病毒性肺炎与支气管炎；慢性丙型肝炎。

【不良反应】①常见泌尿系统损伤；②血液系统：骨髓造血功能抑制。

2. 奥司他韦

【适应证】甲型和乙型流感。与疫苗不应同时使用。

【注意事项】①不能取代流感疫苗，只有在可靠的流行病学资料显示社区出现了流感病毒感染后才考虑用于治疗和预防。②对1岁以下儿童治疗流感、对13岁以下儿童预防流感不确定。③应对患者自我伤害和谵妄事件进行密切监测。

3. 阿昔洛韦

【适应证】①单纯疱疹病毒（包括脑炎）；②带状疱疹；③水痘；④急性视网膜坏死。

【不良反应】①肾功能受损;②骨髓抑制。

【注意事项】对单纯疱疹病毒的潜伏感染和复发无明显效果,不能根除病毒。

4. 更昔洛韦

【适应证】巨细胞病毒。

【注意事项】不能治愈巨细胞病毒感染;用于艾滋病患者合并感染时需长期维持用药,防止复发。

5. 泛昔洛韦

【适应证】带状疱疹和原发性生殖器疱疹。

【注意事项】不能治愈生殖器疱疹。

6. 阿糖腺苷

【适应证】疱疹病毒感染所致的口炎、皮炎、脑炎;巨细胞病毒感染。

7. 膦甲酸钠

【适应证】巨细胞病毒性视网膜炎;耐阿昔洛韦单纯疱疹病毒性皮肤黏膜感染。

8. 拉米夫定

【适应证】慢性乙型肝炎;HIV 感染。

【注意事项】不能防止患者感染他人,故仍应采取适当防护措施。

第十二章 抗寄生虫病药

第一节 抗疟药

考点1★★ 概述

疟疾是由疟原虫引发的一种寄生虫传染病。致病疟原虫主要有间日疟原虫、三日疟原虫和恶性疟原虫,分别引起间日疟、三日疟和恶性疟。

完整的疟原虫生活史可分为两个阶段:①雌蚊体内进行的有性生殖阶段。②人体内进行的无性生殖阶段。在人体内,不同生长阶段的疟原虫有不同的形态和名称,主要侵害人的肝细胞和红细胞。

抗疟药是用于预防或治疗疟疾的药物。联合用药:①治疗推荐:氯喹+伯氨喹;②恶性疟脑型:静脉滴注奎宁;③耐氯喹的恶性疟虫株:首选磷酸咯萘啶;④防止耐药:乙胺嘧啶与磺胺药联合应用。

药物分类及代表药

分类	作用	代表药
控制症状的药物	红细胞内期:控制症状药	青蒿素、氯喹、奎宁

续表

分类	作用	代表药
阻止复发和传播的药物	继发性红细胞外期:控制复发药	伯氨喹
病因性预防的药物	原发性红细胞外期:病因预防药	乙胺嘧啶

考点 2 ★★ 控制症状的药物

【机制】主要杀灭红细胞内期疟原虫。

1. 氯喹

【机制】①抑制 DNA 的复制和转录,使 DNA 断裂,抑制疟原虫的繁殖;②干扰虫体内环境,使疟原虫分解、利用血红蛋白的能力降低,导致氨基酸缺乏,抑制疟原虫的生长繁殖。

【药理作用】氯喹能杀灭红细胞内期的间日疟、三日疟,以及敏感的恶性疟原虫,药效强大,作用迅速,能迅速控制疟疾症状的发作,对恶性疟有根治作用,是控制疟疾症状的首选药物。

(1) 一般患者服药 1~2 天内寒战、发热等症状消退;2~3 天后血中疟原虫消失。

(2) 药物在体内代谢、排泄缓慢,作用持久,故能推迟良性疟症状的复发。

(3) 对红细胞外期无效,不能作病因性预防和良性疟的根治。

【临床应用】①用于控制疟疾的急性发作和

根治恶性疟，是临床治疗疟疾的首选药物；②治疗肠外阿米巴病，口服后肝中浓度非常高，可用于甲硝唑治疗无效或禁忌的阿米巴肝炎或肝脓肿；③具有免疫抑制作用，大剂量可用于治疗类风湿关节炎、系统性红斑狼疮、肾病综合征等。

【不良反应】①常用治疗量下，不良反应少，可见轻度的头晕、头痛、胃肠不适、皮疹等，停药后迅速消失；②长期大剂量使用可引起蓄积中毒；本品有致畸作用，孕妇禁用；③氯喹、奎宁、伯氨喹大剂量可致"金鸡纳"反应。

2. 奎宁

【药理作用】对红细胞内期各种疟原虫有杀灭作用，但作用弱，维持时间短，毒性大。此外，奎宁对心脏有抑制作用，还有一定退热作用，对妊娠子宫有轻微兴奋作用。

【临床应用】用于耐氯喹及耐多药的恶性疟，尤其是脑型恶性疟。但由于不良反应较多，现已不作为首选抗疟药。

【不良反应】①"金鸡纳"反应：常出现，表现为恶心、呕吐、头痛、耳鸣、视听力减退等，停药后常可恢复；②可引起血压下降、心律失常等；③少数恶性疟患者对奎宁有高敏性，用小剂量奎宁可发生急性溶血，引起高热、寒战、血红蛋白尿（黑尿热）、肾衰竭，可致死。

【禁忌证】孕妇禁用。

3. 青蒿素

【机制】产生自由基，破坏疟原虫的生物膜、蛋白质等，使之死亡。

【药理作用】①青蒿素口服吸收迅速完全，有首过消除，导致血药浓度较低；②吸收后广泛分布于各组织中，易透过血脑屏障进入脑组织，故对脑型疟有效；③体内代谢快，有效血药浓度维持时间短，不利于彻底杀灭疟原虫，故复发率较高。

【临床应用】①用于控制间日疟和恶性疟的症状，以及耐氯喹虫株的治疗；②用于治疗凶险型恶性疟，如脑型疟、黄疸型疟疾；③复发率较高，与伯氨喹合用可降低复发率；④疟原虫可对青蒿素产生耐药性，合用磺胺多辛、乙胺嘧啶可延缓耐药性发生。

【不良反应】①有胃肠道反应；②偶见有四肢麻木感和心动过速；③动物实验中发现有骨髓抑制、肝损害及胚胎毒性作用。

考点3 ★★ 病因性预防的药物

1. 乙胺嘧啶

【机制】抑制疟原虫的二氢叶酸还原酶，影响疟原虫叶酸代谢过程，阻碍疟原虫的核酸合成，导致疟原虫的生长繁殖受到抑制。

与磺胺类、砜类合用，可在叶酸代谢的两个

环节上起阻断作用，增强疗效，减少抗药性的产生。

【临床应用】①乙胺嘧啶为人工合成的非喹啉类抗疟药，半衰期长，作用持久，目前作为病因性预防的首选药；②对原发性红细胞外期疟原虫有抑制作用，是较好的病因性预防药；③对红细胞内期未成熟的繁殖体也有抑制作用；④含药的血液被蚊子吸入后，能阻止疟原虫在蚊虫体内进行增殖，从而起到阻止传播的作用。

【不良反应】①常用剂量基本无毒副反应；②长期大剂量使用，可引起巨幼红细胞性贫血、白细胞减少及胃肠道症状等，出现严重不良反应时应停药，必要时可给予四氢叶酸治疗。

2. 磺胺类和砜类

【机制】两类药皆为二氢蝶酸合酶抑制剂，能抑制红细胞内期疟原虫。

【临床应用】常与乙胺嘧啶等合用以增强疗效，主要用于抗氯喹恶性疟的治疗和预防。

考点4★★　控制复发和传播的药物★★

伯氨喹

【机制】对红细胞外期各型疟原虫的配子体均有较强的杀灭作用；疟原虫对此药很少产生耐药性。

【临床应用】临床作为控制复发和阻止疟疾

传播的首选药。但对红细胞内期作用较弱，对恶性疟红细胞内期无效，因此不能控制疟疾症状的发作。

【不良反应】①治疗量可以引起疲倦、头晕、恶心、呕吐、腹痛等；某些患者可出现药热、粒细胞缺乏症，停药后可恢复。②少数葡萄糖-6-磷酸脱氢酶缺乏的患者，可发生急性溶血性贫血、高铁血红蛋白血症。③有蚕豆病、粒细胞缺乏倾向的患者禁用。

第二节 抗肠蠕虫药

考点1★★ 概述

寄生在人肠道内的蠕虫很多，主要为绦虫、蛔虫、钩虫、蛲虫、鞭虫和姜片虫等。抗肠道蠕虫药主要通过干扰蠕虫生理活动驱除或杀灭蠕虫。

药物分类及代表药

分类	代表药
哌嗪类驱虫药	哌嗪
咪唑类驱虫药	阿苯达唑、左旋咪唑、甲苯咪唑
嘧啶类驱虫药	噻嘧啶

首选药物

种类	首选药物	次选药物
蛔虫病和鞭虫病	阿苯达唑、甲苯咪唑	噻嘧啶
蛲虫病	阿苯达唑、甲苯咪唑	依维菌素
钩虫病	三苯双脒	阿苯达唑、甲苯咪唑
绦虫病、吸虫病	吡喹酮	阿苯达唑、甲苯咪唑
抗贾第鞭毛虫病	甲硝唑	
卡氏肺孢子虫病	复方磺胺甲噁唑	戊烷脒、伯氨喹（与克林霉素合用）
弓形虫病	磺胺嘧啶+乙胺嘧啶	

考点2 ★★ 广谱驱肠虫药

1. 甲苯咪唑

【体内过程】口服难吸收，在肠道内浓度较高，对杀灭肠道寄生虫有利，而对宿主影响较小。

【作用】①对多种肠道寄生虫，如蛔虫、钩虫、蛲虫、鞭虫、绦虫，以及肠道粪类圆线虫感染都有显著疗效；②对成虫、幼虫都有杀灭作用；对丝虫、囊虫也有一定疗效；③有抑制虫卵发育的作用，因而能控制传播，但显效缓慢，给药后数日才能将虫体排出。

【注意事项】①蛔虫感染较重者服药后可引起蛔虫游走，造成腹痛或吐蛔虫，甚至引起窒息，应加用左旋咪唑。②腹泻者，应在腹泻停止后服药，因虫体与药物接触少，治愈率低。

【不良反应】不明显。少数患者可出现短暂的腹痛、腹泻、头昏等症状。偶见有脱发、粒细胞减少等。孕妇和2岁以下儿童以及对本品过敏者禁用。

2. 阿苯达唑（丙硫咪唑、肠虫清）

【体内过程】口服后迅速吸收，血药浓度比甲苯咪唑高100倍，体内分布广，肝、肾和肺等组织中均有较高浓度。

【作用】①高效、广谱、低毒的抗虫药，对蛔虫、蛲虫、钩虫、鞭虫、绦虫和粪类圆线虫感染均有驱虫作用；②血浆药物浓度高，并能进入棘球蚴囊内，对肠道外寄生病，如棘球蚴病、囊虫病、旋毛虫病、华支睾吸虫病、肺吸虫病、脑囊虫病等也有较好疗效。

【注意事项】蛲虫病易自身重复感染，治疗2周后应重复治疗1次。

【不良反应】较轻，主要为消化道症状、头晕、嗜睡、乏力等，多在数小时内自行缓解。本品也有致畸和胚胎毒作用，孕妇及2岁以下儿童禁用。严重肝、肾、心功能不全患者慎用。

3. 噻苯达唑

【作用】①对蛔虫、钩虫、蛲虫、旋毛线虫、粪类圆线虫等有明显的驱虫作用；②能抑制雌虫产卵和幼虫发育；③对组织中移行的寄生虫、蚴虫和包埋在肠壁组织内的成虫也有作用。

【临床应用】用于蛔虫病、蛲虫病、旋毛线虫病单独和混合感染，以及治疗皮肤和内脏蠕虫蚴移行症等。

【不良反应】较轻，多发生在服药后 3～4 小时，常见厌食、恶心、呕吐、眩晕，停药后能自行消失。偶可发生高血糖、白细胞减少以及发热、黄疸等不良反应。

4. 左旋咪唑

【机制】抑制虫体肌肉内的琥珀酸脱氢酶，干扰寄生虫能量代谢。当虫体与该药接触时，肌肉发生痉挛性麻痹，虫体不能附着于肠壁，被排出体外。

【作用】①对蛔虫、钩虫、蛲虫均有明显驱虫作用；②具有调节免疫功能的作用，提高人的抗感染能力。

【临床应用】①用于蛔虫病、钩虫病以及蛔虫、钩虫混合感染；②用于类风湿关节炎、红斑狼疮及肿瘤的辅助治疗。

【不良反应】一般较轻而且短暂，有恶心、呕吐、头晕、乏力等，短期内可消失。肝、肾功能不全者禁用。妊娠早期慎用。

5. 噻嘧啶

【机制】去极化神经肌肉阻断剂，也是胆碱酯酶抑制剂，能使虫体肌肉痉挛、麻痹，失去附着能力而随粪便排出体外。

【作用】广谱抗虫药，对蛔虫、钩虫、蛲虫感染均有较好疗效。具有高效、广谱、副作用小的特点。

【临床应用】临床上主要用于治疗蛔虫、钩虫、蛲虫感染以及蛔虫、钩虫混合感染。

【不良反应】轻且短暂，偶见恶心、呕吐、腹痛、腹泻等。孕妇及婴儿禁用。肝、肾功能不良者慎用或不用。

考点3 ★ 其他抗肠蠕虫药

1. 哌嗪（枸橼酸盐、驱蛔灵）

【机制】麻痹寄生虫，促使虫体排出。在麻痹蛔虫前没有兴奋作用，使用较为安全。

【作用】抗蛔虫和蛲虫药，低毒、高效。服药时间较长，治疗没有苯并咪唑类方便。

【临床应用】蛔虫和蛲虫感染。

【注意事项】对人体（尤其是儿童）具有潜在的神经肌肉毒性，应避免长期或反复过量使用。

【不良反应】偶见有胃肠道反应和荨麻疹，过量时可引起震颤、共济失调、眩晕、乏力、健忘等。严重肝肾功能不良、有癫痫病史及神经系统疾病患者禁用。

2. 氯硝柳胺

【机制】使绦虫头节和邻近节片发生变质，虫体从肠壁脱落，随粪便排出体外。

【作用】①原为灭钉螺药,对血吸虫的尾蚴和毛蚴有杀灭作用,可用于血吸虫病的预防;②口服不被吸收,肠道内浓度较高,对绦虫感染具有良好的治疗作用,对蛲虫也有杀灭作用,但不能杀死节片中的虫卵。

【临床应用】用于治疗牛绦虫病、短膜壳绦虫病的治疗。口服该药后1～3小时内,即在节片被消化前服用泻药,以驱除尚未消化的节片,可防止囊虫病的发生。猪绦虫死亡节片被消化后,释放虫卵可逆流入胃和十二指肠,侵入胃壁有引起囊虫病的可能,不宜用于猪绦虫病。

【不良反应】较轻,偶有消化道症状和轻度乏力、头晕、胸闷等症状。

3. 恩波维铵(恩波吡维铵、扑蛲灵)

【作用】口服后不易吸收,在肠道有较高浓度,对蛲虫有强大驱杀作用,对钩虫、鞭虫作用弱,对蛔虫疗效差。

【临床应用】用于蛲虫感染的治疗,是蛲虫单独感染的首选药。

【不良反应】毒性低,使用后少数患者可出现恶心、呕吐、腹痛、腹泻、眩晕等症状。偶有感光过敏和肌肉痉挛,可染红粪便及衣服,宜事先告知患者。

4. 吡喹酮

【临床应用】血吸虫病、华支睾吸虫病、肺吸虫病、姜片虫病、绦虫及囊虫病。

【注意事项】虫体被杀死后会释放出大量抗原物质——发热、嗜酸性粒细胞增多、皮疹。偶可引起过敏性休克。

第十三章　抗肿瘤药

考点1★　肿瘤细胞增殖周期和化疗药物的关系

1. 肿瘤细胞增殖周期　①增殖细胞群；②非增殖细胞群；③无增殖细胞群（G_1、S、G_2、M）。

2. 周期非特异性药物　主要能抑制或杀灭增殖周期各期的细胞，甚至包括 G_0 期。

3. 周期特异性药物　仅对周期中的某一期作用较强。

考点2★★★　抗恶性肿瘤药按作用机制分类与代表药

分类	代表药
直接影响 DNA 结构和功能的药物	环磷酰胺、塞替派、顺铂、奥沙利铂、卡铂、丝裂霉素、博来霉素、羟喜树碱、伊立替康、依托泊苷
干扰核酸生物合成的药物（抗代谢药）	氟尿嘧啶、阿糖胞苷、甲氨蝶呤、巯嘌呤
干扰转录过程和阻止 RNA 合成的药物（作用于核酸转录药物）	多柔比星、柔红霉素

第十三章 抗肿瘤药

续表

分类	代表药
抑制蛋白质合成与功能的药物（干扰有丝分裂药）	长春新碱、长春碱、紫杉醇、多西他赛、高三尖杉酯碱、门冬酰胺酶
调节体内激素平衡的药物	他莫昔芬、托瑞米芬、氟他胺
靶向抗肿瘤药	吉非替尼、厄洛替尼、利妥昔单抗、曲妥珠单抗、西妥昔单抗
放疗与化疗止吐药	昂丹司琼、阿瑞吡坦

考点3 ★★★ 抗肿瘤首选药物

依托泊苷为小细胞肺癌化疗首选药
替尼泊苷脂溶性高，为脑瘤的首选药
顺铂是非小细胞肺癌、头颈部及食管癌、胃癌、卵巢癌、膀胱癌、恶性淋巴瘤等实体瘤的首选药之一
奥沙利铂是胃肠道癌的常用药，是结直肠癌的首选药之一

考点4 ★★★ 抗肿瘤药物的特殊不良反应

膀胱毒性	环磷酰胺
肾毒性	顺铂、甲氨蝶呤
神经毒性	奥沙利铂、长春碱类
肺毒性	博来霉素
迟发性腹泻	伊立替康
心脏毒性	多柔比星
超敏反应/外周神经毒性/心脏毒性	紫杉醇

第一节 直接影响 DNA 结构和功能的药物

考点 1 ★★★ 药物分类及代表药

分类	代表药
破坏 DNA 的烷化剂	环磷酰胺、白消安、司莫司汀、氮芥
破坏 DNA 的铂类化合物	顺铂、卡铂、奥沙利铂
破坏 DNA 的抗生素	丝裂霉素、博来霉素
拓扑异构酶抑制剂	拓扑异构酶Ⅰ抑制剂：羟喜树碱、伊立替康、拓朴替康 拓扑异构酶Ⅱ抑制剂：依托泊苷、替尼泊苷

第一亚类 破坏 DNA 的烷化剂

考点 2 ★★★ 作用特点

1. 氮芥 是最早应用的烷化剂，主要用于恶性淋巴瘤和慢性淋巴细胞白血病；也可用于恶性肿瘤，特别是小细胞肺癌所致的上腔静脉综合征。

2. 环磷酰胺 抗瘤谱较广，对恶性淋巴瘤疗效显著。

3. 塞替派 局部刺激性小，可采取多种给药方式。

4. 卡莫司汀 脂溶性大，能透过血脑屏障进入脑组织,可用于原发性脑瘤、脑转移瘤、脑膜白血病等。

考点3 ★★ 典型不良反应

1. 骨髓功能抑制表现为白细胞计数、血小板、红细胞计数和血红蛋白下降。除长春新碱和博来霉素外几乎所有的细胞毒药,均可导致骨髓抑制。

2. 口腔黏膜反应常见症状有咽炎、口腔溃疡、口腔黏膜炎。抗肿瘤药所引起的脱发几乎在1或2周后可发生。

3. 化疗可诱导高尿酸血症,且与急性肾衰竭有关。

4. 大多数细胞毒类药都有致畸性,对妊娠及哺乳期妇女禁用。

5. 出血性膀胱炎是泌尿系统毒性的表现,使用异环磷酰胺及大剂量环磷酰胺时会出现,这是由于代谢物丙烯醛所致。

考点4 ★★ 禁忌证

对药物过敏者、妊娠及哺乳期妇女、严重肝肾功能损害者、骨髓功能抑制者、感染患者、肝肾功能损害者。

考点5 ★★ 药物相互作用

1. 环磷酰胺 肝药酶诱导剂如巴比妥类、糖皮质激素、别嘌醇及氯霉素等对本品的代谢、活性和毒性均有影响，并用时应注意。

2. 司莫司汀 选用司莫司汀进行化疗时，应避免同时联合其他对骨髓抑制较强的药物。

3. 塞替派

（1）塞替派可增加血尿酸水平，为控制高尿酸血症可给予别嘌醇。

（2）与尿激酶同时应用，可增加塞替派治疗膀胱癌的疗效。尿激酶为纤维蛋白溶酶原的活化剂，可增加药物在肿瘤组织中的浓度。

4. 白消安 由于服用本品可增加血尿酸及尿尿酸水平，因此对原合并痛风或服本品后血尿酸升高的患者，可服适量的抗痛风药。若服本品的同时或曾于短期内用过其他抑制骨髓的药物或放射治疗者，可酌情减量。

考点6 ★★★　　用药监护

1. 骨髓功能抑制 骨髓功能抑制常出现在给药后的7～10日，因此在一次治疗前必须检查外周末梢血象。如骨髓功能尚未恢复，应酌情减少用药剂量或推迟治疗时间。对中性白细胞计数减少或由此带来的发热患者，应当使用重组粒细胞集落刺激因子（G-CSF），必要时考虑给予抗菌药物治疗。

2. 应对口腔黏膜反应 抗肿瘤药的细胞毒性首先损伤上皮细胞，导致口腔黏膜反应，如咽炎、口腔溃疡、口腔黏膜炎。黏膜反应是肿瘤化疗中常见的一种并发症。应对口腔溃疡的措施有：①进行有效口腔护理（常用3%碳酸氢钠、1.5%过氧化氢、0.1%氯已定溶液漱口）。②真菌感染应用制霉素液（1000U/100mL）漱口。③局部应用硫糖铝-利多卡因-苯海拉明组成的糊剂，并应用氯已定口腔溃疡膜、口腔溃疡软膏。

3. 抗肿瘤药药液外渗时的应对

（1）当化疗药渗漏时，应立即停止注射。

（2）根据化疗药的特性采取相应的防治措施。一般可用1%普鲁卡因注射液局部封闭，局部进行冷敷（禁忌热敷），以减轻皮肤坏死的机会。

（3）局部使用解毒剂是化疗药外渗处理的重要环节，根据药物渗出量和范围做局部皮下封闭，即有疼痛或肿胀区域行多点注射：①地塞米松5mg加利多卡因100mg局部封闭，一日1次，连续3天，以减轻局部疼痛和炎症反应；②给予氢化可的松琥珀酸钠50～200mg或5%碳酸氢钠5mL加地塞米松4mg，局部静脉注射或渗漏部位多处皮下注射；③透明质酸酶300U加0.9%氯化钠注射液2mL局部注射，或透明质酸酶2mL加地塞米松5mg加5%利多卡因2mL局部注射。

4. 应用环磷酰胺应监护膀胱毒性 环磷酰胺的水解物丙烯醛可刺激膀胱,大剂量使用,缺乏有效预防措施时,可致出血性膀胱炎,表现为少尿、血尿、蛋白尿,由其代谢物丙烯醛刺激膀胱所致。

(1)应用本品时应鼓励患者多饮水,大剂量应用时应水化、补液利尿,以保障足量的液体和尿量。为预防白血病及淋巴瘤患者出现尿酸性肾病,可大量补液、碱化尿液和给予别嘌醇。为防止水中毒,可同时给予呋塞米。

(2)美司钠可防止膀胱毒性的发生,常规用于环磷酰胺的治疗过程。美司钠一般静脉注射,常用剂量为环磷酰胺的20%,时间为0、4及8小时后的时段。

考点7★★ 主要药品

1. 环磷酰胺

【适应证】用于恶性淋巴瘤、急性或慢性淋巴细胞白血病、多发性骨髓瘤、乳腺癌、睾丸肿瘤、卵巢癌、肺癌、头颈部鳞癌、鼻咽癌、神经母细胞癌、横纹肌肉瘤及骨肉瘤。

2. 塞替哌

【适应证】用于乳腺癌、卵巢癌、癌性体腔积液的腔内注射、膀胱癌的局部灌注、胃肠道肿瘤。

第十三章 抗肿瘤药

第二亚类　破坏 DNA 的铂类化合物

考点 8 ★★★　作用特点

1. 铂类化合物可与 DNA 结合，破坏其结构与功能，使肿瘤细胞 DNA 复制停止，阻碍细胞分裂，为细胞增殖周期非特异性抑制剂。

2. 铂类化合物的抗瘤谱非常广泛，常用铂类化合物有顺铂、卡铂和奥沙利铂。顺铂是非小细胞肺癌、头颈部及食管癌、胃癌、卵巢癌、膀胱癌、恶性淋巴瘤、骨肉瘤及软组织肉瘤等实体瘤的首选药之一；卡铂抗瘤谱与顺铂类似，多用于非小细胞肺癌、头颈部及食管癌、卵巢癌等；而奥沙利铂是胃肠道癌的常用药，是结直肠癌的首选药之一。

考点 9 ★★　典型不良反应

1. 常见消化道反应（恶心、呕吐、腹泻）、肾毒性、耳毒性、神经毒性、低镁血症等，也可出现骨髓功能抑制、过敏反应。

2. 由于分子结构上的差异，导致三种铂类化合物的各自毒性亦有所区别，如顺铂典型不良反应为恶心、呕吐、肾毒性和耳毒性，骨髓功能抑制相对较轻；卡铂引起的恶心和呕吐的严重程度比顺铂轻，在肾毒性、神经毒性和耳毒性方面的问题比顺铂少，但骨髓抑制比顺铂严重；奥沙利铂的神经毒性（包括感觉周围神经病）是剂量依赖型的，在累积量超过 800mg/m^2 时，在部分患者可导致永久性感觉异常和功能障碍。

考点 10 ★★　禁忌证

1. 卡铂　对卡铂或其他铂类化合物有过敏史者；有严重骨髓抑制、出血性肿瘤、严重肾功能不全者及妊娠期妇女。

2. 顺铂　肾功能不全者、对顺铂或其他含铂类化合物过敏者及妊娠期妇女。

3. 奥沙利铂　对奥沙利铂或其他铂类化合物过敏者、妊娠及哺乳妇女。

考点 11 ★★　用药监护

1. 关注顺铂所致的肾毒性　肾毒性是大剂量顺铂化疗最常见、最严重的并发症之一。应对措施有：

（1）化疗时严格按医嘱用药，用药后及时给予利尿剂，一日水摄入量维持在 3000～3500mL，使尿量维持在 2500mL 以上，水化过程中注意观察液体超负荷病症并及时处理。

（2）定期监测血电解质、肾功能，同时观察 24 小时尿量及尿液颜色。鼓励患者多饮水，促进毒物排泄，以防尿酸结晶形成造成肾功能损害。

（3）必要时给予碳酸氢钠碱化尿液和别嘌醇，

抑制尿酸形成。监测尿液的酸碱度，pH 保持在 6.5～7。准确记录 24 小时尿量，密切观察尿量变化。

（4）对可能出现问题的要防患于未然，肾功能不全者慎用。

2. 应用卡铂应监护骨髓造血功能 应对措施有：

（1）有明显骨髓功能抑制和肝肾功能不全者、对顺铂或其他铂化合物过敏者、对甘露醇过敏者（本品注射剂中含有甘露醇）、妊娠及哺乳期妇女禁用。水痘、带状疱疹、感染、肾功能不全及老年患者慎用。

（2）应用本品前应监测血象及肝肾功能，治疗期间至少每周检查 1 次白细胞计数与血小板。

（3）在用药期间，应随访监测以下指标：①听力；②神经功能；③血尿素氮、肌酐清除率与血肌酐；④血细胞比容、血红蛋白、白细胞计数分类与血小板计数；⑤血清钙、镁、钾、钠的含量。

3. 仔细监测奥沙利铂的神经系统毒性

（1）每一次治疗前都要进行神经系统检查，以后定期复查。

（2）如患者出现神经系统症状（感觉障碍、痉挛），应依据症状持续的时间和严重程度调整奥沙利铂的剂量。

（3）应告知患者治疗停止后，周围感觉神经病变症状可能持续存在。辅助治疗停止后,局部中度感觉异常或影响日常活动的感觉异常可能持续 3 年以上。

(4)由于遇冷可加重奥沙利铂的神经毒性,甚至可因咽喉痉挛而致严重后果,在临床使用奥沙利铂期间及其后一段时间内应避免受凉,如禁食冷饮冷水(果汁)、接触凉物及避风等。

4. 注意选择适宜的溶剂 卡铂和奥沙利铂在葡萄糖溶液中稳定,使用中应采用 5% 葡萄糖注射液溶解输注。顺铂在 0.9% 氯化钠注射液中更为稳定,同时应注意避光,以保证药物的稳定性;大剂量($30mg/m^2$ 以上)应用时,需要加强水化和利尿。

考点 12 ★★ 主要药品

1. 顺铂

【适应证】用于非精原细胞性生殖细胞癌、晚期顽固性卵巢癌、晚期顽固性膀胱癌、顽固性头颈鳞状细胞癌的姑息治疗。

2. 奥沙利铂

【适应证】用于经过氟尿嘧啶治疗失败后的结、直肠癌转移的患者,可单独或联合氟尿嘧啶使用。

3. 卡铂

【适应证】用于晚期上皮来源的卵巢癌的第一

线治疗和其他治疗失败后第二线治疗，小细胞肺癌和头颈区鳞癌。

第三亚类　破坏 DNA 的抗生素

考点 13 ★★　作用特点

1. 破坏 DNA 的抗生素类抗肿瘤药有丝裂霉素和博来霉素。
2. 丝裂霉素的作用机制与烷化剂相同。博来霉素可使 DNA 单链断裂而抑制肿瘤细胞的增殖。

考点 14 ★★　典型不良反应

1. 丝裂霉素　十分常见的是骨髓功能抑制，可致白细胞及血小板计数减少。少见间质性肺炎、不可逆的肾衰竭等。

2. 博来霉素　常见间质性肺炎（肺毒性）、白细胞计数减少。少见食欲减退、呕吐、厌食、口内炎、腹泻、皮疹、荨麻疹、发热伴红皮症。罕见过敏性休克。

考点 15 ★　禁忌证

1. 丝裂霉素　有过敏史、水痘或带状疱疹、妊娠及哺乳期妇女。

2. 博来霉素　有过敏史、严重肺部疾患、严重弥漫性肺纤维化、严重肾功能不全、严重心脏疾病、胸部及其周围接受放射治疗者、妊娠及哺乳期妇女。

考点16 ★★　用药监护

1. 应用丝裂霉素需监护肝肾损害

（1）对肝损害或肾损害、骨髓功能抑制、合并感染症、水痘患者慎用。

（2）小儿用药应慎重，尤应注意不良反应的出现，并考虑对性腺的影响。

（3）本品会引起骨髓功能抑制等严重不良反应，故应频繁进行临床监测（血液检查、肝肾功能等），注意观察患者状态。若出现异常应减量或暂停，并适当处置。

（4）充分注意感染症状、出血倾向的出现和恶化。

（5）给药时：①静脉内给药时，有时会引起血管痛、静脉炎、血栓，故应充分注意注射部位和注射方法等，尽量减慢注射速度。若药液从血管泄漏，则会引起注射部位硬结、坏死，故应慎重给药以免药液泄漏。②动脉内给药时，有时会出现动脉支配区域的疼痛、发红、红斑、水疱、糜烂、溃疡等皮肤损害，导致皮肤及肌肉坏死。若出现此类症状应停药并适当处置。③肝动脉内给药时，会因药液流入靶位以外的动脉而引起胃及十二指肠溃疡、出血、穿孔等，故应以造影等方法充分确认导管前端位置及药物分布范围，随时注意导管的脱逸、移动、注入速度等。

2. 注意博来霉素的肺毒性

（1）博来霉素所致间质性肺炎，捻发音是最初出现的体征，当发现异常时应立即停药，按特发性肺纤维化处置，给予糖皮质激素及抗生素预防继发感染。

（2）肺功能基础较差者，间质性肺炎出现频率较高，总剂量应在 150mg 以下。

（3）用药过程中出现发热、咳嗽、活动性呼吸困难等，应立即停药，进行胸部 X 线、血气分析、动脉氧分压、一氧化碳扩散度等相关检查，随后 2 个月定期检查。

（4）血气分析、动脉氧分压等每周检查 1 次，持续 2 周以上。出现下降时应立即停药。

考点 17 ★ 主要药品

1. 丝裂霉素

【适应证】用于胃癌、结肠及直肠癌、肺癌、胰腺癌、肝癌、宫颈癌、宫体癌、乳腺癌、头颈区肿瘤、膀胱肿瘤。

2. 博来霉素

【适应证】用于皮肤恶性肿瘤、头颈部肿瘤（颌癌、舌癌、唇癌、咽部癌、口腔癌等）、肺癌（尤其是原发和转移性鳞癌）、食管癌、恶性淋巴瘤（网状细胞肉瘤、淋巴肉瘤、何杰金瘤）、子宫颈癌、神经胶质瘤、甲状腺癌。

第四亚类　拓扑异构酶抑制剂

考点 18 ★★　作用特点

【机制】拓扑异构酶抑制剂是直接抑制拓扑异构酶，阻止 DNA 复制及抑制 RNA 合成。

【作用】喜树碱有较强的细胞毒性，对消化道肿瘤（如胃癌、结肠癌、直肠癌）、肝癌、膀胱癌和白血病等有较好的疗效。

考点 19 ★★　典型不良反应

1. 羟喜树碱　可见呕吐、食欲减退、骨髓功能抑制、尿急、尿痛、血尿、蛋白尿及脱发。

2. 依立替康　迟发性腹泻和中性粒细胞减少为依立替康的剂量限制性毒性。迟发性腹泻多发生在给药后 5 天，平均持续 4 天，严重者致死。血液系统可见中性粒细胞减少、血小板计数减少、贫血、乙酰胆碱综合征。

3. 依托泊苷　可见骨髓抑制、白细胞及血小板计数减少、口腔炎、脱发、低血压及喉痉挛。

考点 20 ★★　禁忌证

1. 依立替康　对本品过敏者、慢性肠炎或肠梗阻者、胆红素超过正常值上限 1.5 倍者、严重骨髓功能衰竭者、WHO 行为状态评分 > 2 者、妊娠及哺乳期妇女。

2. 依托泊苷 骨髓功能抑制者、白细胞计数和血小板明显低下者、心肝肾功能严重障碍者、妊娠期妇女。本品含苯甲醇，禁用于儿童肌内注射。

考点 21 ★★ 用药监护

1. 监护由依立替康所致的迟发性腹泻

（1）应告知患者在使用本品 24 小时后及在下周期化疗前任何时间均有发生迟发性腹泻的危险。静脉滴注后发生首次稀便的中位时间是第 5 天，一旦发生应即开始适当治疗。

（2）一旦出现第一次稀便，患者需开始饮用大量含电解质的饮料并马上开始抗腹泻治疗。

（3）推荐的抗腹泻治疗措施为：高剂量的洛哌丁胺（2mg/2h），这种治疗需持续到最后一次稀便结束后 12 小时，中途不得更改剂量。本品有导致麻痹性肠梗阻的危险，故所有患者以此剂量用药不得少于 12 小时，但也不得连续使用超过 48 小时。

（4）当腹泻合并严重的中性粒细胞减少症（粒细胞计数 ≤ 0.05×10^9/L）时，应用广谱抗生素预防性治疗。

(5)曾出现严重腹泻患者,在下个周期用药应酌减剂量。

2. 应用依立替康期间应监测血象

(1)应用依立替康治疗期间,每周应查全血细胞计数,患者应了解中性粒细胞减少的危险性及发热的意义,发热性中性粒细胞减少症(体温 $\geqslant 38℃$,中性粒细胞计数 $\leqslant 0.1×10^9/L$),应立即住院静脉滴注广谱抗菌药物治疗。

(2)若出现急性胆碱能综合征(早发性腹泻及其他不同症状,如出汗、腹部痉挛、流泪、瞳孔缩小及流涎),应使用硫酸阿托品治疗(0.25mg皮下注射)。对气喘的患者应小心谨慎。对有急性、严重的胆碱能综合征患者,下次使用本品时,应预防性使用硫酸阿托品。

(3)使用本品24小时内,有可能出现头晕及视物障碍,请勿驾车或操作机械。

考点22 ★★ 主要药品

1. 羟喜树碱

【适应证】用于胃癌、结肠及直肠癌、肺癌、胰腺癌、肝癌、宫颈癌、宫体癌、乳腺癌、头颈区肿瘤、膀胱肿瘤。

2. 伊立替康

【适应证】用于晚期大肠癌,可与氟尿嘧啶、亚叶酸钙联合用;单独用药氟尿嘧啶化疗方案失败者。

3. 依托泊苷

【适应证】用于治疗小细胞及非小细胞肺癌、恶性淋巴瘤、恶性生殖细胞瘤、白血病、神经母细胞瘤、横纹肌肉瘤、卵巢瘤、胃癌及食管癌。

第二节 干扰核酸生物合成的药物

考点1 ★★★ 作用特点

1. 根据药物主要干扰的生化步骤或所抑制的靶酶的不同进行分类。

（1）二氢叶酸还原酶抑制剂：包括甲氨蝶呤、培美曲塞。

（2）胸腺核苷合成酶抑制剂：氟尿嘧啶、卡培他滨。

（3）嘌呤核苷合成酶抑制剂：巯嘌呤、硫鸟嘌呤。

（4）核苷酸还原酶抑制剂：羟基脲。

（5）DNA多聚酶抑制剂：阿糖胞苷、吉西他滨。

2. 抗代谢药主要用于治疗急性白血病和恶性淋巴瘤，也用于治疗一些实体瘤如乳腺癌、胃肠道癌、绒毛膜上皮癌、骨肉瘤等。

考点2 ★★ 典型不良反应

1. 氟尿嘧啶 急性毒性——恶心、呕吐、腹泻；慢性——口腔溃疡、骨髓抑制、脱发、小脑共济失调。

2. 阿糖胞苷 急性毒性——恶心、呕吐、腹泻；慢性——口腔溃疡、骨髓抑制。

3. 巯嘌呤 急性毒性——恶心、呕吐；慢性——骨髓抑制、肝损害。

4. 甲氨蝶呤 急性毒性——恶心、腹泻；慢性——骨髓抑制、胃肠溃疡、肝肾损害。

考点3★★ 用药监护

1. 应用甲氨蝶呤应监测肾毒性

（1）为预防肾毒性，在化疗期间充分补充液体，鼓励患者多饮水，大剂量应用时应水化、利尿，同时给予尿路保护剂美司钠，并碱化尿液，使尿液pH≥7.0，尿量保持在每日2000～3000mL。

（2）尽量在血浆药物浓度监测下谨慎应用。

（3）大剂量应用甲氨蝶呤后，可利用正常细胞（5～7天）与肿瘤细胞（7～10天）复苏时间差，用亚叶酸钙解救，可减轻本品所致的黏膜损害和骨髓抑制，同时又尽可能多地杀灭肿瘤细胞，提高化疗效果而减少不良反应。

（4）为预防白血病和淋巴肿瘤患者出现尿酸性肾病，可给予降低尿酸药或排酸药（丙磺舒、苯溴马隆），但别嘌醇可增加本品的骨髓毒性。

（5）当大剂量用药时，除应密切观察骨髓功能外，尤其要注意非血液学毒性如心肌炎、中毒性肝炎及肺纤维化等。

（6）同时给予口腔护理，应用含亚叶酸钙的含漱液进行口腔保护。

2. 应用氟尿嘧啶需监测血象

（1）治疗前及疗程中定期检查周围血象。

（2）与亚叶酸钙、亚叶酸联合应用，可增强疗效和不良反应，可先给予亚叶酸钙60～300mg静脉滴注，再继用本品，可增强疗效。

考点4★★ 主要药品

1. 氟尿嘧啶

【适应证】用于消化道肿瘤、绒毛膜上皮癌、乳腺癌、卵巢癌、肺癌、宫颈癌、膀胱癌及皮肤癌。

2. 阿糖胞苷

【适应证】用于治疗急性淋巴细胞及非淋巴细胞白血病的诱导缓解期及维持巩固期；慢性粒细胞白血病的急变期。本品亦适用于恶性淋巴瘤。

3. 甲氨蝶呤

【适应证】用于乳腺癌、绒毛膜癌、恶性葡萄胎、急性白血病、恶性淋巴瘤、非霍奇金淋巴瘤、蕈样肉芽肿、多发性骨髓瘤、卵巢癌、宫颈癌、睾丸癌、头颈部癌、支气管肺癌、软组织肉瘤、骨肉瘤等。

4. 巯嘌呤

【适应证】用于绒毛膜上皮癌、恶性葡萄胎、急性淋巴细胞白血病及急性非淋巴细胞白血病及慢性粒细胞白血病的急变期。

第三节 干扰转录过程和阻止RNA合成的药物

考点1★★★ 作用特点

1. 蒽环类抗肿瘤抗生素有柔红霉素（DNR）、多柔比星（ADM）、表柔比星（EPI）、吡柔比星（THP）。这些抗生素大多是直接作用于DNA或嵌入DNA，干扰DNA的模板功能，从而干扰转录过程，阻止mRNA的形成。

2. 蒽醌类抗肿瘤抗生素的毒性主要是骨髓抑制和心脏毒性，因此在应用时应常规检查血象、心、肺及肝肾功能。

考点2★ 典型不良反应

1. 急性毒性 恶心、呕吐、腹泻、注射部位反应、红尿。

2. 迟发毒性 骨髓抑制、心脏毒性、胃炎、脱发。

3. 禁忌证 骨髓抑制、心肺功能失代偿、电解质或酸碱平衡失调、妊娠及哺乳期妇女。

考点3 ★★ 用药监护

1. 注意监护心脏毒性 柔红霉素、多柔比星、表柔比星、吡柔比星及米托蒽醌等蒽环类抗肿瘤药可致氧自由基形成，与其心脏毒性有关，表现为剂量累积性的心肌炎，引起迟发性严重心力衰竭，心电图呈室上性心动过速、室性前期收缩、ST-T段改变。

（1）蒽环类抗肿瘤药慎用于有心脏病、高血压、高龄的和接受过心脏介入的患者，在用药期间监测心功能、心电图、超声心动图、血清酶学等。

（2）必须应用专属性极强的解毒剂右雷佐生。右雷佐生在细胞内水解成开环形式后，具有螯合作用，能与柔红霉素、多柔比星复合物螯合，抑制自由基的产生，起到保护心肌的作用，减轻由蒽醌类抗肿瘤药所引起的心脏毒性。

2. 注意监护肝肾毒性血液毒性

（1）少数患者应用多柔比星后可引起黄疸或其他肝功能损害。有肝功能不全者，用量应酌减。

（2）本品由尿液排出虽较少，但在用药后

1～2天内可出现红色尿，一般都在2天后消失。肾功能不全者应用后要警惕高尿酸血症的出现；痛风患者如应用多柔比星，要相应增加别嘌醇的剂量，并多饮水。

（3）曾用其他抗肿瘤药或放疗已引起骨髓抑制者，心肺功能失代偿患者，严重心脏病患者，妊娠及哺乳期妇女，白细胞计数低于3.5×10^9/L或血小板低于50×10^9/L者，明显感染或发热，恶病质，失水，电解质或酸碱平衡失调患者，胃肠道梗阻，明显黄疸或肝功能损害患者，水痘或带状疱疹患者禁用；2岁以下幼儿、老年患者慎用。

（4）用药期间应监测：①测定心功能、心电图、超声心动图、血清酶学和其他心肌功能试验；②随访检查血象（每周至少1次）和肝功能；③应经常查看有无口腔溃疡、腹泻以及黄疸等情况；④监测血尿酸、尿尿酸，并劝患者多饮水以减少高尿酸血症的可能，必要时检查肾功能。

考点4 ★ 主要药品

1. 多柔比星

【适应证】用于治疗急性白血病（淋巴细胞性和粒细胞性）、恶性淋巴瘤、乳腺癌、支气管肺癌（未分化小细胞性）、卵巢癌、软组织肉瘤、成骨肉瘤、横纹肌肉瘤、尤文肉瘤、肾母细胞瘤、神经母细胞瘤、膀胱癌、胃癌、肝癌等。

2. 柔红霉素

【适应证】用于治疗各种类型的急性白血病、红白血病、慢性粒细胞白血病、恶性淋巴瘤，也可用于神经母细胞瘤及横纹肌肉瘤。

第四节 抑制蛋白质合成与功能的药物

考点1 ★★★ 药物分类及代表药

分类	代表药
抑制蛋白质合成与功能的药物（干扰有丝分裂药）	长春新碱、长春碱、紫杉醇、多西他赛、高三尖杉酯碱、门冬酰胺酶

考点2 ★★★ 作用特点

主要作用于有丝分裂 M 期，干扰微管蛋白合成的药物包括三大类，即长春碱类、紫杉烷类和高三尖杉酯碱。

1. 长春碱类

（1）长春碱类包括长春新碱、长春碱、长春地辛和长春瑞滨，用于治疗多种肿瘤，包括白血病、淋巴瘤和一些实体瘤（如乳腺癌和肺癌）。

（2）长春碱类药静脉注射后进入肝脏较多，同时浓集于神经细胞较血细胞多，故神经毒性重，但是很少通过血脑屏障，其共同的不良反应为骨髓抑制、消化道反应、神经系统毒性、血栓性静脉炎，尤其以后两者为主要特点。

（3）神经系统毒性的主要表现是四肢麻木、腱反射迟钝或消失、外周神经炎、便秘、麻痹性肠梗阻、运动神经和感觉神经及脑神经症状。

2. 紫杉烷类

（1）紫杉烷类药是一类广谱抗肿瘤药，包括紫杉醇和多西他赛。紫杉醇是从红豆杉植物紫杉的树干和树皮中提取开发得到的天然抗肿瘤药。

（2）紫杉醇由于水溶性小，其注射液通常加入表面活性剂，如聚环氧化蓖麻油等助溶剂，常会引起血管舒张、血压降低及过敏反应等。

（3）多西他赛的水溶性比紫杉醇好，毒性较小，抗肿瘤谱更广；在相当剂量下，抗肿瘤作用比紫杉醇高1倍。

3. 高三尖杉酯碱 高三尖杉酯碱是从我国三尖杉属植物中分离出的抗肿瘤生物碱之一，其抗肿瘤作用机制为干扰核蛋白体功能阻止蛋白质合成的药物，为细胞周期非特异抗肿瘤药物，但对S期细胞更敏感。

4. 门冬酰胺酶 为影响氨基酸供应、阻止蛋白质合成的药物，可降解血中门冬酰胺，使瘤细胞缺乏此氨基酸，不能合成蛋白质。

第十三章 抗肿瘤药

考点3 ★★ 典型不良反应

骨髓抑制、消化道反应、神经系统毒性、血栓性静脉炎、脱发。

考点4 ★★ 用药监护

1. 关注长春碱类的神经毒性 长春碱类药的神经系统毒性为此类药物的剂量限制性毒性,主要表现为四肢麻木、腱反射消失、腹痛和便秘,甚至麻痹性肠梗阻等。静脉反复注药可致血栓性静脉炎,注射时漏至血管外可造成局部坏死,应立即停止注射,以氯化钠注射液稀释局部;或以1%普鲁卡因注射液局部封闭,温湿敷或冷敷。发生皮肤破溃后按溃疡处理。

2. 预防由紫杉醇所致的超敏反应

(1)紫杉醇因其以特殊溶剂聚乙烯醇蓖麻油进行溶解而可能导致严重的超敏反应,需常规进行糖皮质激素、抗组胺药和组胺 H_2 受体阻断剂的预处理,以防止严重的超敏反应。紫杉醇的外周神经毒性也更为常见。紫杉醇另一重要不良反应为心脏毒性,常见的有心动过缓和无症状的低血压。

(2)多西他赛与紫杉醇相比,神经毒性和心脏毒性都较轻,但多西他赛骨髓抑制较明显,为主要剂量限制性毒性。另外多西他赛可致持续的液体潴留,也会发生超敏反应,因此建议口服地塞米松以减少液体潴留和超敏反应。

考点 5 ★ 主要药品

1. 长春新碱

【适应证】用于急性白血病、急性和慢性淋巴细胞白血病、恶性淋巴瘤、生殖细胞肿瘤、小细胞肺癌、尤文肉瘤、肾母细胞瘤、神经母细胞瘤、乳腺癌、消化道癌、黑色素瘤和多发性骨髓瘤。

2. 长春碱

【适应证】用于霍奇金病、淋巴细胞瘤、组织细胞性淋巴瘤、晚期蕈样真菌病、晚期睾丸肿瘤、Kaposi 肉瘤、组织细胞增生症、绒癌、乳腺癌、卵巢癌以及单核细胞白血病。

3. 紫杉醇

【适应证】用于卵巢癌、乳腺癌、非小细胞肺癌、头颈癌、食道癌、精原细胞瘤、复发非霍奇金淋巴瘤及与艾滋病相关性卡氏肉瘤。

4. 多西他赛

【适应证】用于局部晚期或转移性乳腺癌、局部晚期或转移性非小细胞肺癌,即使是在以顺铂为主的化疗失败后,也可使用。

5. 高三尖杉酯碱

【适应证】用于急性非淋巴细胞白血病、骨髓增生异常综合征、慢性粒细胞性白血病和真性红细胞增多症。

6. 门冬酰胺酶

【适应证】用于急性淋巴细胞性白血病、急性粒细胞性白血病、急性单核细胞性白血病、慢性淋巴细胞性白血病、霍奇金病、非霍奇金病淋巴瘤和黑色素瘤。

第五节 调节体内激素平衡的药物

考点1★★★ 概述

激素失调能诱发多种肿瘤，与许多肿瘤的发生和生长有着密切关系，改变激素平衡可以有效地抑制肿瘤的生长环境。

与激素水平有关的肿瘤包括乳腺癌、前列腺癌、甲状腺癌、宫颈癌、卵巢癌、睾丸肿瘤等，尤其是在乳腺癌、前列腺癌的治疗中，激素类药发挥着重要的作用。

常用药物包括雌激素类、雄激素类、孕激素（甲羟孕酮酯）、抗雌激素类（他莫昔芬、托瑞米芬）、糖皮质激素类、抗雄激素类（氟他胺、安鲁米特）等。

药物分类及代表药

分类		代表药
雌激素类		己烯雌酚、炔雌醇
抗雌激素类	雌激素受体拮抗剂	他莫昔芬、托瑞米芬
	芳香氨酶抑制剂	来曲唑、阿那曲唑
孕激素类		甲羟孕酮、甲地孕酮
雄激素类		丙酸睾酮
抗雄激素类		氟他胺

考点 2 ★★ 作用特点

1. 雌激素类

【机制】利用雌激素对下丘脑 – 垂体 – 性腺轴的负反馈作用。

【适应证】因其不良反应较多,目前已很少用于治疗前列腺癌,有时也会用于对绝经后乳腺癌的治疗。

2. 抗雌激素类——雌激素受体拮抗剂和芳香氨酶抑制剂

(1) 雌激素受体拮抗剂: 主要有他莫昔芬和托瑞米芬。

【适应证】他莫昔芬是目前临床上最常用的内分泌治疗药,主要用于治疗乳腺癌(ER 阳性者,绝经前、后均可使用)、化疗无效的晚期卵巢癌和晚期子宫内膜癌。

（2）芳香氨酶抑制剂：主要有来曲唑、阿那曲唑。

【适应证】绝经后乳腺癌。

3. 孕激素类——甲羟孕酮、甲地孕酮

【适应证】乳腺癌、子宫内膜癌、前列腺癌、肾癌，也可用于改善晚期肿瘤患者的恶病质。

4. 雄激素类

【机制】用于乳腺癌的作用机制尚未明确，可能是通过对垂体分泌促卵泡生成素的抑制，减少卵巢分泌雌激素，并可对抗雌激素的作用。

【适应证】主要用于晚期乳腺癌的治疗，但目前已基本上被其他药物所替代。

5. 抗雄激素类——氟他胺

【机制】是一种非甾体的雄激素拮抗剂。其作用机制是与雄激素竞争肿瘤部位的雄激素受体，通过组织细胞对雄激素的摄取，从而抑制雄激素与靶器官的结合。

【适应证】晚期前列腺癌患者。

考点3★★　典型不良反应

1. 雌激素　急性——恶心、呕吐；迟发毒性——高钙血症、水潴留、血栓栓塞、子宫出血。

2. 抗雌激素　急性——恶心、呕吐；迟发毒性——阴道出血、月经不调。

3. 孕激素 急性——恶心、呕吐；迟发毒性——高钙血症、水潴留、黄疸。

4. 雄激素 急性——无；迟发毒性——高钙血症、水潴留、男性化。

5. 雄激素 急性——恶心、呕吐、食欲增强、失眠；迟发毒性——男性乳房发育。

考点4 ★★ 用药监护

1. 用前须监测雌激素受体表达和肝药酶的多态性 他莫昔芬结构中存在 Z 型和 E 型两种异构体，Z 型具有抗雌激素作用，E 型则具有微弱雌激素活性。如乳腺癌细胞内有雌激素受体（ER），当雌激素进入肿瘤细胞内并与其结合，促使肿瘤细胞的 DNA 和 mRNA 的合成，刺激肿瘤细胞生长。Z 型进入细胞内与 ER 竞争性结合，形成受体复合物，抑制雌激素作用和乳腺癌细胞增殖。对雌激素受体或孕激素受体阳性者易出现疗效。

他莫昔芬为前药，主要在肝脏经 CYP2D6 代谢。推荐乳腺癌患者处方他莫昔芬以前应先监测 CYP2D6 的基因多态性。

2. 用药期间规避怀孕

（1）鉴于他莫昔芬可促进排卵，有导致怀孕的可能，对患有乳腺癌的未绝经妇女不宜应用。若绝经前必须使用本品，应同时服用抗促性腺激素类药。

（2）治疗期间和停药后 2 个月，患者应严格避孕，并不得使用雌激素类药避孕。

（3）对接受他莫昔芬治疗者，如发现子宫异常出血，应立即进行检查。

考点 5 ★ 主要药品

1. 他莫昔芬

【适应证】用于复发转移的乳腺癌、乳腺癌术后转移的辅助治疗。

2. 托瑞米芬

【适应证】用于绝经后妇女雌激素受体阳性或不详的转移性乳腺癌。

3. 氟他胺

【适应证】用于以前未经治疗或对激素控制疗法无效或失效的晚期前列腺癌患者，它可被单独使用（睾丸切除或不切除）或与促黄体生成激素释放激素（LHRH）激动剂合用。作为治疗局限性 B2-C2（T2b-T4）型前列腺癌症的一部分，本品也可缩小肿瘤体积和加强对肿瘤的控制以及延长无病生存期。

第六节 靶向抗肿瘤药

考点1 ★★★ 药物分类及代表药

分类	代表药
酪氨酸激酶抑制剂	吉非替尼、厄洛替尼
单克隆抗体	曲妥珠单抗、利妥昔单抗、西妥昔单抗

第一亚类 酪氨酸激酶抑制剂

考点2 ★★ 作用特点

酪氨酸激酶抑制剂可作为 ATP 与酪氨酸激酶结合的竞争性抑制剂，阻断酪氨酸激酶的活性，抑制细胞增殖。目前临床上最常用的包括吉非替尼、厄洛替尼等。我国批准的吉非替尼、厄洛替尼适应证为经一个或两个化疗方案失败的局部晚期或转移性非小细胞肺癌。

考点3 ★ 典型不良反应

皮肤毒性、腹泻、间质性肺炎。

考点4 ★★ 用药监护

1. 监护不良反应

（1）吉非替尼和厄洛替尼所致不良反应中以皮肤毒性和腹泻最为常见，皮肤不良反应包括皮疹、皮肤干燥和指甲异常。皮疹往往为痤疮样。皮疹的严重程度可以预示疗效。轻、中度皮疹无须特殊处理，应避免日晒，涂抹润肤露和含糖皮质激素软膏，或口服抗过敏药氯苯那敏、阿司咪唑和氯雷他定等；伴发感染时可局部涂抹抗生素软膏或口服抗生素。

（2）中、重度腹泻者可予口服洛哌丁胺，同时补充液体和电解质；严重者宜短暂停药以恢复。

（3）吉非替尼和厄洛替尼于治疗期间有发生间质性肺炎的可能，发生率极低但可致命，临床表现为呼吸困难、咳嗽、低热和血氧饱和度降低，影像学上往往有肺间质的毛玻璃样改变。治疗过程中应密切监测有无间质性肺病发生的可能性。当新出现难以解释的上述症状时，应进一步检查，一旦确认间质性肺炎，应立即停用，并给予相应的治疗。

（4）吉非替尼和厄洛替尼均经肝脏代谢，可以引起无症状的肝脏转氨酶 AST 及 ALT 升高，治疗中应注意监测。

2. 注意肝药酶的相互作用。

考点 5 ★　主要药品

1. 吉非替尼

【适应证】用于既往接受过铂化合物和多西他赛治疗或不适于化疗的晚期或转移性非小细胞

肺癌。

2. 厄洛替尼

【适应证】用于两个或两个以上化疗方案失败的局部晚期或转移的非小细胞肺癌。

第二亚类　单克隆抗体

考点6 ★★　作用特点

1. 单克隆抗体的作用机制是药物在癌细胞膜外与生长因子竞争结合受体，阻断信号传递过程，从而阻止癌细胞的生长和扩散。

2. 单克隆抗体抗肿瘤药（简称单抗药）在癌症治疗方面最突出的优点是选择性"杀灭"，就是只对癌细胞起作用而对正常体细胞几乎没有伤害，从而有效地抑制癌细胞的增长和扩散，并大幅度降低毒副作用。

3. 曲妥珠单抗、利妥昔单抗、西妥昔单抗主要通过上述机制发挥作用。贝伐单抗作用机制较为特殊，作用于血管内皮生长因子（VEGF），阻碍 VEGF 与其受体在内皮细胞表面相互作用，从而阻止内皮细胞增殖和新血管生成。

考点7 ★　典型不良反应与禁忌证

1. 典型不良反应

（1）单抗药为大分子蛋白质，静脉滴注蛋白可致患者发生过敏样反应或其他超敏反应。轻－

中度过敏反应表现为发热、寒战、头痛、皮疹等，少数患者可发生严重过敏反应，出现血压下降、气管痉挛、呼吸困难等。淋巴瘤患者血液循环中有大量恶性肿瘤细胞（>25000个/mL）或肿瘤病灶>10cm者，发生严重的细胞因子释放综合征或肿瘤溶解综合征的风险较高。使用利妥昔单抗时应极其慎重。

（2）应用西妥昔单抗治疗者80%以上可能发生皮肤反应，其中约15%症状严重。主要症状为粉刺样皮疹；其次为指甲病（如甲床炎）；其他包括皮肤干燥、皲裂，以及炎症和感染性后遗症，如睑炎、唇炎、蜂窝织炎等。这些不良反应大多在治疗的第1周内出现。通常中断治疗后上述症状可以自行消退，并无后遗症。在单独使用曲妥珠单抗治疗的患者中，中、重度心力衰竭的发生率为5%。在与化疗联合的随机临床试验中，中、重度心力衰竭的发生率为16%，而不加曲妥珠单抗治疗的患者中发生率仅为3%。

2. 禁忌证 已知有严重超敏反应（3级或4级）者；妊娠及哺乳期妇女。

考点8 ★★ 用药监护

1. 建议单抗药在用前尽可能先做基因筛查。
2. 注意单抗药综合征
（1）过敏反应：单抗类药的过敏反应大多

数发生在第一次用药时，尤其是首次剂量较高时。典型的超敏反应常于开始滴注的几分钟内发生，为预防过敏反应发生，一般在开始治疗前30～60分钟给予解热镇痛药和抗组胺药，也可考虑应用皮质激素。

（2）利妥昔单抗可致细胞因子释放综合征，以严重的呼吸困难（常伴支气管痉挛和低氧血症）、发热（可能出现高热惊厥）、寒战、荨麻疹和血管性水肿为特征。还可伴随出现一些肿瘤溶解综合征的特征，如高尿酸血症、高钾血症、低钙血症、乳酸脱氢酶升高、急性肾衰竭以及危及生命的呼吸衰竭。

（3）肿瘤溶解综合征：肿瘤细胞短期内大量溶解，释放细胞内代谢产物，引起以高尿酸血症、高血钾、高血磷、低血钙和急性肾衰竭为主要表现的一组临床综合征。

（4）应用西妥昔单抗患者如发生严重的皮肤反应必须中断治疗。只有当皮肤反应恢复到2级，才能重新进行治疗。如严重的皮肤反应属首次发生，不须调整剂量。如严重的皮肤反应为第二次或第三次出现，须再次中断使用本品。

（5）在使用曲妥珠单抗治疗的患者中应密切观察有无心脏功能减退的症状和体征。与曲妥珠单抗治疗相关的充血性心衰可能相当严重，并可引起致命性心力衰竭、黏液栓子脑栓塞，甚至死亡。

3. 特殊人群用药注意事项

（1）已知免疫球蛋白 IgG 可透过胎盘屏障，所以除非可能给患者带来的益处大于潜在的危险，否则单抗类药不应用于妊娠期妇女。

（2）育龄期妇女在使用单抗的过程中及治疗后的 12 个月，应采取有效的避孕措施。

（3）已知母体的 IgG 可由乳汁分泌，建议哺乳期妇女在使用单抗类药治疗期间和最后 1 次用药后 1 个月内不要哺乳。

（4）老年患者无须调整剂量。

考点 9 ★　主要药品

1. 利妥昔单抗

【适应证】用于复发或耐药的滤泡性中央型淋巴瘤、未经治疗的 CD20 阳性 Ⅲ～Ⅳ 期滤泡性非霍奇金淋巴瘤，应给予标准 CVP（环磷酰胺、长春新碱和泼尼松）8 个周期联合治疗。CD20 阳性弥漫大 B 细胞性非霍奇金淋巴瘤（DLBCL），应给予标准 CHOP（环磷酰胺、多柔比星、长春新碱、泼尼松）8 个周期联合治疗。

2. 曲妥珠单抗

【适应证】用于人表皮生长因子受体 -2 过度表达的转移性乳腺癌、已接受过 1 个或多个化疗方案的转移性乳腺癌、联合紫杉类药治疗未接受过化疗的转移性乳腺癌。

3. 西妥昔单抗

【适应证】与伊立替康联用治疗表达表皮生长因子受体，以及经伊立替康治疗失败的转移性结、直肠癌。

第七节　放疗与化疗止吐药

考点1★★★　概述

化疗药致吐性按致吐频率分成四个等级水平：高度、中度、低度和微弱。

1. 高度致吐级别　呕吐发生频率大于90%。高度致吐级别的化疗药有顺铂、达卡巴肼、卡莫司汀、环磷酰胺、氮芥。

2. 中度致吐级别　呕吐发生频率为31%～90%。中度致吐致级别的化疗药有卡铂、环磷酰胺、异环磷酰胺、多柔比星、柔红霉素、表柔比星、紫杉醇、阿糖胞苷、奥沙利铂、伊立替康、拓扑替康、培美曲塞、甲氨蝶呤。

3. 低度致吐级别　呕吐发生频率为10%～30%。低度致吐的化疗药有依托泊苷、甲氨蝶呤、氟达拉滨、氟尿嘧啶、吉西他滨、多西他赛、博来霉素、长春碱、长春新碱、长春瑞滨、紫杉醇、米托蒽醌、丝裂霉素、苯丁酸氮芥等。

第十三章 抗肿瘤药

药物分类及代表药

分类	代表药
多巴胺受体阻断剂	甲氧氯普胺
5-HT$_3$ 受体阻断剂	昂丹司琼、格雷司琼、托烷司琼
神经激肽-1（NK-1）受体阻断剂	阿瑞吡坦（亦可用于重度抑郁症）

考点 2 ★★★ 作用特点

1. 多巴胺受体阻断剂 其代表药是甲氧氯普胺，为多巴胺 D$_2$ 受体阻断剂，与糖皮质激素联用，可增加疗效并减轻毒副作用。但长期反复或大剂量使用可因阻断多巴胺受体，使胆碱能受体相对亢进而发生神经中枢抑制或锥体外系反应，表现为肌震颤、发音困难、共济失调等。因此，多巴胺受体阻断剂在临床应用上受到限制。

2. 5-HT$_3$ 受体阻断剂 高选择性的 5-HT$_3$ 受体阻断剂渐成为目前临床上化疗止吐的主要用药。5-HT$_3$ 受体阻断剂与糖皮质激素（地塞米松）联合应用，可显著提高预防急性呕吐的疗效。

已经上市的 5-HT$_3$ 受体阻断剂主要有昂丹司琼、格雷司琼、托烷司琼等。昂丹司琼为首个上市的高选择性 5-HT$_3$ 受体阻断剂，可以拮抗外周和中枢神经元的 5-HT$_3$ 受体，阻断胃肠道嗜铬细胞释放的 5-HT 与 5-HT$_3$ 受体的结合，从而抑制迷走传入神经兴奋的产生与传导，起到止吐作用。

由于该药具有高效选择性，所以没有锥体外系反应、神经抑制症状等不良反应。

3. 神经激肽-1受体阻断剂　神经激肽A-（NKA）和神经激肽B-（NKB）共属于速激肽家族，该家族有3种亚型受体（NK-1受体、NK-2受体和NK-3受体），其中P物质与NK-1受体的亲和力最强。P物质主要存在于胃肠道与中枢神经系统中。静脉注射P物质可引起呕吐，说明P物质有致吐作用，而选择性NK-1受体阻断剂则能抑制P物质所致的呕吐。随着对迟发性化疗所致恶心与呕吐的重视，P物质及NK-1成了开发止吐药的新靶点。

阿瑞吡坦是目前唯一应用于临床的NK-1受体阻断剂，通过与NK-1受体（主要存在于中枢神经系统及其外围）结合来阻滞P物质的作用。用于迟发性化疗所致的恶心与呕吐。

考点3 ★　典型不良反应与禁忌证

1. 典型不良反应

（1）5-HT$_3$受体阻断剂——头痛、发热、便秘、转氨酶升高。

（2）多巴胺受体阻断剂——锥体外系反应、昏睡、烦躁不安、倦怠。

2. 禁忌证

（1）5-HT$_3$受体阻断剂：胃肠梗阻者、对

5-HT₃ 受体阻断剂过敏者。

（2）多巴胺受体阻断剂：对普鲁卡因过敏者、癫痫患者、胃肠出血者、嗜铬细胞瘤患者、乳腺癌患者。

考点 4 ★★　用药监护

1. 化疗药所致恶心与呕吐的分级　对轻度恶心与呕吐反应可口服多潘立酮、甲氧氯普胺进行处理，如效果不佳，可合并应用地塞米松或劳拉西泮作为补充。对严重呕吐或处理效果不佳者，可给予 5-HT₃ 受体阻断剂，包括昂丹司琼、格雷司琼、雷莫司琼和托烷司琼；对化疗后的急性或延迟性恶心与呕吐发作者，也可给予神经激肽受体拮抗剂阿瑞吡坦，提高对恶心和呕吐的控制。为预防迟发症状，可口服地塞米松，也可与甲氧氯普胺、苯海拉明联合应用。

2. 依据化疗药的致吐性选用止吐药

（1）重度致吐性化疗药所引起恶心呕吐的治疗：每天化疗前，联合应用 5-HT₃ 受体阻断剂、口服地塞米松 12mg 和阿瑞吡坦 125mg，化疗后从第 2 日到第 4 日，口服地塞米松一次 4mg，一日 2 次，以及第 2 日到第 3 日口服阿瑞吡坦 80mg。

（2）中度致吐性化疗药所引起恶心呕吐的治疗：每天化疗前，联合应用 5-HT₃ 受体阻断剂和口服地塞米松 12mg，化疗后，从第 2 日到第 3 日口服地塞米松或应用 5-HT$_3$ 受体阻断剂。

（3）低度致吐性化疗药所引起恶心与呕吐的治疗：每日化疗前，应用 5-HT$_3$ 受体阻断剂或地塞米松口服，化疗后不需应用。

（4）微弱致吐性化疗药所引起恶心与呕吐：不需治疗，必须时每天于化疗前，应用 5-HT$_3$ 受体阻断剂，化疗后不需应用。

考点 5 ★　主要药品

1. 昂丹司琼

【适应证】用于预防和治疗化疗、放疗和术后引起的恶心与呕吐。

2. 阿瑞吡坦

【适应证】用于化疗后的急性、延迟性恶心或呕吐发作，尚可用于重度抑郁症（伴焦虑）。

第十四章 眼科疾病用药

考点1★★★　药物分类和代表药

分类	代表药
抗眼部细菌感染药	氯霉素、红霉素、氧氟沙星、左氧氟沙星、利福平、四环素可的松
降低眼压药	毛果芸香碱、卡替洛尔、拉坦前列素、地匹福林
抗眼部病毒感染药	阿昔洛韦、更昔洛韦、利巴韦林、碘苷
眼用局部麻醉药	丁卡因、丙美卡因、奥布卡因、利多卡因
散瞳药	硫酸阿托品、托吡卡胺、复方托吡卡胺、去氧肾上腺素

第一节　抗眼部细菌感染药

考点1★★　作用特点

1. 局部给予抗菌药物（滴眼剂、眼膏剂）是眼科细菌感染疾病的首选方法。

2. 淋球菌性结膜炎应采用全身及眼局部抗菌药物来治疗。

3. 细菌性眼内炎以玻璃体腔内注射最为重要。

4. 大多数细菌性结膜炎是自限性的，但是应用抗菌滴眼剂或眼膏剂是恰当的治疗措施。如用药后反应很差，则表明可能是病毒性或过敏性结膜炎。

5. 衣原体感染会导致致盲性沙眼和包涵体性结膜炎。对于衣原体感染的治疗除了注意个人和环境卫生之外，主要是抗菌药物的治疗。急性期或严重的沙眼应采用口服阿奇霉素进行全身治疗；局部治疗可选用滴眼剂或眼膏剂，如10%磺胺醋酰钠、0.3%氧氟沙星及0.1%利福平滴眼剂等。

6. 眼科手术后引起的细菌性眼内炎，可向眼内注入万古霉素1mg/0.1mL或头孢他啶2.25mg/0.1mL，2～3日后重复注射。

7. 左氧氟沙星具有抗菌谱广、作用强的特点，是用于治疗眼部浅层感染的可供选择的药物。氯霉素具有广谱抗菌活性，也是治疗眼浅层感染的可供选择的药物。由于氯霉素滴眼后存在不易发现的再生障碍性贫血的风险，因此在临床中应当慎用。

考点2 ★★　典型不良反应

1. 偶见眼部一过性刺激症状、局部灼热和异物感、眼睑水肿、流泪、畏光、视力减低、皮疹、荨麻疹。

2. 罕见全身过敏反应。使用利福平滴眼剂后可致齿龈出血和感染、伤口延迟愈合以及出现畏寒、发热、头痛、泪液呈橘红色或红棕色等。

3. 长期使用四环素可的松眼膏剂可引起青光眼、白内障。

考点 3 ★★★ 禁忌证

1. 对相应药物过敏者。

2. 氟喹诺酮类药禁用于 18 岁以下的儿童及青少年；氯霉素类药禁用于早产儿、新生儿；氨基糖苷类药禁用于 8 岁以下儿童。

3. 抗眼部细菌感染药不宜长期使用，以免诱发耐药菌株或真菌感染。

4. 肝功能不全、哺乳期妇女禁用夫西地酸。

5. 严重肝功能不全、胆道阻塞患者禁用利福平。

6. 单纯疱疹性或溃疡性角膜炎患者禁用四环素可的松眼膏剂。

考点 4 ★★ 用药监护

1. 监护联合应用糖皮质激素的风险 多种抗眼部细菌感染制剂中常加入糖皮质激素，虽然这类制剂具有抗菌、抗炎、加速感染治愈过程的优点，但有诱发真菌或病毒感染、延缓创伤愈合、升高眼压和导致晶状体混浊等风险，尤其是不能给尚未确诊的"红眼"患者开具此类药，因为这种情况有时是由于难以诊断的单纯性疱疹病毒感染所致。如使用此类制剂，不应当超过 10 日，并在使用期间定期测量眼压。

2. 监护给药的合理性 抗菌药物用药的频次决定于眼部感染的严重程度和眼部发生不可逆损伤的可能性。

考点 5 ★ 主要药品

1. 氯霉素

【适应证】用于由大肠埃希菌、流感嗜血杆菌、克雷伯杆菌属、金黄色葡萄球菌、溶血性链球菌和其他敏感菌所致的结膜炎、角膜炎、眼睑缘炎、沙眼等。

2. 红霉素

【适应证】用于沙眼、结膜炎、角膜炎、眼睑缘炎及眼外部感染。

3. 氧氟沙星

【适应证】用于治疗细菌性结膜炎、角膜炎、角膜溃疡、泪囊炎、术后感染等外眼感染。

4. 左氧氟沙星

【适应证】用于治疗细菌性结膜炎、角膜炎、角膜溃疡、泪囊炎等外眼感染。

5. 利福平

【适应证】主要用于治疗细菌性外眼感染,如沙眼、结核性眼病及某些病毒性眼病。

6. 四环素可的松

【适应证】用于沙眼、结膜炎等眼病。

第二节 降低眼压药

考点1★★ 概述

正常人眼压为 1.73～3.19kPa（13～24mmHg），高于此范围则称为青光眼。青光眼患者因房水生成过多或流出受阻，眼压升高，视网膜、脉络膜和视神经乳头的血管受到压迫，血流减少，氧和营养的供应也减少，最终导致失明。

降低眼压的药物，主要是抑制房水生成和促进房水外流。常用治疗药有拟M胆碱药、作用于肾上腺素受体类（β受体阻断剂、受体激动剂）、前列腺素类似物及碳酸酐酶抑制剂等。β受体阻断剂和前列腺素类似物是首选药。在一些高眼压症或需要手术的患者中，需要紧急降低眼压，可以应用20%甘露醇静脉滴注，用量可至一次500mL。

药物分类及代表药★★

分类	代表药
拟M胆碱药	毛果芸香碱
β受体阻断剂	卡替洛尔、美替洛尔、噻吗洛尔、倍他洛尔
前列腺素类似物	拉坦前列素、曲伏前列素、比马前列素
肾上腺素受体激动剂	地匹福林、溴莫尼定

考点 2 ★★★ 作用特点

1. 拟 M 胆碱药 具有缩小瞳孔和降低眼压作用,可用于闭角型青光眼和开角型青光眼。

2. β 受体阻断剂 可通过阻断 β 受体,减少房水的生成。口服 β 受体阻断剂也可以降低眼压,但此种给药途径有明显的不良反应,因此不宜选用。用于青光眼的 β 受体阻断剂有卡替洛尔、美替洛尔、噻吗洛尔和倍他洛尔。

3. 前列腺素类似物 通过松弛睫状肌,增宽肌间隙,增加房水的葡萄巩膜通路外流和引流而降低眼压,降低夜间的眼压作用强,尤其是对其他降低眼压药不能耐受或效果不佳的患者。

4. 肾上腺素受体激动剂 通过减少房水生成和增加房水经小梁网的外流来发挥药效。肾上腺素的不良反应包括眼部剧烈刺痛、眼红。肾上腺素用于高血压和心脏病患者时应格外谨慎。

考点 3 ★★ 典型不良反应

1. 拟 M 胆碱药 常见头痛、偏头痛、结膜充血、近视、眼痒、刺痛。

2. β 受体阻断剂 眼部针刺感、烧灼感、疼痛、眼痒、红斑、眼干及过敏反应(包括过敏性结膜炎和睑结膜炎)。偶见引起角膜病变。

3. 前列腺素类似物 常见虹膜颜色加深、睑缘炎、眼部刺激症状和疼痛、眼睫毛变黑增粗增长、结膜充血、暂时点状角膜上皮糜烂、眼睑水肿和红斑。偶见皮疹、眼睑皮肤变黑。罕见虹膜炎、葡萄膜炎。

4. 肾上腺素受体激动剂 地匹福林滴眼后可出现轻微眼部灼烧、刺痛感、结膜滤泡增生、结膜充血、视物模糊、结膜角膜色素沉着等。有引起散大瞳孔和无晶状体黄斑病变的可能。

考点 4 ★★ 禁忌证

1. 拟 M 胆碱药 虹膜睫状体炎和继发性青光眼患者。

2. β 受体阻断剂 ①对过敏者禁用；②心动过缓、房室传导阻滞、未控制的心力衰竭、哮喘或有气道阻塞性病史的患者禁用。

3. 前列腺素类似物 ①对过敏者、急性眼部感染者禁用；②对儿童、妊娠及哺乳期妇女、严重哮喘者、眼感染充血期、角膜接触镜佩带者禁用。也不适用于闭角型或先天性青光眼、色素沉着性青光眼。

4. 肾上腺素受体激动剂 未经手术的闭角型青光眼、甲状腺功能亢进、高血压、冠状动脉供血不全、心律失常、糖尿病及对本品过敏者禁用地匹福林。

考点 5 ★★　用药监护

1. 监护 β 受体阻断剂所掩盖的急性低血糖症状　β 受体阻断剂可能掩盖急性低血糖症状，因此糖尿病患者使用时要特别注意，尤其是原发性低血糖患者、正在接受胰岛素治疗或口服降糖药者。β 受体阻断剂会掩盖甲状腺功能亢进的临床体征，如心动过速。

2. 监护卡替洛尔的缩瞳副作用　卡替洛尔的缺点是在滴眼后 0.5～3 小时内，伴随缩瞳同时可产生暗黑感、远视障碍、调节痉挛，长期用药可引起近视化倾向。若长期应用于无玻璃体或眼底有病变的患者时，偶见眼底黄斑部出现水肿、混浊，须定期测定视力。

考点 6 ★　主要药品

1. 毛果芸香碱

【适应证】①用于急性闭角型青光眼、慢性闭角型青光眼、开角型青光眼、继发性青光眼等。本品可与其他缩瞳剂、β 受体阻断剂、碳酸酐酶抑制剂、拟交感神经药或高渗脱水剂联合用于治疗青光眼。②检眼镜检查后，用本品滴眼缩瞳以抵消睫状肌麻痹剂或扩瞳药的作用。③虹膜炎：与扩瞳药交替使用，防止虹膜与晶状体粘连。

2. 卡替洛尔

【适应证】用于青光眼、高眼压症。

3. 拉坦前列素

【适应证】用于治疗青光眼和高眼压症,以及各种眼压增高的情况。

4. 地匹福林

【适应证】①用于降低开角型青光眼和高眼压症患者的眼压;②用于对闭角型青光眼虹膜切除后的残余性青光眼。

第三节 抗眼部病毒感染药

考点1★★ 作用特点

1. 阿昔洛韦对Ⅰ、Ⅱ型单纯疱疹病毒有效,具有良好的眼内通透性。

2. 更昔洛韦对病毒DNA多聚酶的抑制作用比对宿主细胞DNA多聚酶强。本品可进入眼内组织。

3. 利巴韦林可能是抑制病毒合成酶,减少病毒核糖核酸和蛋白合成,破坏病毒的复制与传播。

4. 羟苄唑能选择性抑制被感染细胞的微小RNA病毒聚合酶。在组织培养中用本品(10μg/mL)能抑制急性流行性出血性结膜炎、角膜炎。

考点2★ 典型不良反应与禁忌证

1. 典型不良反应 偶见眼部轻微疼痛和烧灼

感等刺激症状；更昔洛韦偶见白细胞下降。

2. 禁忌证

（1）对相应药物过敏者禁用。

（2）严重中性粒细胞减少（少于 0.5×10^9/L）或严重血小板减少（少于 25×10^9/L）者禁用更昔洛韦。

（3）妊娠期妇女禁用利巴韦林。

考点3 ★ 主要药品

1. 阿昔洛韦

【适应证】用于单纯疱疹性角膜炎。

2. 更昔洛韦

【适应证】用于单纯疱疹病毒性角膜炎。

3. 利巴韦林

【适应证】用于单纯疱疹病毒性角膜炎。

4. 碘苷

【适应证】用于单纯疱疹性角膜炎及其他疱疹性眼病、疱疹性皮肤病，亦可用于疱疹性脑膜炎。

第四节 眼用局部麻醉药

考点1 ★★★ 作用特点

局部麻醉是眼科最常用的麻醉方法，包括表面麻醉、浸润麻醉和传导阻滞麻醉等。

第十四章 眼科疾病用药

局麻药是一类以适当浓度应用于局部神经末梢或神经干周围的药物,能暂时、完全和可逆性地阻断神经冲动的产生和传导,在意识清醒的条件下可使局部痛觉等感觉暂时消失,局麻作用消失后,神经功能可完全恢复,同时对各类组织无损伤性影响。

代表药物有丁卡因、奥布卡因、丙美卡因、奥布卡因、利多卡因等。丁卡因和奥布卡因是广泛使用的局部麻醉药(简称局麻药);丁卡因可产生深度麻醉作用,适用于眼科小手术前麻醉,如角膜缝线的拆除;奥布卡因或利多卡因和荧光素的混合制剂可用于眼压测量;丙美卡因刺激小,多用于儿童;利多卡因单独或与肾上腺素合用,可注入眼睑后施行小手术,进行球后或球周注射后施行眼球手术。

局麻药不能单纯作为镇痛药来解除眼部症状。也不能交与患者自行滴用。

考点2 ★★ 典型不良反应

1. 滴眼后有短暂烧灼感。
2. 对角膜上皮有轻度损伤,影响创伤角膜上皮再生。
3. 可发生休克、过敏样症状。
4. 大剂量使用可致心脏传导系统和中枢神经

系统抑制。

考点3 ★　禁忌证

对过敏者禁用。眼球有穿通性伤口患者禁用丁卡因。对本品成分或对安息香酸酯（除可卡因外）类局麻药有过敏史者禁用奥布卡因。

考点4 ★★　用药监护

1. 局麻药过敏反应较为少见，在少量用药后立即发生类似过量中毒的症状，出现荨麻疹、支气管痉挛及喉头水肿等症状。

2. 一般认为酯类局麻药比酰胺类发生过敏反应为多。麻醉前须询问患者及家属过敏反应史，用药时可先给予小剂量，若患者无特殊主诉和异常再给予适当剂量。另外局麻前给以适当巴比妥类药物，使局麻药分解加快。一旦发生过敏反应，应立即停药并抢救。

第五节　散瞳药

考点1 ★★　药物分类及代表药

分类	代表药
M 胆碱阻断剂	硫酸阿托品、氢溴酸后马托品、复方托吡卡胺
α 肾上腺素受体激动剂	去氧肾上腺素

考点 2 ★★★ 作用特点

1. 散瞳药是眼科常用药物。抗 M 胆碱类药能散大瞳孔,麻痹睫状肌。

2. 作用时间短、作用相对弱的散瞳剂,如 0.5% 托吡卡胺滴眼剂可用于眼底检查。1% 阿托品滴眼剂可引起睫状肌麻痹,适用于青少年的屈光检查。1% 阿托品眼膏剂更适合于 5 岁以下儿童。具有较长作用时间的阿托品也可用于治疗前葡萄膜炎,主要是防止瞳孔缘虹膜后粘连。

3. 1% 后马托品作用时间较短,可作为治疗眼前节炎症的首选药。

4. α 肾上腺素受体激动剂去氧肾上腺素具有散大瞳孔的作用,但没有睫状肌麻痹作用。10% 去氧肾上腺素滴眼剂经常与 1% 阿托品滴眼剂合用,以便增强散瞳作用。但 10% 去氧肾上腺素滴眼剂禁用于新生儿、儿童及患有心脏病的老年人,只能用 2.5% 的浓度。

考点 3 ★ 典型不良反应

1. 眼部不良反应包括一过性针刺感和眼压升高。

2. 长时间用药会引起眼局部刺激、充血、水肿和结膜炎。

3. 应用抗 M 胆碱类散瞳剂,特别是阿托品,可以导致接触性睑皮肤炎。长期应用阿托品会发生一些全身的不良反应，如皮肤和黏膜干燥、发热、激动和谵妄、心动过速、脸部潮红等。

考点 4 ★　禁忌证

1. 对相应药物过敏者、青光眼患者禁用。
2. 前列腺肥大者及儿童脑外伤者禁用阿托品。
3. 婴幼儿有脑损伤、痉挛性麻痹及先天愚型综合征患者禁用托吡卡胺。
4. 妊娠期妇女、婴幼儿、服用单胺氧化酶抑制剂和三环抗抑郁药，如丙米嗪、阿米替林、普罗替林、多虑平等时禁用去氧肾上腺素。

考点 5 ★　主要药品

1. 硫酸阿托品

【适应证】①用于眼底检查及验光前的睫状肌麻痹、眼科手术前散瞳、术后防止粘连；②用于治疗角膜炎、虹膜睫状体炎。

2. 托吡卡胺

【适应证】用于散瞳和调节麻痹。

3. 去氧肾上腺素

【适应证】用于检查眼底及晶状体；鉴别闭角型或开角型青光眼（后者用此药后眼压不增高）。

第十五章　耳鼻喉科疾病用药

考点1★★　药物分类及代表药

分类	代表药
消毒防腐药	硼酸滴耳剂、酚甘油滴耳剂、3%过氧化氢溶液
减鼻充血药	盐酸麻黄碱滴鼻液、盐酸羟甲唑啉滴鼻液、盐酸赛洛唑啉滴鼻液

第一节　消毒防腐药

考点1★★　作用特点

1. 消毒防腐药包括硼酸滴耳剂、酚甘油滴耳剂及3%过氧化氢溶液，主要用于外耳道炎及中耳炎的治疗。

2. 苯酚的水溶液有强大的杀菌作用，其甘油剂和油溶液作用显著降低。苯甲酸在微酸性环境下比在碱性环境中有效。苯酚的杀菌作用强，但对病毒无效。病毒对碱类敏感，对酚类耐药。

3. 真菌对羟苯乙酯敏感，对氧化剂不敏感。有些药物如阳离子表面活性剂和阴离子表面活性剂共用，可使其作用减弱。

考点2 ★ 典型不良反应与禁忌证

1. 典型不良反应

（1）硼酸滴耳剂滴耳时可有短时间刺痛感。

（2）高浓度过氧化氢溶液对皮肤和黏膜产生刺激性灼伤，形成一疼痛"白痂"。

2. 禁忌证

（1）对相应药物及所含成分过敏者禁用。

（2）鼓膜穿孔且流脓患者及6个月以下婴儿禁用酚甘油滴耳剂。

考点3 ★ 用药监护

1. 使用滴耳剂治疗耳部炎症时应先清洗耳部脓液，保持耳道局部清洁、干燥。

2. 局部治疗 鼓膜穿孔前可使用2%酚甘油滴耳；鼓膜穿孔后可选用3%过氧化氢溶液彻底清洗外耳道脓液，再以无耳毒性的抗生素滴耳剂滴耳。

考点4 ★ 主要药品

1. 硼酸

【适应证】用于急、慢性中耳炎、外耳道炎。

2. 酚甘油

【适应证】用于鼓膜未穿孔的急性中耳炎、外耳道炎。

3. 过氧化氢

【适应证】用于急性、慢性化脓性中耳炎及外耳道炎。

第二节 减鼻充血药

考点1 概述

减鼻充血药通常用于缓解鼻塞症状,但不宜长期使用。糖皮质激素具有显著的抗炎作用而被广泛用于鼻炎的治疗。减鼻充血药是α受体激动剂,可对鼻甲中的容量血管产生收缩作用,通过减少鼻黏膜中的血流而缓解鼻塞症状。减鼻充血药起效迅速,喷雾剂的药物分布效果强于滴鼻剂。

常用者包括0.5%麻黄碱、0.05%羟甲唑啉和0.1%赛洛唑啉等。如果使用频率过高(间隔不足3小时)或疗程过长(3周以上),可使鼻黏膜损伤导致药物性鼻炎。因此,对于以长期鼻塞为主要症状的患者,减鼻充血药并非适宜选择。

考点2 ★★ 作用特点

1. 盐酸麻黄碱通过激动α肾上腺素受体引起血管收缩,从而减少鼻腔黏膜容积。

2. 盐酸羟甲唑啉和赛洛唑啉为咪唑啉类衍生物,是α肾上腺素受体激动剂,具有良好的外周血管收缩作用，直接激动血管 α_1 肾上腺素受体引起鼻腔黏膜血管收缩，减轻炎症所致的充血和水肿，几分钟内发生作用，并可维持数小时。

考点3 ★ 典型不良反应

1. 偶见一过性轻微烧灼感、鼻黏膜干燥感、头痛、头晕、心率加快；长期使用可致心悸、焦虑不安、失眠等。

2. 滴药过频易致反跳性鼻充血，久用可致药物性鼻炎。偶有患者使用后出现血压升高。

3. 罕见过敏反应。

考点4 ★ 禁忌证

1. 对相应药物过敏者、2岁以下婴幼儿。
2. 萎缩性鼻炎、鼻腔干燥患者。
3. 接受单胺氧化酶抑制剂治疗的患者。
4. 妊娠期妇女禁用盐酸羟甲唑啉。

考点5 ★★ 用药监护

1. 警惕由减鼻充血药所致的高血压 减鼻充血药中的盐酸麻黄碱、伪麻黄碱、萘甲唑啉、羟甲唑啉、抗感冒药的复方制剂（氨酚伪麻、苯酚伪麻、双扑伪麻、特酚伪麻、氨酚伪敏、美扑伪麻、美息伪麻、双芬伪麻片剂或颗粒剂等含伪麻黄碱），可促使鼻黏膜血管收缩，缓解鼻塞，但在滴鼻时过量,易发生心动过速、血压升高。

应注意:①对高血压患者慎用;②控制用量;③滴鼻后宜适当休息60分钟。

2. 注意滴鼻剂的用法

(1)如滴鼻液过多流入口腔,可将其吐出。

(2)使用本类药物时不能同时使用其他滴鼻剂。如正在服用其他药品,使用本类药物前请咨询医师或药师。

(3)儿童必须在成人监护下使用。

(4)如使用过量或发生严重不良反应,应立即就医。

考点6 ★ 主要药品

1. 麻黄碱

【适应证】①缓解鼻黏膜充血肿胀引起的鼻塞;②用于鼻出血。

2. 羟甲唑啉

【适应证】用于急、慢性鼻炎、鼻窦炎、过敏性鼻炎。

第十六章 皮肤科疾病用药

考点1★★ 概述

药物分类和代表药

分类	代表药
皮肤寄生虫感染治疗药	硫黄、林旦、克罗米通
痤疮治疗药	过氧苯甲酰、维A酸、阿达帕林、异维A酸
皮肤真菌感染治疗药	制霉菌素、克霉唑、益康唑、咪康唑、酮康唑、联苯苄唑、特比萘芬、环吡酮胺
外用糖皮质激素	醋酸氢化可的松、丁酸氢化可的松、地塞米松、醋酸曲安奈德、糠酸莫米松、卤米松

1. 正确掌握使用方法，如湿敷的方法；软膏、乳膏外用后应多加揉擦；对苔藓化肥厚皮损可采用封包疗法，以促进药物吸收，提高疗效。

2. 药物浓度要适当。有刺激性的药物应从低浓度开始逐渐递增，如维A酸类制剂。

3. 用药要考虑患者年龄、性别、皮损部位。如儿童不宜使用强作用的糖皮质激素制剂；皮肤皱褶及黏膜部位不应使用高浓度、有刺激作用的药物。

4.注意用药部位、用药方法和个体差异,皮肤吸收药物的能力因部位不同而有所不同。

5.应嘱咐患者,用药部位一旦出现刺激症状或红肿、皮肤瘙痒等过敏反应,应立即停药,清洗患处,并到医院就诊。

6.适当的用量。

第一节 皮肤寄生虫感染治疗药

考点1★★ 作用特点

疥疮和虱病是皮肤科常见的寄生虫感染性疾病。疥疮是由疥螨引起的,主要通过直接接触传染,治疗主要用外用药,如5%～10%硫黄软膏、林旦乳膏、10%克罗米通乳膏等。

虱病包括头虱、体虱、阴虱。患者大多为卫生条件差、群居生活的人。通过直接接触患者或其衣服、被褥等传染。

局部应用杀灭疥虫药,其中以林旦霜(疥灵霜、γ-666霜)疗效最佳,其次是克罗米通(优力肤)、苯甲酸苄酯、硫黄软膏。

升华硫具有杀细菌、真菌及杀虫作用,能去除油脂,并有角质促成和角质溶解作用。

林旦是杀灭疥虫的有效药物,亦有杀灭虱和

虱卵的作用，其与疥虫和虱体体表直接接触后，可透过体壁，引起神经系统麻痹而死。

克罗米通具有局部麻醉作用，可治疗各型瘙痒症，并有特异性杀灭疥螨的作用，可作用于疥螨的神经系统，使疥螨麻痹死亡。另外，对链球菌和葡萄球菌的生长也有抑制作用。易于透入皮肤，作用迅速，可持续作用6小时。

苯甲酸苄酯高浓度时可杀灭疥虫，作用优于硫黄。

考点2 ★ 典型不良反应

1. 应用本类药后有轻度刺激症状，如灼热感、瘙痒等。

2. 克罗米通偶见过敏反应。

3. 长期大量使用林旦，药物被皮肤吸收后，可能对中枢神经系统产生毒性作用，诱发癫痫等。

考点3 ★ 禁忌证

1. 对相应药物过敏者禁用。

2. 有癫痫病史或中枢神经系统器质性病变者、妊娠及哺乳期妇女、12岁以下儿童禁用林旦、苯甲酸苄酯。

3. 急性渗出性皮肤病禁用克罗米通。

考点4 ★　用药监护

1. 注意药品的正确应用

（1）除头、面颈部位不可用药之外,林旦乳膏剂应从颈部以下全身涂擦30g,经24小时后,残留药物应用温水洗去。若需再用,必须在第2次停药1周之后才能再用1次。

（2）克罗米通（优力肤）用法自颈以下全身涂擦,第1次宜用2～3支。其后每日涂药1次,可连续用3～5日。为了除去残留药物,应每日洗澡1次。

（3）硫黄软膏,成人用10%,儿童用5%,4岁以下用2.5%。硫黄禁与铜接触；林旦禁与碱和铁接触。

2. 监护药品的毒性

（1）林旦乳膏剂大量吸收后因在脂肪组织中积蓄的时间较长,故排出速度较慢。因此,为了不损害肝、肾功能及中枢神经系统,在较大面积抓破处,最好不涂。

（2）硫黄长期大量局部用药,因其刺激性,可致接触性皮炎,在用药数天内可能出现皮肤发红和脱屑。为了避免刺激反应发生,勿接触眼睛,同时不与口、眼及其他黏膜接触。

考点 5 ★ 主要药品

1. 硫黄

【适应证】用于疥疮、头癣、痤疮、脂溢性皮炎、酒渣鼻、单纯糠疹等。

2. 林旦

【适应证】用于疥疮和阴虱病。

3. 克罗米通

【适应证】用于疥疮、皮肤瘙痒。

第二节 痤疮治疗药

考点 1 ★★ 分类

痤疮是青春发育期由于雄激素增多,致皮脂腺毛囊管壁角化并堵塞毛孔造成皮脂排出不畅,引起毛囊皮脂腺的炎症反应,同时与痤疮丙酸杆菌感染有关。

药物分类及代表药

分类	代表药
非抗生素类抗菌药	过氧苯甲酰、壬二酸
抗角化药	维A酸、阿达帕林、异维A酸

考点 2 ★★ 作用特点

1. 非抗生素类抗菌药 本类药物包括过氧苯甲酰和壬二酸。

（1）过氧苯甲酰为强氧化剂，可杀灭痤疮丙酸杆菌，并有使皮肤干燥和脱屑的作用。

（2）壬二酸可直接抑制和杀灭皮肤表面和毛囊内的细菌，消除病原体，并竞争性抑制产生二氢睾酮的酶过程。

2. 抗角化药物

（1）维A酸是维生素A的代谢中间体，可调节表皮细胞有丝分裂，促进更新，抑制角化。

（2）异维A酸具有缩小皮脂腺，抑制皮脂腺活性，减少皮脂分泌，以及减轻上皮细胞分化和减少毛囊中痤疮丙酸杆菌的作用。服后皮肤尤其是头面部的油脂分泌会明显减少。对严重的结节状痤疮有高效。

（3）阿达帕林是维A酸类化合物，与维A酸细胞核受体有较高的亲和力，具有强大抗炎作用，可抑制角质形成细胞过度增生，溶解痤疮和粉刺，调节毛囊、皮脂腺上皮肤细胞的分化，减少粉刺的产生，减少小囊数量。

考点3 ★ 典型不良反应

1. 非抗生素类抗菌药 过氧苯甲酰可能出现过敏性接触性皮炎和干燥现象。壬二酸有局部刺激反应，偶见皮肤脱色，罕见光敏感。

2. 抗角化药 局部反应包括烧灼感、红斑、刺痛、瘙痒、皮肤干燥或脱屑、对紫外光敏感性增强。可出现一过性皮肤色素沉着。用于眼周可出现局部刺激和水肿、脱屑。如不良反应严重，应减少用药次数或停药。

口服异维A酸后，皮肤或黏膜（口唇、眼、鼻黏膜）可出现干燥、脱皮、鼻出血、头痛、肌肉与关节痛、血脂升高、肝脏转氨酶AST及ALT升高。有报道服药后出现精神变化，如抑郁、自杀倾向、焦虑、脱发；偶见过敏反应及光敏反应。妊娠期妇女服后可致自发性流产及胎儿发育畸形。

考点4 ★★ 禁忌证

1. 非抗生素类抗菌药 对相应药物过敏者及皮肤急性炎症或破溃者禁用。

2. 抗角化药 对相应药物过敏者、妊娠及哺乳期妇女禁用。眼部、急性或亚急性皮炎、湿疹类皮肤病患者禁用维A酸。肝肾功能不全、维生素A过量及高脂血症患者禁用异维A酸。

考点5 ★★★ 用药监护

1.针对痤疮的不同类型选择用药

痤疮类型	优选药物
皮脂腺分泌过多所致的寻常型痤疮	首选过氧化苯甲酰凝胶
轻、中度寻常型痤疮	维A酸乳膏剂或维A酸凝胶剂

续表

痤疮类型	优选药物
炎症突出的痤疮,轻、中度者	维A酸和克林霉素磷酸酯凝胶
痤疮伴细菌感染显著者	红霉素-过氧苯甲酰凝胶、克林霉素磷酸酯
中、重度痤疮伴感染显著者	阿达帕林凝胶或壬二酸乳膏
囊肿型痤疮	口服维胺酯胶囊或异维A酸

2. 注意规避细菌耐药性 为减少痤疮丙酸杆菌等的耐药性,应做到:①尽可能使用非抗生素类抗菌药,如过氧苯甲酰或壬二酸。②如果某种抗生素有效,可重复使用该药物数疗程,疗程的间歇期配合使用过氧苯甲酰或壬二酸。③外用抗生素的疗程为4～8周,在此基础上一旦没有用药指征,应立即停药。

3. 注意用药部位的保护

(1)过氧苯甲酰、红霉素-过氧苯甲酰凝胶对皮肤有急性炎症及破损者禁用。

(2)维A酸应避免用于皮肤较薄的皱褶部位,注意浓度不宜过高(0.3%以下较为适宜)。

(3)维A酸与过氧苯甲酰联合应用时,在同一时间、同一部位应用有物理性配伍禁忌,应早、晚交替使用,即夜间睡前使用维A酸凝胶或乳膏,晨起洗漱后使用过氧苯甲酰凝胶。

考点 6 ★　主要药品

1. 过氧苯甲酰

【药理作用】①抗菌作用；②角质溶解作用；③刺激肉芽生长和上皮细胞增生。

【适应证】①痤疮：外用对炎性损害为主的痤疮较好，可使脓疱完全消失，炎性丘疹及结节部分消失；对粉刺、囊肿损害及聚合性痤疮效果较差；治疗脓肿性痤疮最好与抗生素合用。②酒渣鼻。③皮肤溃疡：对创伤皮肤和溃疡伤口可促进细胞修复和伤口愈合，并能预防伤口感染。④皮肤真菌病：对浸渍性足癣有良好疗效；对皮肤花斑癣有显著疗效。⑤疖肿。

【不良反应】部分患者用药初期可出现刺激性皮炎，如局部刺痛、瘙痒和烧灼感，也可局部出现红斑、水肿、干燥和脱屑，停药后 3～5 天症状消失。

【禁忌证】①避免与眼、口唇及黏膜部位接触；②过敏者慎用；③过氧苯甲酰、红霉素-过氧苯甲酰凝胶对皮肤有急性炎症及破损者禁用。

2. 壬二酸

【机制】抑制蛋白质的合成。其抗菌活性和吸收均依赖于 pH。pH 低时具有较高抗菌活性，较快地进入细胞内，对各种不同病因引起的皮肤病具有良好的抗菌作用。作用特点是渗透到异常细胞的药量比正常细胞多,能可逆性抑制主要酶的活性。

【药理作用】①外用抗菌剂对皮肤上的各种需氧菌和厌氧菌具有抑制和杀灭作用;②对正常皮肤和痤疮感染的皮肤有抗角质化作用,其作用原理是减少滤泡过度角化;③具有抗增生和抗细胞毒素作用,通过破坏线粒体呼吸和细胞 DNA 合成,而不是抑制酪氨酸酶的活性。

【适应证】①普通痤疮(粉刺),对轻、中度痤疮患者能显著减少粉刺、丘疹和脓疱的数目;②色素沉着紊乱,如黑斑病、恶性小痣、黑素瘤和其他因身体和光毒性引起的色素沉着。

【不良反应】本品无全身不良反应。局部皮肤刺激主要为红斑、瘙痒、鳞屑和烧灼感;不易出现耐药以及经黏膜、皮肤的致畸作用和潜在的内分泌失衡。

3. 阿达帕林、达芙文、第三代维 A 酸类

【药理作用】①抑制粉刺形成和溶解粉刺;②抗炎作用,并破坏角化作用,从而破坏厌氧环境(即破坏痤疮丙酸杆菌的生存条件);③抗增生作用。

【适应证】①用于以粉刺、丘疹和脓疱为主要表现的寻常型痤疮;②面部、胸和背部的痤疮。

【不良反应】局部可出现红斑、皮肤干燥、刺痛、烧灼痛及瘙痒,常见于治疗开始后 2～4 周,

继续应用可逐渐减轻。

4. 异维 A 酸

【药理作用】具有缩小皮脂腺组织、抑制皮脂腺活性、减少皮脂腺分泌、减轻上皮细胞角化和减少痤疮丙酸杆菌数目等作用。

【适应证】①用于寻常型痤疮及角化异常性疾病；②用于治疗聚合性痤疮、结节囊肿性痤疮、暴发性痤疮等有显著的疗效。

【不良反应】内服可有头晕、口干、唇炎、皮肤脱屑等反应，调整剂量或同服谷维素、维生素 B_1、B_6 等可减轻症状。外用的前几周可出现红斑与脱屑，轻者可继续用药；较严重者可变为隔日给药，必要时可暂时停药。避免与黏膜接触，减少刺痛。

5. 维 A 酸

【药理作用】明显地促进细胞分化，抑制角化过程，抑制皮脂分泌，提高细胞免疫和游离巨噬细胞功能，还有抗炎、抑制、杀灭痤疮丙酸杆菌的作用。

【适应证】①用于寻常痤疮，特别是粉刺类损害；②用于扁平疣、皮肤及毛囊角化异常性病变、寻常型银屑病。

第三节 皮肤真菌感染治疗药

考点1★★★ 分类

皮肤真菌感染可分为浅部及深部两大类。浅部真菌病主要包括皮肤癣菌病如手癣、足癣、体癣、股癣、甲癣及头癣等。常用的有咪唑类药物如咪康唑、联苯苄唑、益康唑、酮康唑和克霉唑等;丙烯胺类药物如特比萘芬、萘替芬等;还有吗啉类阿莫罗芬和吡啶酮类环吡酮胺等。

药物分类及代表药

分类		代表药物
抗生素类	多烯类抗生素	两性霉素B、制霉菌素
	非多烯类抗生素	灰黄霉素
唑类	咪唑类	酮康唑、咪康唑、益康唑、克霉唑、联苯苄唑
	三唑类	伊曲康唑、氟康唑、伏立康唑
丙烯胺类		萘替芬、特比萘芬
吗啉类		阿莫罗芬
吡啶酮类		环吡酮胺

考点2★★★ 作用特点

1. 抗生素类 抗生素类抗真菌药分为多烯类抗生素与非多烯类抗生素。其中两性霉素B抗真菌活性最强,是唯一可用于治疗深部和皮下真菌感染的多烯类药物，但因其毒性大，不宜用作注射给药；局部应用不良反应少见。

2. 唑类 本类药分为咪唑类和三唑类，可选择性抑制真菌细胞色素酶3A亚型而抑制角固醇合成，使细胞膜通透性改变，引起细胞内重要物质丢失，导致真菌死亡。

本类药为广谱抗真菌药，对念珠菌和浅表癣菌有强大的抗菌力；对多种浅表真菌病的疗效相当于或优于灰黄霉素、两性霉素B和咪康唑。临床主要口服治疗多种浅部真菌病，也用于全身性真菌病。

3. 丙烯胺类 本类药包括萘替芬和特比萘芬，为鲨烯环氧酶的非竞争性、可逆性抑制剂。

4. 吗啉类 本类药有阿莫罗芬，为局部抗真菌药，通过干扰真菌细胞膜麦角固醇的合成导致真菌死亡。对皮肤癣菌、念珠菌、皮炎芽生菌、荚膜组织胞浆菌、申克孢子丝菌有抗菌活性。

5. 吡啶酮类 本类药有环吡酮胺，作用于真菌细胞膜。

考点3 ★ 典型不良反应

1. 抗生素类 外用制霉菌素偶见接触性皮炎、局部发红、刺痛等刺激症状。阴道片或阴道栓可引起白带增多。

2. 唑类 本类药用后偶见局部刺激、瘙痒、烧灼感、接触性皮炎；皮肤可出现红斑、丘疹、水疱、脱屑等。

3. 丙烯胺类 本类药用后少数患者有局部刺激症状，如红斑、烧灼感、干燥、瘙痒等，偶可引起接触性皮炎。

4. 吗啉类 阿莫罗芬偶见局部刺激症状。

5. 吡啶酮类 偶见局部发红、刺痛、瘙痒、烧灼感等刺激症状及接触性皮炎。

考点4 ★ 禁忌证

1. 抗生素类 对制霉菌素过敏者禁用。

2. 唑类 对本类药过敏者禁用。

3. 丙烯胺类 对本类药过敏者禁用。

4. 吗啉类 对阿莫罗芬过敏者、儿童（尤其是婴幼儿）禁用。

考点5 ★★ 用药监护

1. 注意与糖皮质激素的适宜联合应用

（1）在体、股、足癣尚未根治之前，原则上禁止应用糖皮质激素制剂，如曲安奈德（去炎松）乳膏、氟西奈德（肤轻松）乳膏，以免加重病情。

（2）为防止复发，治疗在感染症状消失后需再持续 1～2 周。

（3）为减轻炎症和过敏反应，可使用抗真菌药与糖皮质激素的复合制剂，如益康唑曲安奈德软膏、复方酮康唑软膏等。由于合用的是中、强效激素，因此此类复方制剂不能用于皮肤薄嫩处，更不能长期使用，以免产生皮肤萎缩等不良反应。

（4）对于顽固、泛发或有免疫功能缺陷的患者，可选用系统抗真菌药治疗。如伊曲康唑一日100mg，连续15日；或一次200mg，一日2次，连续7日。也可用特比萘芬一日250mg，连续1～2周。

2. 注意对手、足癣的预防与合理用药

（1）在使用外用药期间，对患部皮肤尽量不洗烫，少用或不用肥皂及碱性药物，少洗澡，以使抗真菌药在体表停留的时间延长，巩固和提高疗效。

（2）若患者同时患有手、足癣，必须同时治疗，以免由瘙抓而再次感染。体、股癣合并有糖尿病者，在应用抗真菌药的同时，宜控制血糖。

（3）保持足、体、股、大腿部的皮肤干燥，注意个人卫生，糜烂型足癣忌用热水洗烫，鞋袜应定期洗烫，在夏季潮湿的季节，宜在适宜场合经常解开鞋带释放湿气。

考点6★★　主要药品

1. 抗生素类

（1）两性霉素B

【机制】能选择性地与真菌细胞膜的麦角固醇

相结合，在膜上形成微孔，从而增加膜的通透性，引起菌体细胞内容物外漏，导致真菌死亡。

【临床应用】①治疗全身性深部真菌感染，作为首选；②唯一用于治疗深部和皮下真菌感染药，宜静注。

（2）制霉菌素

【适应证】用于白色念珠菌、隐球菌和球孢子菌等引起的皮肤、口腔、阴道、消化道的感染。

（3）灰黄霉素

【临床应用】抗浅表真菌药，治疗体癣、股癣、甲癣，口服。

2. 唑类

（1）克霉唑

【适应证】用于体癣、股癣、手癣、足癣、花斑癣、头癣及念珠菌性甲沟炎和念珠菌性外阴阴道炎。

（2）酮康唑

【临床应用】口服广谱抗真菌药，对念珠菌和浅表癣有强大抗菌力，第一个可口服的抗真菌药。

（3）氟康唑

【临床应用】治疗深部真菌病，体内抗真菌作用比酮康唑强，口服，不良反应在本类药中最低。

（4）伊曲康唑

【临床应用】①主要用于浅表真菌感染，如体癣、股癣、头癣、甲癣，其疗效优于灰黄霉素，也可用于深部真菌感染；②治疗暗色孢子科真菌、孢子丝菌、不危及生命的芽生菌和组织胞浆菌属的首选药物；③抗菌谱类似于酮康唑，但作用较强。

（5）益康唑

【适应证】用于浅部真菌病、花斑糠疹、念珠菌性口角炎。

3. 丙烯胺类

特比萘芬

【适应证】用于手癣、足癣、体癣、股癣、花斑糠疹及皮肤念珠菌病等。

4. 吗啉类

阿莫罗芬

【适应证】用于治疗敏感真菌引起的指（趾）甲感染。

【不良反应】少数情况下，涂施本品后会在局部甲床周围皮肤出现轻微的烧灼感、瘙痒、红斑、脱屑，无须停药即可消失；极少数情况下，会出现渗出、水疱、疼痛、炎症等；罕见荨麻疹发生。

5. 吡啶酮类

环吡酮胺

【药理作用】广谱抗皮肤浅表真菌和酵母菌、白色念珠菌；对埃希杆菌属、变形杆菌属、假单胞菌属、金黄色葡萄球菌、溶血性链球菌、衣原体和毛滴虫等也有作用。

【适应证】用于手癣、足癣、甲癣、体癣、股癣等。

【禁忌证】有过敏史者禁用。

【不良反应】少数人有轻度瘙痒、烧灼感；个别患者可发生接触性皮炎。

【注意事项】治疗期间禁用其他抗真菌药物外擦。本品不可用于眼部，不得内服。

6. 其他类

氟胞嘧啶

【药理作用】阻断真菌的核酸合成。

【临床应用】深部抗真菌药，用于念珠菌和隐球菌感染；单用效果不如两性霉素B，且易产生耐药性；与两性霉素B合用，可发挥协同作用。

第四节　外用糖皮质激素

考点1★★　药物分类及代表药

分类	代表药
弱效	醋酸氢化可的松
中效	醋酸地塞米松（皮炎平）、醋酸曲安奈德（去炎松）、丁酸氢化可的松（尤卓尔）
强效	糠酸莫米松、二丙酸倍氯米松、氟轻松、哈西奈德
超强效	卤米松、哈西奈德、丙酸氯倍他索

考点 2 ★ 作用特点

外用糖皮质激素具有抗炎、抗过敏、免疫抑制及抗增生等药理作用。

考点 3 ★ 典型不良反应

1. 常见播散或加重用药局部的皮肤感染、皮肤萎缩、毛细血管扩张、接触性皮炎、口周皮炎、痤疮、色素沉着或减退及多毛等。

2. 长期外用，尤其外用强效药者，可引起激素依赖性皮炎，多见于面部，可见红斑、毛细血管扩张和痤疮样丘疹似酒渣鼻样，伴有瘙痒或灼热感。

3. 长期大面积外用或加封包使用强效、超强效糖皮质激素，由于经皮吸收累积量增加，可发生系统性不良反应，如库欣综合征等。

考点 4 ★ 禁忌证

1. 对糖皮质激素或其赋形剂过敏者禁用。

2. 外用糖皮质激素不能用于皮肤溃疡或有皮肤萎缩的部位；也不能用于局部有明显细菌、真菌及病毒感染的疾病；强效及超强效激素不宜大面积使用。

3. 任何外用激素制剂均不应长期、大面积使用。

考点5 ★★★　　用药监护

1. 严格控制糖皮质激素的应用指征

（1）糖皮质激素并不对抗细菌、真菌等病原微生物，患有活动性肺结核者及肺部真菌、病毒感染者慎用。如皮肤合并感染时，应联合应用抗菌药物；并发全身过敏时，应同服抗过敏药。

（2）糖皮质激素与感染的关系体现在两个方面：①非生理性糖皮质激素对抗感染不利。在激素作用下，原来已被控制的感染可活动起来，最常见者为结核分枝杆菌、真菌感染复发。②在某些感染时应用激素可减轻组织的破坏，减少渗出，减轻感染中毒症状，但必须同时用有效的抗菌药物治疗，密切观察病情变化，在短期用药后，即应迅速减量、停药。

2. 用量尽量节俭

（1）患部用药量应尽量节俭，初始时可涂一层薄膜，一日用药1～2次，一旦病情控制，用药次数即应减至最小量，以防再发。

（2）局部应用糖皮质激素，常发生可预期的不良反应，如表皮和真皮萎缩致使皮肤变薄、出现皮纹、毛细血管扩张和紫癜等，最常见于高吸收区（如面、颈、腋窝、会阴、生殖器），老年人尤甚，应予注意。

（3）初始剂量宜小而停药应缓慢。

3. 注意用药部位 面部和阴部等皮肤柔嫩及皱褶部位应避免长期外用糖皮质激素制剂。儿童使用强效激素制剂，连续使用不应超过2周。婴儿尿布皮炎尤应慎用，外用激素制剂应限于5～7日内。用于皮肤薄嫩、擦伤、有糜烂的皮损或大面积使用时会增加激素的局部吸收，严重时可出现系统性不良反应。超强效激素制剂通常只用于严重、顽固的皮炎、湿疹及银屑病皮损，而且只能短期使用，皮损消退后即可停药，再发再用；或以弱效糖皮质激素制剂或非糖皮质激素类抗炎药维持治疗。

4. 激素使用注意事项

（1）面部推荐使用中弱效，以免引起激素依赖性皮炎。

（2）使用激素由强效过渡到弱效。

（3）皮肤一般先从中强效起用。艾洛松、尤卓尔首选，去炎松次选，待症状控制后先减少使用次数，然后转至弱效如氢化可的松，每日2次即可。

（4）面部不应选用强效、含氟激素。

（5）头面部、腋窝、腹股沟、儿童宜选用弱效激素；手足底可选强效激素。

（6）增加激素使用次数，即增加激素的副作用。

(7)使用时,先低浓度,后渐增浓度。

(8)湿疹首选中弱效,炎症明显用强效。

(9)接触性皮炎选用强效或中效;神经性皮炎选用中、强效;脂溢性皮炎选用弱效;银屑病选用中效偏弱效,并逐渐减量,用药时间控制在3个月内。

(10)急性、亚急性、皮肤薄嫩选用中效、弱效;慢性、角化过度、苔藓化选用强效、超强效。

(11)软膏封包,滋润好,适用于肥厚角化脱屑性皮损。

(12)头皮、毛发浓密的部位,选用水剂、凝胶。

考点6 主要药品

1. 醋酸氢化可的松

【适应证】用于过敏性、非感染性皮肤病和一些炎症性皮肤疾病,如皮炎、湿疹、神经性皮炎、脂溢性皮炎及瘙痒症等。

2. 丁酸氢化可的松

【适应证】用于对糖皮质激素有效的皮肤病,如接触性皮炎、特应性皮炎、脂溢性皮炎、湿疹、神经性皮炎、银屑病等瘙痒性及非感染性炎症性皮肤病。

3. 地塞米松

【适应证】用于对糖皮质激素有效的非感染性、炎症性及瘙痒性皮肤病,如接触性皮炎、特应性皮炎、脂溢性皮炎、湿疹、神经性皮炎及局限性瘙痒症等。